药店药剂师常见疾病诊疗指南

Symptoms in the Pharmacy: A Guide to the Management of Common Illnesses

责任范围 / 免责声明

药店药剂师常见疾病诊疗指南

Symptoms in the Pharmacy: A Guide to the Management of Common Illnesses

（第 8 版）

原　著　Alison Blenkinsopp

Martin Duerden

John Blenkinsopp

主　译　顾羊林　王志华

北京大学医学出版社

Peking University Medical Press

YAODIAN YAOJISHI CHANGJIAN JIBING ZHENLIAO ZHINAN（DI 8 BAN）

图书在版编目（CIP）数据

　　药店药剂师常见疾病诊疗指南：第 8 版 /（英）阿利森·布伦金索普（Alison Blenkinsopp），（英）马丁·杜尔登（Martin Duerden），（英）约翰·布伦金索普（John Blenkinsopp）原著；顾羊林，王志华主译 . —北京：北京大学医学出版社，2022.1

　　书名原文：Symptoms in the pharmacy: a guide to the management of common illnesses, 8th Edition
　　ISBN 978-7-5659-2484-2

　　Ⅰ . ①药…　Ⅱ .①阿…　②马…　③约…　④顾…　⑤王…　Ⅲ . ①常见病—诊疗—指南　Ⅳ . ① R4-62

　　中国版本图书馆 CIP 数据核字（2021）第 168462 号

北京市版权局著作权合同登记号：图字：01-2019-1773

Symptoms in the pharmacy : a guide to the management of common illnesses, 8th Edition
By Alison Blenkinsopp, Martin Duerden, and John Blenkinsopp
ISBN: 9781119317968

药店药剂师常见疾病诊疗指南（第8版）

主　　译：顾羊林　王志华
出版发行：北京大学医学出版社
地　　址：（100191）北京市海淀区学院路 38 号　北京大学医学部院内
电　　话：发行部 010-82802230；图书邮购 010-82802495
网　　址：http://www.pumpress.com.cn
E — mail：booksale@bjmu.edu.cn
印　　刷：北京瑞达方舟印务有限公司
经　　销：新华书店
责任编辑：马联华　　责任校对：靳新强　　责任印制：李　啸
开　　本：880 mm×1230 mm　1/32　印张：15.5　字数：470 千字
版　　次：2022 年 1 月第 1 版　2022 年 1 月第 1 次印刷
书　　号：ISBN 978-7-5659-2484-2
定　　价：80.00 元
版权所有，违者必究
（凡属质量问题请与本社发行部联系退换）

原著者名单

Alison Blenkinsopp OBE BPharm, FFRPS, PhD
Professor of the Practice of Pharmacy
School of Pharmacy and Medical Sciences
University of Bradford
UK

Martin Duerden BMedSci, MB BS, DRCOG, DipTher, DPH, FRCGP
General Practitioner and Honorary Senior Research Fellow
Centre for Health Economics and Medicines Evaluation
Bangor University
UK

John Blenkinsopp MB, ChB, BPharm, MRPharmS
Chief Medical Officer
Avipero Ltd
UK

译校者名单

主　译　顾羊林　王志华

副主译　冯　原　江　颖　王海峰　梁承伟

译校者（按姓名汉语拼音排序）

陈新华　芜湖市第一人民医院
冯　原　广西中医药大学附属瑞康医院
顾羊林　南京医科大学附属无锡第二医院
江　颖　广西中医药大学附属瑞康医院
梁承伟　复旦大学附属华东医院
王海峰　昆明医科大学第二附属医院
王　翔　四川省人民医院全科医学中心
王　鑫　中国医科大学附属第一医院
王志华　昆明医科大学第二附属医院
张继军　山西医科大学第一医院
张少文　武汉市妇女儿童医疗保健中心
张延如　青岛大学药学院
钟　华　益阳市中心医院

中文版前言

　　《药店药剂师常见疾病诊疗指南》第 1 版出版于 1989 年，至最新的第 8 版出版已近 30 年。本书是基于英国药店实践模式编写，涵盖了在英国药店每天都会遇到的疾病，是一本指导药店药剂师对常见疾病进行诊断和用药的必不可少的指南。最新的第 8 版进行了全面修订，反映了最新的证据和新的非处方药的可获得性；扩展了公共卫生和疾病预防方面的内容，以支持药店药剂师工作的这一日益重要的方面；新增加了男性勃起功能障碍和疟疾的预防的相关章节。

　　本书包含 11 章和 2 个附录，包括呼吸系统疾病、消化系统疾病、皮肤科疾病（辅以彩色照片）、疼痛性疾病、女性健康、男性健康、眼耳疾病、儿科疾病、失眠、心脏病的预防和疟疾的预防方面的常见疾病和常用药物。各章在讲述每种疾病时通常是从疾病概述开始；接下来讲述药剂师的问诊（包括患者的基本信息、症状、既往史和目前用药情况等），通过问诊药剂师要决定：是让患者在药店购买药品进行治疗，还是建议患者转诊治疗；接下来讲述药剂师推荐患者使用的非处方药（包括使用注意事项以及老年人、儿童、孕妇和多重用药者等特殊人群的用药问题），以及患者服药后病情未改善时如何处置等；各章末尾（除疟疾的预防）还有病例分析，分别从药剂师和医生的角度对药剂师的诊疗建议给出了他们的观点。

　　一般来讲，很多轻微疾病患者是首先选择去药店购买药品进行自我治疗的。就以最为常见的感冒举例来说，当患者出现本书所列举的全身疼痛或头痛、打喷嚏、发热、咽喉痛、鼻塞等症状时，一般会认为自己得了感冒，会去药店购买非处方药。患者去药店买药时通常会向药店药剂师咨询，药剂师则会根据患者的症状给患者推荐治疗感冒的非处方药，例如对乙酰氨基酚（缓解疼痛）、右美沙芬（止咳）、麻黄碱/伪麻黄碱（缓解鼻塞）、溴苯那敏（减轻打喷嚏和流鼻涕）等。一般情况下，患者服用这类感冒药后病情会在3~7天内缓解。

然而，即使是使用普通感冒药，也存在药物不良反应和药物相互作用问题。举例来说，缓解鼻塞的麻黄碱/伪麻黄碱（鼻减充血剂）是通过使鼻黏膜扩张的血管收缩来达到目的的，但这类拟交感神经药也可以使全身血管收缩，对心脏也有刺激作用，可使血压升高；因此，有心绞痛和高血压的患者应慎用包含这类药物的药品或选用不同剂型的药品以避免这些不良反应。有鉴于此，药剂师和患者都应考虑一下，在药店买药时有哪些注意事项？有必要避免与正在使用的药品同时使用吗？另外，如果患者的病情用药后没有缓解或加重了，药剂师应考虑将患者转诊给医生以进行进一步的诊断和针对性更强的治疗。

在英国，《药店药剂师常见疾病诊疗指南》正是为指导药店药剂师对常见疾病进行诊断和用药而编写的。药剂师可以根据本书的描述，对药店常见疾病做出诊断和处置。本书对药店药剂师在常见疾病的诊断和给药方面可能遇到的特殊问题也给予了强调并提供了解决方案。通过阅读本书，药店药剂师可以提高非处方药的用药安全性和有效性，减少重复用药，避免用药错误造成患者病情延误甚或更危险的情况发生。另外，本书还介绍了作为英国国民健康保险体系（NHS）首诊的参与者，英国的药店药剂师如何适应NHS的不断变化，以及如何更好地将药店的数字化系统整合到初级卫生保健数字化系统中。虽然我国的药店药剂师在工作职责上与英国不同，但本书所述内容对我国的药店药剂师也有很大的借鉴意义。

本书语言通俗易懂、繁简得当、易于遵循，既可以作为药店药剂师的日常实践手册，也可以作为轻微疾病患者购买和使用非处方药进行自我治疗的常备书，还可以作为医学生刚开始实践的参考书。因此，无论是对于相关专业人士还是非专业人士，本书都是一本不可多得的经典指南。

本书译者在翻译本书时，进行了仔细推敲、反复斟酌，力求做到准确完整、清晰流畅。在此，感谢为本书的翻译工作付出心血的各位译者、编辑和工作人员。但疏漏之处在所难免，恳请各位读者批评指正。

原著者前言

《药店药剂师常见疾病诊疗指南》自第 1 版出版至今已经有 28 年。作为本书第 8 版的共同著者，我们非常感谢 Martin Duerden 博士加入我们著者团队，同时我们恭祝本书以前版本的共同著者 Paul Paxton 博士退休后一切顺利。多年来，Paul 博士在本书有关编写思想和呈现形式方面提出了很多建设性的意见和建议，为本书的成书做出了重大贡献。现在本书第 8 版的出版有一个令人兴奋的背景——在英国，药店药剂师在非处方药的使用中的作用受到了越来越多的重视。

本书第 8 版的主要变化有：

- 更明确地强调了"非处方药"的使用证据，更清楚地解释了本书的使用方法和证据来源。
- 更可视化地显示了本书使用的指南、系统性综述和其他可靠的信息来源。
- 更突出了"红色预警"症状 / 体征及其出现的意义。
- 介绍了：
  - 作为首诊的参与者，社区药店团队（community pharmacy team）如何适应英国国民健康保险体系（the National Health Service, NHS）的不断变化。
  - 如何更好地将社区药店团队的数字化系统整合到初级卫生保健数字化系统中。
- 新增加了男性勃起功能障碍和疟疾的预防的相关章节，以适应近期一些药品从处方药（prescription-only medicine, POM）转为药店药或非处方药（over-the-counter, OTD）的变化。

在本书前几版出版后，我们收到了很多积极的和建设性的建议，它们或来自药剂师（本科生、预注册药剂师和执业药剂师），或来自述评。在新的版本中，我们尽力采纳了大家的建议，我们也增加了更多病例分析的内容。在此，我们衷心感谢所有给予我们宝贵建议的读者，并希望你们喜欢本书这一版。

在此，我们还要感谢 Kathryn Coates 和她的"妈妈网"，感谢她在"希望药剂师回答的关切问题"方面提供了宝贵的建议。

Alison Blenkinsopp

Martin Duerden

John Blenkinsopp

目　　录

引言：如何使用这本书

每一个工作日都会有很多患者来到他们所在的社区药店为他们所患小病（minor ailment）和症状寻求治疗建议。最近的研究发现，可以在社区药店就诊的非严重疾病在一般门诊和急诊工作中的占比分别约为 13% 和 5%；因此，鼓励患小病的患者在药店就诊是一件好事，并且随着医生和护士的工作负担不断增大，社区药店很可能会被更多自认为所患疾病不那么严重的患者当做就诊的第一站，而且当地有关机构通常也会出台一些政策［当地行动（local initiative）］鼓励患者这么做。出现在药剂师和药店工作人员面前的人群主要包括以下几类：

- 咨询有关症状及其治疗建议的患者
- 想购买某种药品的患者
- 咨询一般性健康建议（例如膳食补充剂）的人群
- 询问与处方药有关的疗效 / 症状

药剂师在应对患者的症状和监督非处方药（over-the-counter, OTC）的销售中的作用是非常重要的，这要求药剂师掌握有关疾病及其治疗的知识和技能。此外，药剂师还要起到确保药店工作人员为患者提供恰当的意见和建议的作用。药剂师最重要的技能包括：

- 能够区分轻微的和比较严重的症状
- 倾听技巧
- 问诊技巧
- 能够基于有关药物治疗疗效的证据选择治疗药物

i

■ 能够把这些技能言传身教地传授给药店其他工作人员

以合作的方式对待患者

在这本书中，我们把为缓解症状而寻求建议的人群称为"患者"。因此，应该认识到，很多这样的"患者"实际上是非常健康的，认识到这点非常重要。我们使用"患者"这个词是因为我们觉得"顾客"和"客户"这类词汇不能反映因身体不适前来咨询的人群的特征。

药剂师接受过有关药物和导致疾病的可能原因的系统教育。按照过去的思考方式，药剂师被视为专家，而患者被视为药剂师的意见和建议的受益人。但要知道，患者并不是一张白纸或一个空瓶子，他们可以进行选择，并且他们是他们自己和自己孩子的健康专家。这些患者：

■ 过去可能得过相同或类似的疾病
■ 可能已经尝试了不同的治疗方法
■ 对疾病的可能原因有自己的观点
■ 对不同种类的治疗有自己的意见
■ 可能倾向于某种特定的治疗方法

药剂师在患者咨询过程中应该将这些情况都考虑进去，应该让患者主动说出他们自己的观点和偏好，从而使患者积极参与治疗。然而，并不是所有患者都愿意参与做出如何处理自己症状的决定的过程，但研究显示，许多患者愿意参与这一过程。还有一些患者希望药剂师替他们做出决定。因此，药剂师需要了解患者的意愿。

与患者合作的想法已经得到了很多口头支持，但问题是如何实现。卫生保健专业人员只有通过倾听患者的心声才能真正学会如何开展合作。下面的内容来自一项研究，即如何使问诊更成功的外行人的建议。虽然这项研究关注的是临床问诊，但很多建议同样也适用于药剂师通过问诊获知患者的症状的情形。

使问诊更成功的小贴士：从患者的角度来看

- 对不熟悉的患者进行自我介绍
- 保持眼神交流
- 不要着急，慢慢来，不要让患者觉得你很匆忙
- 避免偏见——保持开放的心态
- 把患者作为活生生的人，而不是一系列症状
- 关注患者的心理问题
- 认真对待患者
- 认真倾听——不要打断患者
- 展示你的同情心、同理心
- 对待患者要诚实，不要在言语上或行为上冒犯患者
- 避免使用专业术语，应确认患者是否明白你的意思
- 避免打断患者
- 进一步为患者提供可靠的信息（宣传单、网页链接等）

来源：Reproduced from Bensing *et al.* (2011). Copyright 2011 with permission from Elsevier.

　　无论是在问诊中还是在问诊结束后，均应对照上述小贴士来反思自己在对轻微疾病患者进行问诊中的表现。药剂师要试着从患者的角度去感受问诊的效果如何。

　　阅读患者的病史记录和倾听患者描述的患病经过可以得到重要信息。网站和博客是为患者提供常见问题解答的一个窗口，有助于从患者的角度看问题，显示了社会媒体在分享经验和信息方面的强大（Netmums 就是一个很好的例子，www.netmums.com ）。不要轻视或鄙视非专业性网站；为什么不贡献你自己的专业知识呢？

　　一定要意识到，这些来源的一些信息是不准确的或质量很差，有些信息可能会误导读者产生不切实际的想法和期望。也有的信息可能是公开的促销信息。在互联网上偶尔也能看到其他国家的用药信息。如果你担心患者得到的有关健康信息的质量或相关性，一个建议是：有技巧地指点患者去查询可靠的信息资源，例如，NHS 网站（NHS Choices ）(www.nhs.uk) 上提供的信息。另一个有用的信息资源是

NHS 网站（http://www.nhs.uk/News/Pages/NewsArticles.aspx）中的摘要（Behind the Headlines），在此可以快速查询和翻译健康主题的新闻报道，并且如果有必要，可以澄清一下有关的不实信息。

对患者要求购买其指定药品的回应

当患者要求购买某种指定药品时，药剂师需要注意，对于使用这种药品，患者是个行家呢，还是第一次使用。我们把之前因相同或类似疾病使用过这种药品且对这种药品比较熟悉的患者定义为行家；而药剂师和药店工作人员需要确保患者的购买要求是合理的，并且也需要考虑购买者对这种药品的了解和以前的使用经验。

研究显示，大多数来药店的患者不介意药店人员询问他们求购药品的有关问题。但也有例外，有些想要再次购买之前使用过的药品的患者不愿意每一次买药时都被询问同样的问题。在这里，药剂师要把握两个要点：首先，要简要地解释一下为什么询问这些问题，这是很有帮助的；其次，如果之前患者已经使用过这种药品，则通常不需要再问更多的问题。

药剂师回应患者要求购买其指定药品的建议

首先询问患者之前是否使用过这种药品，如果患者回答之前使用过，则询问患者是否需要进一步了解这种药品；然后快速询问患者是否正在服用其他药品。如果患者之前没有使用过这种药品，则药剂师需要询问更多的问题。一种选择是按照下面的回应流程对患者咨询的症状（见下文）做出回应。询问患者为什么购买这种药品会有帮助；例如，询问患者是否是因为看到过有关这种药品的广告？是否是朋友或家人的推荐？

对于了解其用药史的熟悉的患者，药剂师可以应用他们的专业知识来处理。当然，对于这类患者，药剂师也可以查阅药店患者用药记录（the patient medication record, PMR）来回顾患者的用药史。然而，对于初次来到药店的患者，这些信息是未知的，药剂师需要询问更多的问题。

药剂师回应患者咨询其症状的处理流程

1. 收集信息：首先与患者建立融洽的关系，进而通过倾听和问诊来获取患者症状的相关信息，例如，要确定患者的症状是否需要转诊给医生；之前（如果有的话）的哪些治疗曾经起过作用；目前正在服用哪些药物；患者对其症状和可能的治疗有什么想法、担心和期望。
2. 做出决定：需要转诊给医生吗？
3. 治疗：为患者提供可能的、适当的和有效的治疗方法（如果需要），为患者提供选择，并给出治疗方法建议。
4. 治疗时间表：如果患者的症状没有减轻，建议采取的行动。

收集信息

大多数用于决策和推荐治疗方法的信息都可以从倾听患者的诉说中收集到。有的患者甚至准备了一个故事来告诉你他的病史，不吐不快。经验表明，患者讲的故事可以为你提供你需要的大部分信息。信息收集这个过程应该从开放型的问题开始，并且可能需要解释为什么你需要询问某个比较私人的问题。有些患者可能不理解为什么药剂师在推荐治疗方法之前要询问这么多问题。请看下边的例子，对话可能是这样的：

患者　　您能给我开一些治疗我的痔疮的药物吗？

药剂师　当然可以啊。不过，为了给您提供最合理的建议，我需要了解更多有关信息，我需要问您几个问题，可以吗？

患者　　好的。

药剂师　您能告诉我您的痔疮给您带来了哪些困扰吗？

通过询问，我们希望患者能把药剂师进行评估所需要的大多数症状描述出来。其他形式的开放型问题可能包括以下几个：这对您有什么影响？这对您造成了什么样的问题？通过认真倾听和思考患者对疾病的描述，药剂师的脑海中能够形成更完整的印象。

患者	这段时间我的痔疮出现了出血且伴有疼痛，这种情况反复发生很多年了。
药剂师	您说您的症状出现很多年了？
患者	是的，自从我上次怀孕，这种情况断断续续已出现20年了；我已经看过好几次医生，每次都是医生帮我回纳，但回纳后它们又会自行脱出。我的医生曾说我必须进行手术治疗，但我不希望手术，您能给我一些止血栓剂吗？
药剂师	出血……
患者	是的，每次上厕所的时候，都会有血溅到便池里，颜色是鲜红色的。

药剂师可以通过边倾听边提问的方式来帮助自己弄清楚患者的意思，例如，我不确定我是否真正明白了，当您说……我不太清楚您说的……是什么意思？另一个有用的技巧是对患者的描述进行总结，例如，我只是想确保我的理解是正确的，您刚才说您出现这种症状是从什么时候开始的？

即使你采用这种方式收集病史信息，你仍会遗漏一些信息。现在直接问具体问题比较合适。

药剂师	您排便怎么样，有什么改变吗？（这个问题非常重要，可以用来除外非常严重的、需要转诊的疾病。）
患者	没有，排便都很好，总是很规律。
药剂师	您能告诉我之前您采用过什么治疗方法吗？治疗效果怎么样？

其他问题可能包括：到目前为止，您接受过哪些治疗？今天您希望采用什么样的治疗方式？您目前正在使用哪些治疗其他疾病的药物？您对什么东西过敏吗？

做出决定

分级诊疗（triaging）是一个专门用来评估患者当前疾病的严重程

度从而采取最适当的行动的术语。分级诊疗与患者治疗的优先机构
（例如事故和急诊科）和临床评估相关。对于来社区药店寻求药剂师建
议的患者，社区药剂师有回应的处理流程，药剂师在收集信息的同时
会做出决定，哪些患者可以在药店进行治疗，哪些患者需要转诊去寻
求医生的建议。如何提问来获取所需的信息将在下文讨论。此外，在
做出分级诊疗的决定时，药剂师还需要结合其已对患者进行的治疗提
出相关的建议。

随着计算机辅助诊断系统的广泛使用，包括英国在内的许多国家
在分级诊疗筛选中常使用协议和流程，未来，或许包括社区药店在
内，计算机辅助诊断系统在面对面的问诊中可能会发挥更大的作用。

如果药剂师收集到以下信息，则患者需要转诊：

药剂师　您能告诉我您的痔疮给您带来了什么样的困扰吗？
患者　　当然，这段时间我的痔疮在出现出血的同时还会有疼痛。
　　　　这种情况反复发生很多年了，但这次感觉加重了……
药剂师　您刚才说这次加重了，是什么意思？
患者　　我肚子不舒服，而且有点腹泻……我每天需要去三四次厕
　　　　所……这种情况差不多已经有 2 个月了。

关于是否需要转诊的更多详细信息参见下文"第二种问诊框
架——ASMETHOD"中"D（Danger/red flag symtoms）危险症状 / 红
色预警症状"。

治疗

药剂师在药理学、治疗方法学和药剂学等学科方面具有良好的
学科背景，他们可以根据每位患者的实际情况并结合有关药物的特点
为患者提供合理的治疗选择。药剂师不仅要考虑药物中活性成分的有
效性，还要考虑到其中每种成分之间潜在的药物相互作用、注意事
项 / 警告、禁忌证和不良反应。循证医学强调，药剂师要结合自己的
和患者的经验，仔细考虑所推荐的治疗方法是否有效。

在非处方药（OTC）的使用中，一致性很重要；药剂师应在了解

患者偏好的前提下同患者讨论治疗方案。一些药店已经开发了自己的非处方药配方——作为其药剂师和工作人员推荐的首选治疗方法。在一些地区，有关情况已通报给当地的全科医生（general practitioner, GP）和执业护士，以便他们向将去药店买药的患者推荐。这种做法可能也是当地卫生保健组织［医疗委员会小组（clinical commissioning group）或卫生委员会（health board）］给出的政策（当地行动）。

　　PMR 在处理患者的症状方面是重要的一环。在 2005 年引入新的社区药店协议框架（the community pharmacy contractual framework, CPCF）之前已有研究显示，只有 1/4 的药剂师会在自己的 PMR 系统中记录患者所使用的非处方药。然而，通过这种记录可以了解患者用药的整体情况，并且通过回顾患者同时使用的药物可以明确药物之间潜在的相互作用和不良反应。此外，这种用药记录也可以为患者的临床治疗提供有效信息。而提升药店信息系统的技术水平必将使这种常规记录变得更为方便；现在，社区药店可以访问部分 NHS 初级保健医疗记录［护理记录摘要（Summary Care Record, SCR）］。同时，保存特定患者群体的记录是一种方法，例如老年人。在英格兰和威尔士地区，CPCF 一直要求保留有关非处方药的建议和治疗记录：

　　　　"药剂师可以通过给出自己的意见并适时销售药品协助处理小病和常见病，包括对 NHS 111 转诊患者。药剂师应保存其认为与患者治疗有关的记录。"

　　在撰写本书时，社区药店与 NHS 之间的数字整合工作正在积极进行中；例如，在英格兰，社区药店可以根据 NHS 111 服务中的电子信息为紧急药物供应高级服务（Urgent Medicine Supply Advanced Service, NUMSAS）提供电子转诊。NHS 111 呼叫处理程序也将可以采集并记录患者接受服务的知情同意信息和数据，以便与全科医生共享。

治疗的有效性

　　药剂师和药店工作人员应尽可能根据循证医学建议为患者选择药品进行治疗。上市时间比较短的药品和那些从处方药（prescription-only medicine, POM）划归到药店药或非处方药的药品通常会有充分的循证医学证据。而一些药品，特别是上市时间比较久远的药品，可能只有很少或几乎没有循证医学证据。在这里，药剂师需要记住的是，缺乏证据的药品并不意味着其完全无效。目前，关于药物有效性的证据在《英国国家处方集》[British National Formulary（BNF）]专著的相关章节已进行了总结。BNF 现在每月在线更新，可访问 http://bnf.nice.org.uk/ 查看。

在英国，临床指南查询网站有：NHS 证据（NHS Evidence）（www.evidence.nhs.uk），其中包括 BNF 链接（https:// www.evidence.nhs.uk / 和 https://bnf.nice.org.uk/）；临床知识摘要（Clinical Knowledge Summaries, CKS）（https://cks.nice.org.uk）；苏格兰学院间指导网络（the Scottish Intercollegiate Guideline Network, SIGN）（www.sign.ac.uk）；以及英国国家卫生与临床优化研究所（the National Institute for Health and Care Excellence, NICE）（www.nice.org.uk）。NHS 网站（www.nhs.uk）包括症状检查程序（symptom checkers）和针对小病的治疗建议。

本书使用的参考资料

在讨论临床治疗时，本书均尽可能地应用了临床指南和 CKS、NHS 网站（其参考了 CKS 且可能被视为公众获取证据的门户网站）、BNF、NICE、SIGN 等类型的资源。必要时，本书还应用了来自诸如循证医学协作网（Cochrane collaboration）的高质量的系统性综述。在没有这种高质量的综述时，本书也会参考相关的随机对照试验结果。许多常见病的研究证据可能缺乏，因为它们的治疗方法已形成和发展了多年，它们的最佳治疗方法通常已达成共识（例如，在 CKS 或公共卫生指南中）。

另外，在本书中

在本书中，有关非处方药与其他药之间的主要药物相互作用在相关章节中讲述。要获得进一步的信息可参阅 BNF。BNF 按字母顺序列出了药物及其之间的相互作用和有临床意义的适应证。

对于本书讨论的症状，在"治疗"标题下有可选择治疗方案的有效性及优缺点的主要信息。同时，在"临床实用要点"标题下有非处方药治疗方法的最佳使用的实用信息。并非所有可以以非处方药出售的药品在任何时候都是非处方药。因此，本书尽可能纳入了可购买到的非处方药同类药品的名称。

本书的一些部分使用了"转诊给医生"这个表达方式。这是药店内常用的表达方式，患者通常完全理解。在初级保健机构和非工作时间医疗（out of hours, OOH）中心以及急诊科（emergency department, ED）（也称为事故和急诊科），越来越多的患者可能不会直接见到医生，他们常常是由训练有素的护士进行评估，或有时是由合格的临床药剂师进行评估并予以治疗。为方便起见，我们仍使用这个短语表达，但如果你所在的地区有其他系统且已使用得相当成熟，则可能需要向患者解释一下"转诊给医生"这个表达方式的含义。

药剂师可能会越来越多地参与长期的慢性或间歇性疾病的治疗。在这种情况下，药剂师对疾病进展进行监测非常重要，因此，他们可能需要进行一系列的问诊而不是只进行一次问诊。

提高问诊技巧

对于确定患者的需求以及你是否能处置患者的症状或是否需要将患者转诊给其他执业者，有效的问诊技巧至关重要。对此，Roger Neighbor 提出了一个思考和提高问诊技巧的五个"检验点"的实用框架。

A	接诊	"我与患者之间关系是否融洽？"	建立融洽关系技巧
B	总结（临床过程）	"我能否向患者证明我已完全知悉他（她）来到此处的目的？"	倾听和引导技巧（病史采集和向患者进行陈述总结）
C	确定治疗方案	"患者是否已接受我们讨论的治疗方案？"	依从性技巧
D	安全保障	"我能否预期可能会出现的所有结果？"	应急计划
E	自我调整 *	"对于接诊下一位患者，我准备好了吗？"	适当的自我调整

* 自我调整：这是医务人员审视自己和自己对问诊的反应的一小段反思时间。这个环节可能包括他（她）与同事的简短聊天，喝一杯咖啡，或者仅仅是自己思考一下上一个问诊的效果

构建问诊框架

制订一个协助问诊的框架是非常有用的。药剂师需要制订一个有助于他们获得患者病史的方法。虽然这些方法没有对错之分，但一些药剂师发现，如下所示的两种问诊框架可能很好用。但是，药剂师应切记，问诊一定要根据实际情况进行，切不可盲目背诵问题。要想获得大量所需病史信息，良好的倾听技巧会大有助益。而构建问诊问题的框架有助于确保所有相关信息都可以获得。当然，对于获取可置信的病史信息，与患者建立融洽的关系也至关重要，而像阅读问题清单似地询问问题则是不合时宜的，甚至会适得其反。

第一种问诊框架如下所示：

W（Who and What）——谁是患者，患者的症状有哪些？
H（How long）——患者的症状已经持续了多长时间？
A（Action）——患者采取了哪些治疗措施？
M（Medication）——患者正在使用的药物有哪些？

W：药剂师首先必须确定来者是否是患者或其他什么人，因为来到药店的人有可能是患者的代表而不是患者本人。药剂师还应确定患者的症状的真正性质。患者经常会进行自我诊断，而药剂师绝不能随便接受患者的这种自我诊断。

H：症状的持续时间是衡量患者是否需要转诊给医生的一个重要指标。一般来说，患者症状的持续时间越长，其所患疾病就更像是一个严重疾病而不是一个小病。大多数小病通常是自限性的，可在几天内缓解。

A：药剂师应询问患者已采取的所有治疗措施，包括用于缓解症状的所有药物。大约1/2的患者在寻求药剂师的建议之前已至少尝试过一种治疗措施。治疗药物包括：从药店或其他地方购买的非处方药，这次或以前由医生开的其他处方药，或从朋友或邻居那里借来的药，或从家庭医药箱中翻出来的药。药剂师应注意，患者可能也使用了顺势疗法或植物药；而具有不同种族背景和文化传统的人可能使用了不被视为药物的治疗措施。

　　如果患者的症状经过一种或多种明显合理的治疗措施治疗之后并没有减轻，那么最好建议患者转诊给家庭医生。

　　M：药剂师应询问患者是否正在规律地使用某些药物，这点非常重要，原因主要有两个：一个是要确定是否存在药物相互作用，另一个是要确定是否存在潜在的药物不良反应。患者正在规律地使用的药物通常是医生开的处方药，但也可能包括非处方药和补充药物或替代药物。药剂师需要了解患者正在使用的所有药物，因为药剂师推荐的药物与患者正在使用药物之间可能有潜在的药物相互作用。

　　在发现药物不良反应方面，社区药剂师所起的作用越来越大，因为药剂师需要考虑患者的症状是否是由药物不良反应导致的。例如，诸如消化不良的胃肠道症状可能是由于患者服用了非甾体抗炎药（NSAID）引起的，患者的咳嗽症状可能是由于患者正在使用的血管紧张素转换酶（ACE）抑制剂引起的。当药剂师怀疑患者的症状是由于患者使用的某种处方药的不良反应引起时，药剂师应与开处方的医生讨论下一步应采取的措施［也许还要向人类药物委员会（the Commission on Human Medicines, CHM）提交一份黄牌报告——现在可由药剂师和患者提交］，并且开处方的医生可能希望将出现药物不良反应的患者转回给他们，以便审核他们所进行的治疗。

　　第二种问诊框架——ASMETHOD 是由伦敦社区药剂师 Derek Balon 提出的，如下所示：

A（Age and Appearance）——年龄和外观表现
S（Self or Someone else）——来药店的人是患者本人还是其他人
M（Medication）——目前用药情况
E（Extra medicines）——其他治疗措施
T（Time persisting）——症状持续时间
H（History）——既往史
O（Other symtoms）——其他症状
D（Danger/red flag symtoms）——危险症状 / 红色预警症状

　　ASMETHOD 问诊框架中的一些要点已经讨论过。其他未讨论的要点如下文所述。

A：年龄和外观表现

患者的外观表现是判断患者是患小病还是患较严重疾病的有用指标。如果患者看起来生病了，例如面色苍白、四肢湿冷、面部赤红或灰暗，则药剂师应考虑将其转诊给医生。对于儿童患者，外观表现非常重要；药剂师也可以询问患儿父母患儿既往是否体健。一个表情愉悦而精神状态较好的患儿的问题很可能是一个小问题，而一个面容冷漠、无精打采或急躁、易怒和发热的患儿可能需要转诊给医生。

患者的年龄很重要，因为对于一些症状，药剂师可能会因为患者的年龄而认为其为更为严重的问题。例如，在一个既往体健的成年人，急性腹泻可以由药剂师进行合理的治疗。然而，在婴儿，同样的急性腹泻症状则可能很快导致脱水出现；另外，老年患者处于出现脱水的较高风险中。鹅口疮在婴儿中很常见，而在大一点的儿童和成年人中则较少见。因此，药剂师确定患者是由他们自己治疗还是转诊给医生的决定会受到患者年龄的影响。

在药剂师确定自己的治疗方案过程中，患者的年龄也起着重要作用。有些制剂是完全不建议 12 岁以下的儿童使用的，例如，洛哌丁胺。氢化可的松乳膏和软膏不应推荐给 10 岁以下的儿童使用；阿司匹林不应用于 16 岁以下的儿童；皮质类固醇鼻喷雾剂和奥美拉唑（omeprazole）不应推荐给 18 岁以下的患者使用。此外，还有一些药物必须减少剂量或按照儿科用药规则使用，因此，药剂师应仔细考虑自己推荐的药物。

其他一些非处方制剂也有规定的最低使用年龄，例如，紧急激素避孕药不得用于 16 岁以下的患者，尼古丁替代疗法（NRT）不得用于 12 岁以下的患者，治疗念珠菌性阴道炎的药物不得用于 18 岁以下的患者。药剂师通常会评估患者的大概年龄，除非有特殊原因，一般不会例行要求患者提供年龄证明。

S：确定谁是患者——来者是患者本人还是其他什么人

M：规律使用的药物是处方药还是非处方药

E：患者尝试治疗当前症状的其他治疗药物

T：症状持续时间

H：既往史

与症状相关的"病史"这个术语包括两个方面：一个是当前出现的症状的病史，一个是既往病史。例如，患者是否患有糖尿病、高血压或哮喘？应将 PMR 用于记录患者相关的现患疾病。

询问患者的某种疾病病史可能是有用的；应询问患者的症状是如何出现的、何时出现的以及进展如何等。如果患者以前也出现过类似症状，药剂师也应询问患者以前的发作情况、采取了哪些治疗措施以及效果如何。例如，在复发性口腔溃疡患者，药剂师应询问患者当前的溃疡与既往的溃疡是否类似？既往有没有看过医生或牙科医生？是否使用过处方药或非处方药，如果有，是否有效？

在询问病史时，药剂师要注意患者特定症状出现的时间，这可以为找到可能的病因提供宝贵的线索。例如，如果患者的胃灼热症状是在入睡后或俯身、弯腰后出现的，则可能是由反流导致的；如果是在运动或重体力工作中出现的，则可能不是由反流导致的。

病史采集对于评估皮肤疾病尤其重要。药剂师经常错误地认为，识别皮肤疾病的表现是处理这类症状最重要的因素。然而，许多皮肤科医生认为，病史采集更为重要，因为一些皮肤疾病的表现彼此之间非常相似。此外，皮肤疾病的表现在疾病发展过程中会发生改变。例如，在感染皮肤上不适当地使用局部皮质类固醇可能会使皮肤疾病的表现发生显著改变；如果对某种成分过敏，诸如对局部麻醉药过敏，则在原有症状之外可能会出现其他症状。因此，药剂师必须了解患者使用过哪种乳膏、软膏或乳液。

O：其他症状

患者一般倾向于主诉困扰他们的最严重的症状。然而，除了患者的主诉，药剂师一定还要询问患者是否还有其他症状或任何与平时不同的情况，因为患者会因各种原因可能不会主动提及所有重要的病史信息。发生这种情况的一个主要原因可能是他们觉得尴尬，例如，有直肠出血症状的患者可能只会提及他们有痔疮或便秘。

另外，患者可能意识不到这些症状的重要性和意义，例如，服用三环类抗抑郁药的患者可能会注意到便秘这一不良反应而不会注意到口干症状，因为他们认为这两种症状之间没有任何关联或关系。

D：危险症状 / 红色预警症状

有些症状或有些症状的组合出现时应引起药剂师的警惕，因为患者一旦出现这些症状，需要立即转诊给医生。这些症状常常被称为"红色预警"症状，在本书中，我们将这类症状统称为红色预警症状。痰液、呕吐物、尿液或粪便中出现血液以及不明原因的体重减轻都是需要转诊的症状。红色预警症状已纳入本书的各个部分进行讨论，以便药剂师能够理解其意义。

做出决定：风险评估

大多数可以由社区药剂师处理的症状是小病性质的和自限性的，应该能在几天内缓解。然而，有时情况并非如此；因此，药剂师要确保患者知道，如果他们的症状没有好转，下一步该怎么做，这有时被称为"安全保障"。在这里，如同本书相关章节建议的一样，应设定一个治疗时间表，药剂师在提供治疗时可以设定一个时间点，以便当患者的症状一旦超过这个时间点而没有减轻时，患者知道应该去看医生。本书介绍的"治疗时间表"依患者的症状不同而不同，有时还依患者的年龄不同而不同，但通常不会超过1周。

药剂师在做出分级诊疗的决定时，需要评估给患者带来的可能风险。建议患者转诊进一步治疗的可能原因包括：

- 出现红色预警体征或症状
- 出现症状的原因不明
- 病史信息不完整（例如，有耳部疾病的患者尚未进行耳部检查）
- 症状持续出现或反复发作
- 可能需要某种处方药

一般说来，以下几点表明患者是严重疾病的风险较高，药剂师应考虑将患者转诊给医生：

- 症状持续时间较长
- 症状反复出现或恶化
- 有严重的疼痛

- 药物治疗失败（已经合理使用了一种或多种药物进行治疗而症状没有减轻）
- 疑似有药物不良反应（处方药或非处方药引起）
- 有红色预警症状

与当地家庭医生讨论患者的情况有助于制定转诊协议和指南，在可能的情况下，我们也建议药剂师抓住机会与初级保健机构的医务人员和护理人员制定这类指南。当地卫生保健组织（医疗委员会或卫生委员会）的参与可以促进转诊协议和指南的制定。这种类型的讨论有助于形成有效的双向转诊系统（two-way referral system）和首选治疗方法（preferred treatment）的地方协议。

意外和外伤

药剂师经常要为受外伤的患者提供治疗建议，其中许多外伤可能是轻微的，不需要转诊。下面所列几点可归类为"轻微"外伤类型。

- 划伤、擦伤和挫伤
- 伤口，包括可能需要缝合的伤口
- 轻微的烧伤和烫伤
- 异物进入眼、鼻或耳
- 外伤后进行破伤风疫苗免疫注射
- 轻微的眼部问题
- 昆虫叮咬或其他动物咬伤
- 没有出现意识障碍或呕吐的轻微头部外伤
- 膝盖以下的腿部或肘部以下手臂的轻微外伤，患者可以通过足部承受身体重量或活动手指
- 轻微鼻出血

药剂师需要熟悉轻微外伤的评估和治疗，以便做出何时何地转诊的决定。有些情况下可能需要考虑将患者转诊至急诊部门。以下几点是应立即将患者转诊至急诊部门的一般性指南。

- 患者有严重的头部外伤，伴有意识丧失或大量出血
- 患者目前有或曾经有意识丧失或无论何种原因导致的意识混乱
- 患者疑似有骨折或脱位
- 患者出现剧烈的胸痛或呼吸困难
- 患者出现严重的胃痛，非处方药治疗后症状不能缓解
- 患者无论任何部位出现大量出血

对于患者每人次转诊至急诊部门，NHS 均需支付超过 100 英镑的费用，这在将患者转诊至轻微外伤科（minor injuries unit）或紧急门诊（walk-in service）（如果当地有）和向患者解释何时需要将其转诊至急诊部门的考虑中起着重要的作用。

药店中的隐私保护

在英格兰和威尔士，绝大多数社区药店都设有一个咨询区域。研究表明，大多数药店消费者都感觉药店咨询区的隐私保护水平是可以接受的。也有一些证据显示，对于隐私的认知，患者和药剂师之间存在着差异。

从药剂师一方来看，有些患者可以接受在药店与他们讨论即便是敏感的话题。尽管这在有些人确实如此，但也有一些人不会来药店咨询，因为他们认为药店没有足够的隐私保护。

药剂师应始终牢记保护患者的隐私，如果要讨论比较敏感的话题，在可能的情况下，应为患者创造一个私密环境。通过应用专业知识和个人经验，药剂师可以观察患者是否有犹豫或尴尬的迹象，以便提出是否移步到药店安静区或咨询区的建议，然后再继续询问病史。

药店患者分组指南和症状

患者分组指南（patient group direction, PGD）是为特定患者安全供应药物的法律框架。在 NHS 中，患者分组方法的应用很广泛；在一些受托提供可能包括一个或多个患者分组服务的地区药店——最常见的是提供戒烟服务、紧急激素避孕药和流感疫苗接种服务，患者分组方法的应用也很广泛。私立卫生服务机构也应用患者分组方法。提供 NHS 或私立机构患者分组服务的药店需要满足特定的服务质量和

安全性标准。这些要求通常包括资质证明和保存一些记录文件。以下所列为社区药店中比较常见的患者分组类别。

- 勃起功能障碍
- 抗疟疾药物
- 流感和乙型肝炎疫苗
- 脑膜炎疫苗
- 戒烟药物（伐伦克林）
- 脱发（私立机构供应）
- 紧急避孕
- 沙丁胺醇吸入器（非一次性使用）
- 口服避孕药
- 膀胱炎治疗（甲氧苄啶）
- 体重减轻（奥利司他 120 mg）

与初级保健机构中的家庭医生和护士建立合作伙伴关系

对于患者进入正式的 NHS 而言，社区药剂师是一个关键门户，即通过对患者的症状进行过滤，必要时将患者转诊至全科医生诊所、OOH 中心和急诊科。这种过滤的更正确的称谓是分级诊疗，而分级诊疗在使药剂师和护士的技能和投入最大化中越来越重要。

现在，通过参加 NHS 的小病计划，许多社区药剂师与当地的全科医生和初级保健组织有了更为密切的合作。在苏格兰，这种国家性服务通过电子记录已开展多年；在英格兰，这种国家性服务则一直在讨论中。目前，在英格兰和威尔士，这种国家性服务是一种当地授权的服务，通常是由当地卫生保健组织决定的。

有些地区明文规定禁止全科医生开非处方药，而要求患者去购买这些药。

在非处方药治疗领域开展工作协作的空间还很大。我们建议药剂师考虑按如下步骤采取行动：

- 与当地家庭医生一起制定双方认同的转诊指南，可以包括全科医生向药剂师反馈转诊的结果。OOH 中心的双向转诊也是很有帮助的。

- 使用 PMR 来记录向患者提供的有关非处方药的建议信息。
- 使当地家庭医生和护士了解有关处方药转变为药店药的变化信息。
- 在建议患者转诊时，使用转诊表格。
- 与当地的全科医生和执业护士（或当地卫生保健组织层面）在使用非处方药制剂方面达成一致。
- 与当地全科医生在对疑似药物不良反应的应对方面达成一致。

　　以上这些行动有助于促进沟通，有助于增强全科医生和护士对药剂师在患者医疗服务中可以做出贡献的信心，并且也有助于支持将药剂师整合到初级保健团队中。同时，患者也会受益于这些行动并对药剂师作为其临床支持网络的一部分怀有更大的信心和理解。

第**1**章

呼吸系统疾病

感冒和流感

普通感冒是指由病毒导致的上呼吸道感染（upper respiratory tract infection, URTI）的一类疾病的总称。虽然大多数感冒均可自行痊愈，但仍有些患者会去看全科医生，当这种情况发生时，抗生素的过度使用值得关注，因为使用抗生素并不能改善结果。对于感冒，自我处置或寻求药剂师的建议和支持通常是最佳选择。大多数患者选择购买非处方药来缓解症状，这是值得鼓励的。但是，一些非处方感冒药的成分可能会与医生开的处方药发生相互作用，偶尔甚至会造成严重后果。因此，需要格外注意患者的服药史并选择合理的药物。当然，告知患者感冒症状具有自限性也是很重要的。

你需要知悉的内容

年龄（大概年龄）
　儿童，成年人
症状持续时间
症状
　流鼻涕 / 鼻塞
　夏季感冒
　打喷嚏 / 咳嗽
　全身疼痛 / 头痛

　　发热
　　咽喉疼痛
　　耳部疼痛
　　面部疼痛 / 前额疼痛
　　流感
　　哮喘
既往史
目前用药情况

问诊的重要性

年龄

　　患者的年龄——是儿童还是成年人——会影响药剂师是否建议患者转诊的决定，也会影响药剂师治疗方法的选择。儿童比成年人更容易患 URTI 且可能会出现并发症。年龄很小的儿童和婴儿患毛细支气管炎、肺炎和哮喘的风险也会增加，药剂师需要考虑到这些疾病。老年人则可能存在患肺炎等并发症的风险，特别是身体虚弱且有合并症（例如糖尿病）的老年人。

症状持续时间

　　患者可能是在数小时内迅速出现症状，也可能在一两天内逐渐出现症状；前者常被认为是流感，后者则更常是普通感冒。这种区分只是一般性的区分，而不是决定性的区分。普通感冒的症状通常持续 7 ~ 14 天。一些症状，例如咳嗽，在感冒过后可能会持续一段时间，咳嗽时间长达 3 周并不罕见（框 1.1）。这点通常很难被认识到。因此，期望短时间恢复可能是不现实的，所以应提前告知患者这种情况是可能发生的。

症状

流鼻涕 / 鼻塞

　　大多数患者会出现流鼻涕（鼻溢），起初为清水样液体，之后出

> **框 1.1　英国国家卫生与临床优化研究所（NICE）指南：呼吸道感染（自限性）**
>
> 　　疾病的平均恢复时间如下所示：
>
> - 急性中耳炎：4 天
> - 急性咽喉疼痛 / 急性咽炎 / 急性扁桃体炎：1 周
> - 普通感冒：1.5 周
> - 急性鼻窦炎：2.5 周
> - 急性咳嗽 / 急性支气管炎：3 周
>
> 来源：NICE Clinical Guideline 69 (CG69) (July 2008).

现黏稠的和常带有颜色的黏液。鼻塞是由鼻部血管扩张导致的鼻黏膜水肿造成，会导致不适。鼻黏膜水肿会导致鼻腔通道缩小，而大量黏液产生会进一步加重鼻塞。

夏季感冒

　　夏季感冒的主要症状是鼻塞、打喷嚏和刺激性眼部水肿；类似的症状也常见于过敏性鼻炎（参见"过敏性鼻炎"章节中"持续时间"项下相关内容，本章稍后部分）。

打喷嚏 / 咳嗽

　　打喷嚏是由鼻道受到刺激和鼻腔狭窄导致。咳嗽也可能出现（参见"咳嗽"章节中"你需要知悉的内容"项下相关内容，本章稍后部分）。咳嗽要么是由咽部受到刺激（导致咽干、咽痒性咳嗽）导致，要么是由于鼻涕倒流支气管导致支气管受到刺激所致。

全身疼痛 / 头痛

　　由于炎症以及鼻和鼻窦充血，患者可能会出现头痛。发热也可引起头痛。持久性或逐渐加重的前额部头痛（眼眶上下的疼痛）可能是由鼻窦炎导致的（见下文）。流感患者经常出现肌肉和关节疼痛，并且流感患者比普通感冒患者更容易出现这类症状（见下文）。

1

发热

　　感冒患者经常主诉有发热，但他们一般不会出现高热（例如体温＞38℃）。出现发热可能提示患者是流感而不是普通感冒（见下文）。

咽喉疼痛

　　感冒患者经常出现咽喉干燥和疼痛，这些症状有时也可能是感冒临近的第一个征兆。咽喉疼痛可能是感冒和流感的典型特征，但经常被误诊为咽喉感染（参见"咽喉疼痛"章节相关内容，本章稍后部分）。

耳部疼痛

　　耳部疼痛是感冒的常见并发症，尤其是在儿童。当患者有鼻黏膜炎症时，患者可能会有耳道堵塞感，这是由其咽鼓管堵塞所致，即连接中耳和咽喉后部的管道堵塞。在正常情况下，中耳是一个含有空气的隔室。然而，如果咽鼓管堵塞，耳道分泌物不能再被吞咽动作所清除，则患者可能会有不舒服或耳聋的感觉。这些症状经常会自行消退，但使用减充血剂和吸入剂治疗可能有助于减轻症状（参见本章节"治疗"项下相关内容，本章稍后部分）。有时，中耳会充满液体并处于压力之下，此时病情会恶化；在这种情况下，耳部疼痛会更剧烈，这种情况称为急性中耳炎（acute otitis media, AOM）。AOM在幼儿中很常见，最好的治疗方法通常是缓解疼痛。继发性感染可能会随之而来，但即使在感染的情况下，有关抗生素使用的证据也是相互矛盾的，一些试验显示抗生素治疗是有益的，而另一些试验显示抗生素治疗没有益处。总体而言，临床试验证据显示，未使用抗生素时，60%的患儿的症状可在24小时内有所减轻，约80%的患儿的症状会在3天内自行缓解。也有证据显示，使用抗生素会增加呕吐、腹泻和皮疹的风险，并且这些风险可能大于可能的益处。抗生素在2岁以下伴有双耳疼痛或耳部疼痛且有耳分泌物（耳液溢）的患儿中使用是最有效的。因此，在这些情况下最好建议患者尽快去医生或护士处进行评估。不要一开始就建议患者使用抗生素，因为这会使患者的期望值增高而难以满足；最好向患者解释清楚这种情况需要进行进一步的检查。

综上所述，耳部疼痛可以首先由药剂师进行处置。有证据表明，对乙酰氨基酚和布洛芬对于治疗 AOM 是有效的。然而，如果患者疼痛持续存在或患者为伴有身体不适的小儿（例如有高热、不安或无精打采、呕吐），则应将患者转诊给全科医生。

面部疼痛 / 前额疼痛

面部疼痛或前额疼痛可能是由鼻窦炎引起的。鼻窦是与鼻（上颌窦）和眼眶上部（额窦）毗邻的骨结构中含空气的结构。感冒时，鼻窦黏膜会发生炎症浸润和肿胀并产生黏液。这种分泌物可流入鼻腔。但如果有鼻窦排出道堵塞，则这些分泌物会在鼻窦腔内积聚而导致压力产生，从而引起疼痛，这种情况称为急性鼻窦炎。继发性感染（尤其是细菌性感染）可能随之而来，但这种情况很罕见。如果发生这种情况，鼻窦区的疼痛会持续性存在。上颌窦最容易受累。最近的系统性综述显示，即使在历时已经超过 7 天的急性鼻窦炎，使用抗生素也收效甚微。

然而，如果鼻窦炎症状持续超过 10 天，或有高热（体温＞38℃）、严重的局部疼痛、鼻涕颜色改变或流脓性鼻涕，或者如果是在最近的感冒已经开始治愈后出现了鼻窦炎症状明显恶化（所谓的"双相疾病"），则建议使用抗生素。这些可能是需要引导患者进行进一步评估的原因。当这些情况不存在时，治疗的目标应是缓解症状。治疗药物包括对乙酰氨基酚或布洛芬以减轻疼痛；如果鼻塞严重，则鼻内减充血剂（最多使用 1 周，仅限于成年人）可能有助于减轻症状。口服减充血剂通常与镇痛药联合使用，一般不推荐用于鼻窦炎的治疗。一项随机对照试验表明，对于鼻窦炎的治疗，雾化吸入几乎没有效果，但鼻腔盐水冲洗可减轻症状，患者倾向于进行自我处置，而较少使用非处方药。药剂师可以向患者推荐一个如何使用盐水进行鼻腔冲洗的短视频。多饮水和充足休息通常也会有所帮助。

流感

普通感冒和流感可能需要区分，这可能有助于决定患者是否需要转诊。对于流感"高风险"患者，可以考虑进行抗病毒治疗。出现下列情况时通常考虑是流感：

1

- 体温达到 38℃或更高（老年人体温达到 37.5℃）。
- 至少出现一种呼吸道症状——咳嗽、咽喉疼痛、鼻塞或流涕。
- 至少出现一种并发症状——头痛、全身不适、肌肉疼痛、出汗/寒战或虚脱。

　　流感病毒感染通常突然起病，伴出汗和寒战、肌肉疼痛和四肢骨骼疼痛、咽干咽痛以及咳嗽和高热。有些流感患者可能会卧床不起，无法从事日常活动，这使流感与感冒可以区分开来。流感在症状最严重期之后常常有一段全身乏力和身体不适期，后者可持续 1 周或更久。干咳可能也会持续一段时间。

　　与大量流感类似感染相比，真正的流感相对少见，但当它一旦发生，它可以在整个社区迅速传播（这时称为"流感流行"）。流感一般比感冒更容易引起患者不适，虽然两者通常不需要转诊治疗。

　　由于流感病毒可造成气道损害，流感可导致继发性肺部感染（肺炎或局限性肺炎）。这种并发症特别容易发生在尚未形成抵抗力的婴幼儿、免疫系统受损的老年人和体弱者以及已患有心脏病或呼吸系统疾病［哮喘或慢性阻塞性肺疾病（chronic obstructive pulmonary disease，COPD）］的患者，并且这些患者受到的进一步损害更为严重。有肾脏疾病、免疫系统功能低下或糖尿病的患者也有更高的罹患肺炎的风险。特别要注意的是，剧烈咳嗽或排痰性咳嗽、持续高热、胸膜炎性胸痛（参见"需要直接转诊的呼吸系统症状"章节中相关内容，本章末尾部分）或谵妄可能也是肺炎这种并发症发生的症状。如果怀疑患者是这种情况，需要将患者紧急转诊以进行进一步评估。

哮喘

　　哮喘发作可以由呼吸道病毒感染引发。大多数哮喘患者知道开始使用或增加自己平时使用的药物来预防这种情况的发生。但是，如果这些措施失败，建议转诊。

既往史

　　有 COPD（有时也称为慢性支气管炎或肺气肿）病史的患者可能

需要转诊。在吸烟或曾长期吸烟的、年龄＞35 岁的患者，如果其有活动时呼吸急促、持续咳嗽、经常咳痰以及频繁有冬季"气管炎"或喘鸣，需要考虑 COPD。理想情况下，所有 COPD 患者每年都应接种流感疫苗，尽管这并不能预防感冒或所有流感病毒株。这类患者如果得了重感冒或流感样感染，也应建议他们去看医生，因为重感冒或流感样感染常常会导致他们的 COPD 症状加重。需要留意的主要症状有咳嗽加剧、脓痰和呼吸急促。患者出现这些症状时，医生可能会增加其吸入性抗胆碱能类药物和 β₂ 受体激动剂的剂量，并给予口服类固醇治疗和一个疗程的抗生素。在有心脏病、高血压和糖尿病的患者，有些药物最好避免（参见本章节"治疗"项下减充血剂相关内容）。

目前用药情况

药剂师必须询问患者目前所使用的所有药物。记住一些常用的非处方药的成分之间可能会发生药物相互作用非常重要。

如果患者已尝试服用减轻感冒症状的药物，并且选择的药物是恰当的且服用时间是足够的，而病情没有得到缓解，有时可能需要转诊。然而，在大多数情况下，对感冒和流感使用非处方药进行治疗是有效的。

何时转诊

有镇痛药不能缓解的耳部疼痛（见上文）
患者是婴幼儿
患者是年老体弱的人
患者有心脏或肺部疾病，例如，COPD，肾病，糖尿病，免疫系统受损
有持续发热和排痰性咳嗽
有谵妄
有胸膜炎性胸痛
有哮喘

1

感冒和流感：卫生防护建议

当患者来到药店咨询感冒或流感症状时，药剂师也有责任就如何预防感染传播提出建议。虽然不能完全预防感冒病毒的传播，但良好的卫生习惯也可能有助于防止病毒传播，包括当出现感冒症状或与有症状的患者接触时勤用肥皂和温水洗手，避免共用毛巾；对儿童而言，应尽量避免与感染患儿分享玩具。

治疗时间表

药剂师选择进行治疗时，如果患者的呼吸道感染症状没有减轻，或者患者的症状早期明显恶化，应建议患者按治疗时间表的建议去看他们的护士或医生（见框 1.1）。如果患者无法自行判断，他们可以首先咨询药剂师；有时患者所需要的只是进一步的安慰。

治疗

在感冒和流感的治疗中使用非处方药是非常普遍的，这些药品在传媒中有大量的广告宣传。毫无疑问，适当的对症治疗可以使患者感觉更轻松；安慰剂效应在其中也起着重要作用。用于治疗感冒的一些药物，特别是老药，目前并没有证据显示其是否有效。

药剂师的作用是根据患者的症状和现有的证据来选择适当的药物，并且要考虑患者的偏好。在治疗感冒的药物中，复方药比比皆是，而患者不应被过度治疗。以下有关药物的讨论是基于药物中的各种成分；药剂师要根据患者的病情决定是否需要两种或更多种药物成分的组合。

在英国，2009 年，英国人类药物委员会（the Commission on Human Medicines, CHM）制定了一个有关 12 岁以下儿童安全使用止咳药和感冒药的建议。其结果是，英国药品和保健品监督管理局（the Medicines and Healthcare products and Regulatory Agency, MHRA）建议以下非处方止咳药和感冒药不应再对 6 岁以下患儿出售。

- 止咳药：右美沙芬和福尔可定
- 祛痰药：愈创甘油醚和吐根
- 鼻减充血剂：麻黄碱、羟甲唑啉、去氧肾上腺素、伪麻黄碱和赛洛唑啉
- 抗组胺药：溴苯那敏、氯苯那敏、苯海拉明、多西拉敏、异丙嗪和曲普利啶

年龄在 6 ~ 12 岁之间的患儿仍然可以使用这些药物，但不能超过 5 天。MHRA 给出的理由是，对于年龄大于 6 岁的患儿：

> 这些药物成分带来的风险是降低的，因为这些患儿发生咳嗽和感冒的发生率较低，他们不常需要服用这些药物；而且随着年龄的增长和体重的增加，他们对这些药物的耐受增高，并且他们可以说出这些药物是否有效。

单纯的止咳药（例如含有甘油、蜂蜜或柠檬的药物）在患儿中的使用是得到了许可的。另外，对 1 岁以上的患儿也可以给予蜂蜜和柠檬热饮。

注意，含阿司匹林的药物对所有 16 岁以下的患者都是禁用的，包括口服水杨酸凝胶。

减充血剂

拟交感神经药

拟交感神经药（例如伪麻黄碱）可有效地减轻鼻塞症状。鼻减充血剂是通过使鼻黏膜扩张的血管收缩来减轻鼻塞症状。使用鼻减充血剂后，鼻黏膜的有效收缩可使黏液排出而使呼吸的空气流动状况改善，从而使鼻塞的感觉得到缓解。这些药物可以口服也可以局部应用，可选用片剂和糖浆，也可选用鼻喷雾剂和滴鼻剂。

如果推荐使用鼻喷雾剂/滴鼻剂，药剂师应告知患者它们的使用时间不要超过 7 天。使用局部用药物可以出现反弹性鼻塞（药物性鼻炎），但使用口服拟交感神经药不会发生这种反弹。含有羟甲唑啉或赛洛唑啉的局部减充血剂的疗效持续时间（长达 6 小时）比一些含有

1

诸如麻黄碱的其他制剂更长。药剂师应向患者说明有关滴鼻剂和鼻喷雾剂的正确使用方法。MHRA 建议，这些减充血剂可用于 6~12 岁的患儿，但不应用于 6 岁以下的患儿。

在鼻喷雾剂中，包含赛洛唑啉和异丙托溴铵的局部用药品可用于减轻与普通感冒相关的鼻塞和鼻溢（流鼻涕）症状，18 岁及以上的成年患者可以通过药店购买。它们的使用时间不应超过 7 天。异丙托溴铵是一种有助于减少黏液分泌的抗胆碱能类药物。

问题

麻黄碱和伪麻黄碱当口服时理论上对中枢神经系统有刺激作用，可能会使患者难以入眠。在一般情况下，麻黄碱比伪麻黄碱可能更会产生这种作用。一篇系统性综述显示，与安慰剂相比，伪麻黄碱导致失眠的风险很低。

拟交感神经药对心脏也有刺激作用，可使血压升高，并且有可能使血糖水平上升而影响糖尿病的控制。这类药物在有糖尿病、心脏病或高血压和甲状腺功能亢进症的患者使用时应警惕 [如《英国国家处方集》(British National Formulary, BNF) 最新版本中的警告]。甲状腺功能亢进症患者的心脏更容易受到影响而出现心律失常，因此，这些药物对这类患者的心脏刺激是特别不希望的。

这些拟交感神经药口服时最有可能导致上述有害作用，而它们局部应用时不太可能导致这些有害作用。因此，可以给那些不适合口服这类药物的患者推荐含有拟交感神经药的滴鼻剂和鼻喷雾剂。盐水滴鼻剂、类似薄荷醇吸入剂等或坐在蒸汽房里（例如，坐在有淋浴的浴室）可能是此类患者的其他可行的选择。

拟交感神经药和单胺氧化酶抑制剂（ monoamine oxidase inhibitor, MAOI ）之间的相互作用可能是极其严重的（尽管最近很少使用 MAOI ），可诱发高血压危象，已发生过几例死亡病例。这种药物相互作用即使在患者已停止服用 MAOI 长达 2 周时也可发生；因此，药剂师还必须询问患者最近停用的所有药物。在服用 MAOI 的患者，局部应用拟交感神经药也存在诱发这类反应的可能性。因此，对于服用 MAOI 的患者，都要建议其避免使用拟交感神经药，无论是口服的还是局部应用的。

注意事项 / 警告
糖尿病
心脏病
高血压
甲状腺功能亢进症

药物相互作用：避免同时使用下列药物
MAOI（例如苯乙肼）
可逆性单胺氧化酶 A 抑制剂（例如吗氯贝胺）
β 受体阻断剂
三环类抗抑郁药（例如阿米替林）——理论上会发生药物相互作用，
　　在实践中似乎不是一个问题

麻黄碱和伪麻黄碱的销售限制
　　为防止从属于非处方药的伪麻黄碱和麻黄碱中提取甲基苯丙胺
（冰毒）的可能，2007 年起英国开始实施这类药品购药限制。现在，
患者在药店只能买到小包装规格的这类药品，每位患者限购一包，并
且这类药品的购买必须是在药剂师监督下经由药剂师或经过适当培训
的药店工作人员购买。2015 年，MHRA 对这一做法进行了回顾性评
价，他们得出的结论是，这些措施对于控制英国的伪麻黄碱和麻黄碱
滥用风险做出了重要贡献。

抗组胺药［也见"过敏性鼻炎（花粉症）"章节中"治疗"项下相关内容］

　　抗组胺药理论上可以减轻一些感冒症状：流鼻涕（鼻溢）和打喷
嚏。抗组胺药的这些效果是通过抗胆碱能作用实现的。与非镇静性抗
组胺药（例如氯雷他定、西替利嗪和阿伐斯汀）相比，以前上市的前
几代抗组胺药（例如氯苯那敏和异丙嗪）具有更显著的抗胆碱能作用。
因此，在缓解感冒症状方面，非镇静性抗组胺药的效果较差。抗组胺
药在缓解鼻塞方面不是很有效。有些药物（例如苯海拉明）也被包含
在感冒药物中（参见"咳嗽"章节中"治疗"项下的"治疗咳嗽的药物：
其他成分"，本章稍后部分），因为它们可能具有止咳作用或助眠作用

（在夜间与其他药物搭配使用）。有证据表明，在治疗普通感冒方面，单独服用抗组胺药没有效果，但如果将它们与减充血剂、镇痛药和止咳药联合用于成年人感冒的治疗则可能会有一定的益处。

药物相互作用：使用抗组胺药的问题是它们可以引起嗜睡，特别是使用前几代抗组胺药（例如氯苯那敏）时。饮酒会加重这种作用，就像苯二氮䓬类或吩噻嗪类药物具有导致嗜睡或中枢神经系统抑制的作用一样。抗组胺药具有明显的镇静作用，因此，不应将此类药物推荐给任何需要驾车或意识状态欠佳即可能发生危险的人（例如工作中的机器操作员）。

由于具有抗胆碱能活性，前几代抗组胺药可能会发生与抗胆碱能类药物相同的不良反应（即口干、视物模糊、便秘和尿潴留）。如果抗组胺药与诸如东莨菪碱的抗胆碱能类药物或与具有抗胆碱能作用的诸如三环类抗抑郁药或膀胱解痉药（例如奥昔布宁）同时使用，则这些不良反应更容易出现。如果抗组胺药被因治疗 COPD 而使用含有抗胆碱能类药物的一些吸入剂的患者使用，诸如异丙托溴铵或噻托溴铵，则抗胆碱能的不良反应也更容易发生。对于年老体弱的人来说，联合应用几种具有抗胆碱能特性的药物出现复合效应（常常被称为"抗胆碱能负载"）时可能会特别麻烦，而且还会加重意识不清或记忆问题。

有闭角型青光眼（通常为急性表现）病史和前列腺症状的患者应避免服用抗组胺药，因为有可能出现抗胆碱能不良反应。闭角型青光眼患者使用抗组胺药可能会导致眼内压增高。有时易感患者使用抗胆碱能类药物可能会突然发生急性尿潴留，例如，在有前列腺问题［下尿路症状（lower urinary tract symptom, LUTS）］的男性，会因其膀胱出口梗阻而导致尿量减少。

尽管发生这些严重不良反应的可能性很低，药剂师仍应意识到非处方药有发生不良反应的可能性。

高剂量使用抗组胺药对中枢神经系统可能产生刺激作用而不是抑制作用。偶尔还有使用极高剂量抗组胺药诱发了癫痫发作的报道，正是由于这个原因，癫痫患者应避免使用抗组胺药。然而，这似乎只是理论上的问题而不是一个实际问题。

药物相互作用
- 饮酒
- 催眠药
- 镇静剂
- 倍他司汀
- 抗胆碱能类药物

不良反应
- 嗜睡（驾驶，职业危害）
- 便秘
- 视物模糊
- 泌尿系统症状
- 意识不清

注意事项 / 警告
- 闭角型青光眼
- 男性 LUTS
- 癫痫
- 肝病

锌

　　两篇系统性综述发现，有限的证据显示，与安慰剂相比，使用葡萄糖酸锌或醋酸锌含片 7 天时可能可以减轻感冒持续症状。因此，一般并不建议人们通过补锌来治疗感冒。

紫锥菊

　　有关试验研究的一篇系统性综述显示，对于感冒，与安慰剂或未用药进行预防和治疗相比，一些紫锥菊制剂的效果可能更好。然而，由于紫锥菊制剂的多样性，没有足够的证据来推荐某种特定的药品。已有紫锥菊引起患者出现过敏反应和皮疹的报道。

维生素 C

一篇系统性综述发现，预防性服用高剂量的维生素 C（>1 g/d）可能会减少感冒的持续时间（约 8%）。虽然维生素 C 是相对便宜和安全的，但一般认为，对于感冒，服用额外的维生素 C 并无益处。

治疗咳嗽的药物

有关治疗咳嗽的药物的讨论参见本章稍后"咳嗽"章节的相关内容。

镇痛药

有关镇痛药的使用和不良反应的详细信息参见第 4 章"疼痛性疾病"中"治疗"项下相关内容。

治疗咽喉疼痛的药物

有关治疗咽喉疼痛的药物的讨论参见本章稍后部分"咽喉疼痛"章节的相关内容。

临床实用要点

吸入剂

传统上，吸入由蒸汽产生的温暖而潮湿的空气（添加或不添加芳香油）一直被用来减轻鼻塞和舒缓气道。*BNF* 中有不要使用沸水的警告，因为这样有烫伤的风险。可将吸入剂置于手帕、床上用品和枕套上使用。吸入剂通常含有诸如桉属植物或薄荷醇之类的芳香成分。由于有烫伤的风险，不建议儿童使用吸入剂蒸汽，而 3 个月或更小的婴儿不应使用芳香类吸入剂。

鼻喷雾剂或滴鼻剂

成年人和超过 6 岁的儿童首选鼻喷雾剂，因为其喷雾中的小液滴覆盖的表面积可以很大。滴鼻剂更容易吞咽，会增加其全身反应的可能性。

6 岁以下儿童首选滴鼻剂，因为幼儿的鼻黏膜表面积不够大，不足以使鼻喷雾剂发挥最大效用。在适当的时候应使用儿科用滴鼻剂。盐水滴鼻剂或鼻喷雾剂可能有助于减轻婴幼儿患者的鼻塞症状。

普通感冒和流感的预防

药剂师应鼓励高危人群每年接种流感疫苗。在英国，当前的接种策略是为所有年龄>65岁的人和那些年龄<65岁而患有慢性呼吸系统疾病（包括哮喘）、慢性心脏病、慢性肾衰竭、慢性神经系统疾病和糖尿病或因疾病或治疗导致免疫抑制的患者接种流感疫苗。当前的接种策略也建议孕妇和在养老机构居住的人群接种流感疫苗。这些接种策略每年都在更新，因此，有意识地了解这些"行动策略"的变化很重要。对于接种流感疫苗，社区药剂师处于一个有利的地位，他们可以利用药店患者用药记录（the patient medication record, PMR）在每年秋天找到目标患者并提醒他们接种流感疫苗。在英国，超过一半以上的社区药店已获得提供流感疫苗接种服务的卫生服务机构的授权。

现在，英国国民健康保险体系（the National Health Service, NHS）每年也会定期给2~4岁的儿童以及1~3年级的学龄儿童提供流感疫苗鼻喷雾剂，了解这个策略是十分有用的。2~17岁处于特殊流感风险（例如患有糖尿病）中的儿童也有资格接种这种疫苗。

目前，降低流感传播的方法越来越受到重视，这也适用于感冒。常规用肥皂和水洗手至少20秒可以降低感冒和流感病毒的传播。免洗洗手液已得到广泛使用，因为在许多日常场合使用肥皂和水洗手可能很不方便。感冒或流感病毒的传播通常是人和人之间的直接传播，即经由一个感染者咳嗽或打喷嚏传播给另一个人。呼吸道分泌物液滴可以通过人的口腔和鼻黏膜传播到另一个人。因此，当自己咳嗽或打喷嚏时，应使用纸巾捂住口鼻，并应尽快将用过的纸巾投入垃圾桶。

为降低感冒和流感的传播，含乙醇的免洗洗手液在卫生保健机构已广泛使用。流感病毒对60%~95%的乙醇制剂敏感。其原理是：液滴中的病毒在硬的、无孔材质表面可以存活24~48小时，在布、纸和薄纸上可以存活8~12小时，在手上可以存活5分钟。因此，接触病毒污染的手以及材质和物体表面可以传播病毒。

建议避免共用毛巾。对于儿童来说，不建议与感染病毒的孩子玩同一个玩具。

含有黏性凝胶的鼻喷雾剂是作为一种医疗用品营销的，其被宣称能够防止感冒的最初症状发展为全面感染。其使用是从症状出现开始，每日4次。其作用的理论依据是：这种黏性凝胶呈微酸性（病毒喜欢碱性环境），并且其黏性可捕获感冒或流感病毒。目前还没有证明其有效性的试验研究报道。

流感大流行

流感大流行是一种流感病毒的大传播，可以在全球范围内流行并感染全球很大一部分人口。20世纪，全球暴发了三次流感大流行，分别在1918年、1957年和1968年。2009年，全球也暴发了一次流感大流行，英国也出现了大量病例。人们现在又在担心要暴发新的流感大流行，因为从动物或禽类（人畜共患病）中分离出了新型流感病毒株。1997年，出现了H5N1型禽流感病毒，人感染这种病毒后具有较高的死亡率。虽然这种病毒毒力很高，但它不易在人与人之间传播；虽然不是全部，但几乎所有病例都是通过与受感染的鸟类接触而感染的。令人担忧的是，这种病毒可能会发生变异而使人与人之间的传播更容易。由于人体对H5N1型禽流感病毒没有天然免疫力，这种病毒传播的流感大流行有可能发生，并且如果这种病毒的毒力保持不变，则这种流感可能是非常致命的。我们现在还无法预测这种可能性有多大。

英国卫生部已出版了各种出版物，详细描述了有关证据，以便英国作为一个整体应对流感大流行，特别是做出了有关疫苗接种、抗病毒药和抗生素的使用以及口罩的使用的建议，参见 https://www.gov.uk/guidance/pandemic-flu。

抗病毒药和季节性流感

英国已有三种抗病毒药已获准用于季节性流感，即奥司他韦、扎那米韦和金刚烷胺。对于季节性流感暴发高危人群，英国国家卫生与临床优化研究所（the National Institute for Health and Care Excellence, NICE）支持使用神经氨酸酶抑制剂，如果治疗在36小时内（扎那米韦）或48小时内（奥司他韦）开始。在某些情况下，神经氨酸酶抑制剂也可用于预防流感的传播（预防性治疗）。如果流感的发病率达到了一个特定的阈值，就建议使用这些药物。流感的发病率是由一个国家监测计划（a national surveillance scheme）进行监控的。金刚烷胺由于其疗效低、不良反应多和使用后很快产生耐药性，一般已不再推荐使用了。

抗病毒药在流感大流行期间使用的有效性还不得而知，因为这类药物还没有在这种情况下使用的经验，因此，它们的有效性只能基于它们在季节性流感患者中和在禽流感患者中使用的经验进行推测。据信，这类药物的使用可以降低并发症的发生，因而可以降低死亡率和缩短患者从感染中恢复的时间。当家庭成员中有人感染了流感病毒时，非感染成员使用抗病毒药可能可以减少流感病毒的传播。目前还不确定流感大流行时流感病毒对抗病毒药的耐药性有多强。

医用外科口罩

有些人可能希望能在药店买到医用外科口罩。英国卫生部和世界卫生组织已就有关流感大流行时使用医用外科口罩的问题进行过研讨。他们的建议是，普通人群可以佩戴医用外科口罩，但不鼓励他们这样做。目前尚无足够的证据支持他们这样做。然而，英国卫生部和世界卫生组织均认为以下情况下佩戴医用外科口罩具有重要价值：普通人去卫生保健机构时；家庭中有感染者时，无论是有症状的感染者还是无感染的成员和照顾者，以及有症状的患者外出时。还有一种担心，即担心使用者没有安全使用口罩（即一个口罩使用时间过长，因打湿而已失效），担心有的使用者会将口罩围在颈部，或将口罩随意丢弃，以及戴口罩后不洗手。还有一种担心是，有症状的患者戴着口罩继续外出与外人接触，而他们应该是在家中进行隔离的。

抗生素

流感的一个严重并发症是发展为肺炎，可能是由流感病毒直接导致，也有可能是由继发性细菌性感染导致。对于病毒性肺炎或"局限性肺炎"，抗生素治疗无效；然而，病毒性肺炎和继发性细菌性肺炎临床上很难区分；因此，抗生素治疗通常是在医院对严重肺炎患者进行。禽流感的并发症主要是病毒性肺炎。

对于大多数社区中没有并发症的流感病毒感染者，通常不需要进行抗生素治疗。对于高风险患者，诸如已有 COPD、免疫功能受损、糖尿病或心脏病或肺部疾病的患者，可能会进行抗生素治疗。在这些情况下，如果患者的病情在使用抗生素治疗 48 小时内没有改善，应将患者转诊至全科医生诊所［或非工作时间医疗（OOH）中心，例如在周末］。

典型的流感的胸部症状包括：咳嗽、胸骨后不适、喘鸣和痰多（急性支气管炎的症状）；如果患者不是高危患者，则并不需要进行抗生素治疗。然而，如果这些症状加重并伴有持续性或复发性（反复）发热、胸膜炎性胸部疼痛或呼吸困难，则患者可能是发展成了肺炎。在这种情况下，必须将患者转诊给医生或护士，可以在社区或医院对患者进行抗生素治疗。

感冒和流感病例

病例 1

艾伦夫人将近 70 岁，经常来药店买药，这次她来药店是为她丈夫买药的。她丈夫得了重感冒，他最主要的症状是鼻塞和咽喉疼痛。虽然他感觉自己咽喉疼痛，但艾伦夫人告诉你她丈夫的咽喉只是轻微发红（她今天早上看过了）。他的症状是从昨晚开始出现的，无发热。他有头痛，但无耳部疼痛。当你问艾伦夫人她丈夫是否正在服用某些药物时，她告诉你是的，他在服用很多治疗心脏病的药物。她不记得这些药物的名称。你查看了 PMR，发现她丈夫正在服用阿司匹林，每日 75 mg；雷米普利，每日 5 mg；比索洛尔，每日 10 mg，以及阿托伐他汀，每日 20 mg。艾伦夫人问你她丈夫是否应该服用一些维生素 C，因为她听说维生素 C 对感冒有好处。艾伦夫人想知道服用维生素 C 是否比服用其他药物更好。

药剂师的观点

患者的症状表明患者是感冒而不是流感。患者的主诉是鼻塞和咽喉疼痛。患者正在服用一系列药物，这表明他最好避免使用口服拟交感神经药。药剂师可以建议他按时服用简单的镇痛药治疗他的咽喉疼痛，以及使用局部减充血剂或吸入剂治疗他的鼻塞。患者的这些症状可能需要 1 周左右才会减轻。药剂师应给艾伦夫人讲解一下这些治疗方法，看看她认为她丈夫会选择其中哪个。药剂师应向艾伦夫人解释，服用维生素 C 也许能稍微缩短感冒时间并减轻其严重程度，虽然作用不大，但也没有多大害处。药剂师可以给艾伦夫人看一些维生素 C 药品并告诉她它们的价格。药剂师还应该问问艾伦夫人，艾伦先生是否接种了流感疫苗，因为他是"高风险"患者。

医生的观点

药剂师给出的建议是合理的。简单的镇痛药可能有助于缓解患者的头痛和咽喉疼痛，例如对乙酰氨基酚。在这种感染早期阶段患者不太可能发展成鼻窦炎，但询问一下患者感冒时是否常发生并发症以及确定一下他头痛的部位是明智的。虽然很多人认为服用维生素 C 有好处，但其实并没有什么作用。

患者的观点

我到药剂师这里来是因为我不想打扰医生。药剂师问了我皮特（我的丈夫）的主要症状并让我在几种治疗药物中进行选择。我想要知道的是服用维生素 C 是否有效，药剂师告诉我服用维生素 C 可能会使感冒时间稍微缩短。最后我决定不再纠结是否要服用维生素 C，因为维生素 C 和其他药物一样都很贵，特别是服用维生素 C 没什么作用。我想我还是让皮特多喝一些新鲜的橙汁作为替代吧。我决定让他按时服用对乙酰氨基酚，即选择让他在服用小剂量阿司匹林的同时服用对乙酰氨基酚。

病例 2

圣诞节刚过，一位男士就来到药店为他的妻子购买治疗咳嗽的药物。他说药物必须是无糖的，因为他妻子患有糖尿病。再听他讲下去，他说他妻子的咳嗽非常严重，使她彻夜难眠。她的症状 5 天前就出现了，那天早晨她醒来的时候说自己全身非常疼痛，然后她开始打寒战，到了晚上就发展成高热和咳嗽。从那时起，他妻子的体温有起有落，身体一直不舒服，不能下床。他妻子一直在服用治疗糖尿病药物格列吡嗪和二甲双胍，并且一直都在用血糖仪监测血糖，这期间她的

1

血糖值为 8 ~ 11 mmol/L，比平时略高。她目前正在使用的药物还有阿托伐他汀；她没有服用任何抗高血压的药物。这位男士告诉你他妻子明年就 70 岁了。

药剂师的观点

患者的病史表明她患了流感。患者最好交由全科医生治疗。患者已经生病 5 天且这段时间大都卧床不起。她有几个特征表明她发生流感并发症的风险较高。我会建议她丈夫打电话请诊所医生去他们家里出诊，因为患者的身体状况不太适合她自己去诊所。有时候，人们不太愿意打电话请医生出诊，因为他们可能觉得没必要"打扰"医生。药剂师对此予以支持常常很有帮助。

医生的观点

患者很可能是流感。患者是发生流感并发症的高危者（年龄和糖尿病），所以药剂师建议患者转诊是合理的。大多数流感病例一般 7 天都能痊愈。流感并发症包括急性中耳炎（AOM）、细菌性鼻窦炎、细菌性肺炎以及不太常见的病毒性肺炎和呼吸衰竭。

对于患者的这种情况，医生或护士一般都会检查她的胸部是否有继发性感染的征象。患者有持续发热或发热加重都指向其已发生并发症。再给患者开诸如扎那米韦这类抗病毒药已没有什么意义，因为这类抗病毒药只有在出现症状的 2 ~ 3 天内服用才有效。有一篇综述认为，如果服用这类抗病毒药的时间足够早则是有效的，大约可以减少 1 天的流感症状持续时间。询问患者的丈夫是否接种过流感疫苗也是明智的。流感的潜伏期是 1 ~ 4 天，从患者症状出现的前 1 天至症状出现后的第 5 天，家庭成员都可能被感染；如果患者的丈夫还没有接种过流感疫苗，则几乎可以肯定他现在已经感染流感病毒了。

咳嗽

咳嗽是一种保护性反射动作，当呼吸道受到刺激或阻塞时就会咳嗽。咳嗽的目的是清除呼吸道异物，以便能正常呼吸。在药店遇到的大多数患者的咳嗽是由上呼吸道病毒性感染导致的，他们常常同时伴有其他感冒症状。虽然支持止咳药和祛痰药可缓解症状的证据不是很强，但一些患者报告服用这些药物是有效的。

你需要知悉的内容

年龄（大概年龄）
　　婴儿，儿童，成年人
持续时间
咳嗽的性质
　　无痰性或有痰性咳嗽
相关的症状
　　感冒、咽喉疼痛和发热
　　咳痰
　　胸痛
　　呼吸急促
　　喘鸣
既往史
　　COPD（慢性支气管炎、肺气肿和慢性阻塞性气道疾病）
　　哮喘
　　糖尿病
　　心脏病
　　胃食管反流（消化不良）
　　吸烟习惯
目前用药情况

问诊的重要性

年龄
　　患者的年龄（是儿童还是成年人）会影响药剂师对治疗方法的选择和做出患者是否需要转诊的决定。

1

持续时间

大多数咳嗽具有自限性，无论治疗与否都会好转。重感冒后咳嗽常常会持续 3 周或更长时间，但通常会随着时间延续而慢慢好转（参见"感冒和流感"章节中"问诊的重要性"项下的框 1.1，本章稍前部分）。向人们解释这一点是有用的，因为咳嗽的持续时间可能较长这点往往没有被意识到。急性支气管炎常常是用于描述由病毒性感染引起的出现咳嗽和排痰的更严重的疾病的一个术语。对于身体较好的人来说，即使是急性支气管炎，也不需要使用抗生素。一般情况下，如果咳嗽持续时间超过 2～3 周且未见好转或加重了，则应将患者转诊至全科医生诊所进行进一步的检查，尤其是当患者伴有疲劳感、乏力或发热时。

患者的咳嗽往往在持续一段时间时才会引起注意。患者可能会担心，他们的咳嗽为什么还不缓解，是否是由其他严重疾病导致的。

咳嗽的性质

无痰性咳嗽（干咳、刺激性咳嗽或出现咽部紧缩感）

无痰性咳嗽不产生痰液。这类咳嗽通常由病毒性感染引起，会暂时损害和刺激气道，具有自限性。

有痰性咳嗽（痰多或湿咳）

有痰性咳嗽会产生痰液，且这种咳嗽是由痰液的过度产生导致的。痰液的过度产生可能是由呼吸道感染、过敏反应等或纤毛不能正常工作（例如在吸烟者）时气道受到刺激引起。痰液无色（透明或白色）表明患者尚未受到感染，此类痰液称为黏液。哮喘患者出现绿痰并不少见，这被认为是由嗜酸性粒细胞引起的。

痰有颜色很常见，在大多数情况下并不需要进行抗生素治疗。在患有急性支气管炎的相对健康的患者中进行的临床试验显示，抗生素治疗总体上并没有帮助，而且痰的颜色也不能被用来预测患者对抗生素治疗的反应。抗生素治疗对于患有其他肺部并发症的患者来说可能更有效。对于 COPD 患者来说，脓性痰液的增多（例如颜色变为绿色或黄色）提示病情加重，可能是使用抗生素的指征。有时患者的痰中

1

可能带血（也称为咯血），痰的颜色可为粉红色至深红色。痰中带血既可以是一种相对轻微疾病的体征——诸如患者在急性感染期间暴发的剧烈咳嗽导致的毛细血管破裂出血，也可以是一种较为严重疾病的体征。咯血是需要转诊的指征。

如前所述，对于患有急性支气管炎的相对健康患者，即使他们的痰液是有颜色的，通常也不是使用抗菌药/抗生素的指征。大多数急性支气管炎是由病毒性感染引起的，抗菌药治疗是无效的。一篇循证医学系统性综述显示，对于治疗急性支气管炎，抗菌药没有任何益处或只有轻微益处，最多只能缩短大约半天的疾病持续时间。一些有哮喘倾向的患者在呼吸道病毒感染后可发展成喘鸣性支气管炎。这类患者也许可以从治疗哮喘的吸入治疗或短期口服皮质类固醇治疗中受益。喘鸣作为一种症状通常需要转诊；然而，有哮喘的感冒患者通常知道如何通过增加吸入治疗和使用"抢救疗法"来进行自我治疗。

如果患者有反复发作多年的支气管炎，那么其可能已经发展为 COPD（患者有慢性咳嗽、咳痰、劳累性气短、喘鸣，且当排除了其他慢性咳嗽的原因时患者通常有长期吸烟史）。因此，仔细询问病史对诊断非常重要。

对于这类患者，要意识到，他们应使用抗生素并予以转诊。应建议这类患者进行进一步的检查而不是只建议他们使用抗生素，否则可能导致他们有不适当的预期。NICE 指南建议，对于有以下情况的患者应考虑使用抗生素：

- 全身状况不佳
- 存在一种既有合并症，诸如心脏、肺、肾、肝和神经肌肉疾病或免疫抑制，发生严重并发症的风险较高
- 年龄>65 岁，伴有以下两项或两项以上；或者年龄>80 岁，伴有以下一项或多项：
  ○ 上一年住过医院
  ○ 有 1 型或 2 型糖尿病
  ○ 已知有充血性心力衰竭
  ○ 使用口服皮质类固醇药物

同哮喘一样，一些接受过"抢救疗法"的 COPD 患者的病情经常加重。

在有心力衰竭和二尖瓣狭窄的患者，其痰液有可能是粉红色泡沫状的，但也有可能是鲜红色的。确诊症状包括呼吸困难（尤其是夜间卧床休息时）和脚踝肿胀。

结核

就在不久之前，很多人还曾认为结核（tuberculosis, TB）是一种过去的疾病；在英国，TB 病例数一直在上升，耐药菌株也越来越引起了人们的关注。慢性咳嗽、咯血、慢性发热和夜间盗汗是 TB 的典型症状。TB 在很大程度上是一种贫困导致的疾病，常见于不发达社区和营养不良人群。在英国，大多数肺 TB 病例见于少数民族人群，尤其是印度裔、非洲裔和来自 TB 高发地区的移民人群。人类免疫缺陷病毒（human immunodeficiency virus, HIV）感染是肺 TB 的一个显著危险因素。

长期咳嗽和肺癌

如果患者咳嗽持续时间超过 3 周，目前的建议是，患者应由医生进行评估，可能考虑是其他肺部疾病，尤其是癌症。这对有吸烟史的患者来说尤其如此。

哮吼（急性喉气管炎）

哮吼通常发生在婴儿，其咳嗽具有刺耳的犬吠特性，在感冒样症状出现 1 天后发作。哮吼常伴有呼吸困难和吸气性喘鸣（吸气时出现喉间痰鸣音）。哮吼患者需要转诊，尤其是患儿出现呼吸问题或感到痛苦以至影响饮水和进食或玩耍时。

百日咳

虽然已有免疫接种计划，百日咳患者在英国仍然可见。百日咳以卡他症状起病。百日咳的特征性吸气吼声是阵咳终末时深长的鸡啼样吸气声，在感染早期并不出现。由于一阵阵的咳嗽会阻止正常呼吸，患者在咳嗽间歇会努力尝试呼吸，因此，患者会有吸气吼声表现。如果怀疑患者是百日咳，则需要转诊。

相关的症状

感冒症状、咽喉疼痛和黏膜炎可能都与咳嗽有关，咳嗽还经常伴有体温升高和全身肌肉疼痛。这些症状提示是病毒性感染，具有自限性。胸痛、呼吸急促或喘鸣都是转诊的指征（参见"需要直接转诊的呼吸系统症状"章节的相关内容，本章末尾部分）。

后鼻滴涕

后鼻滴涕是引起咳嗽的常见原因，可能是由鼻窦炎引起的（参见"感冒和流感"章节中"症状"标题下"面部疼痛/前额疼痛"标题下内容，本章稍前部分）。

既往史

对于有糖尿病和心脏病或高血压的患者，一些咳嗽治疗药物最好避免使用（参见"咳嗽"章节中"治疗"项下"治疗咳嗽的药物：其他成分"，本章稍后部分）。

慢性阻塞性肺疾病（COPD）（慢性支气管炎或肺气肿）

问诊有利于了解患者是否有 COPD 病史和是否正在进行抗生素治疗。对于这种患者，使用适当的咳嗽治疗药物有利于进一步缓解症状。

哮喘

反复出现夜间咳嗽可能是哮喘，尤其是在儿童，应进行转诊治疗。哮喘有时可能表现为没有喘鸣的慢性咳嗽，通常早晨更为严重。应询问患者是否有湿疹、花粉症和哮喘家族史。有以上过敏性疾病家族史的患者在上呼吸道感染后咳嗽的持续时间可能会较长。

心血管疾病

咳嗽可能是心力衰竭（参见"需要直接转诊的呼吸系统症状"章节中"心脏病病因"标题下内容，本章末尾部分）的一个症状。如果患者有心脏病病史，当患者出现咳嗽时，特别是出现持续性咳嗽时，转诊是明智的选择。

胃食管疾病

胃食管反流可引起咳嗽。有时，这种反流除了咳嗽无其他任何症状。有些胃食管反流患者晚上躺在床上的时候可以意识到胃内容物反流进入喉部。吃饭期间或之后、说话期间和身体弯曲时咳嗽加重也可提示胃食管反流。

吸烟习惯

吸烟会加重咳嗽或诱发咳嗽，因为吸烟会刺激肺。1/3 的长期吸烟者会出现慢性咳嗽。他们的咳嗽通常在清晨更为严重。对于这类吸烟者，药剂师处于为他们提供有关戒烟益处的健康教育的非常有利的地位，适用的情况下可以建议他们采取尼古丁替代疗法（NRT）。值得一提的是，他们咳嗽在戒烟初期可能会更严重，因为戒烟时他们的呼吸道纤毛需要数天时间才能重新获得清除功能。这类吸烟者可能以为自己的咳嗽无关紧要，但药剂师要仔细询问并判断他们的咳嗽的性质是否发生了改变，因为吸烟是 COPD 和肺癌的高危因素（参见第10 章"心脏病的预防"中"吸烟史"和"戒烟对健康的益处"标题下内容），如果他们的咳嗽的性质发生了改变，可能意味着严重的疾病。

目前用药情况

了解患者目前正在使用的药物非常重要，包括：医生开的处方药，自行购买的非处方药，从朋友或邻居那里借来的药，以及从家庭医药箱中翻出来的药。应牢记，这些药物与治疗咳嗽的药物之间可能会发生相互作用。一些草药可能也有这种问题。

还要了解患者已经使用过哪些治疗咳嗽的药物。药剂师可能会发现患者已服用了某种不适当的药物，例如，患者是排痰性咳嗽却服用了止咳药。如果患者已经服用过一种或一种以上合理的药物且服用了适当长的一段时间而仍不见效，则建议患者转诊是明智的。

血管紧张素转换酶抑制剂

服用血管紧张素转换酶（angiotensin-converting enzyme, ACE）抑

制剂（例如依那普利、卡托普利、赖诺普利和雷米普利）的患者可能会出现慢性咳嗽，特别是女性患者。这种咳嗽既可以在开始治疗的几天内出现，也可以在治疗后的数周甚至数月内出现。这种不良反应的确切发生率尚不得而知，估计 2%～10% 的服用 ACE 抑制剂的患者会出现。ACE 抑制剂是通过调节肺中缓激肽和其他激肽的降解诱发咳嗽的。通常情况下，这种咳嗽是刺激性、非排痰性和阵发性的。所有 ACE 抑制剂均可引起咳嗽，因此，更换不同的 ACE 抑制剂不会缓解咳嗽。患者服用 ACE 抑制剂一段时间后，这种咳嗽可能会缓解，也可能会一直持续；在一些患者中，这种咳嗽持续不断时会使患者非常痛苦，此时可能不得不予以中断 ACE 抑制剂治疗。当怀疑患者的咳嗽是由药物引起时，均应将患者转诊给医生。血管紧张素 II 受体拮抗剂具有与 ACE 抑制剂相似的性质，但不影响缓激肽的降解，因此，如果患者无法耐受咳嗽，则可以考虑使用血管紧张素 II 受体拮抗剂。

何时转诊

咳嗽持续 2～3 周或以上而未缓解
咳嗽伴有明显的发热、乏力或感觉不适
年老体虚者咳嗽，感觉很痛苦
有糖尿病或心脏病等合并症
痰多（COPD 患者有脓痰，呈铁锈色或痰中带血）
胸痛
呼吸急促
喘鸣
百日咳或哮吼
经常性夜间咳嗽
疑似药物不良反应
药物治疗无效

　　经过一系列的问诊，药剂师应该可以做出自己治疗还是转诊的决定。

治疗时间表

　　基于患者的咳嗽持续时间，如果患者采用药剂师推荐的适当治疗方法后 2 ~ 3 周其咳嗽仍未缓解或迅速加重，则患者应及时去看他们的家庭医生。

治疗

　　药剂师很清楚目前市面上销售的治疗咳嗽的非处方药的临床效果存在争议。一篇系统性综述认为，"目前还没有充足的证据支持或反对非处方药在治疗急性咳嗽方面的有效性。"然而，许多来药店的人还是要购买这些药物，因为他们希望这些药物能够缓解他们的症状，并且即使这些治疗咳嗽的非处方药的临床疗效存在争议，它们至少也有安慰剂效应。

　　治疗方法的选择取决于患者的咳嗽类型。止咳药（例如福尔可定）可用于治疗非排痰性咳嗽，而祛痰药（例如愈创甘油醚或愈创木酚甘油醚）可用于治疗排痰性咳嗽。药剂师应检查相关药品是否含有适当的剂量，因为有些药品的规格剂量未达到治疗剂量。普通止咳糖浆这类咳嗽缓和剂可缓解咽喉不适，尤其是在儿童和孕妇患者，因为它们不含有任何活性成分。

　　BNF 给出的指导意见如下所述：

止咳药。在没有其他明确病因（基础疾病）的情况下，止咳药可能是有效的；例如，如果患者因为咳嗽不能入睡，可服用止咳药。止咳药有可能会导致痰液潴留，而痰液潴留对有慢性支气管炎和支气管扩张的患者来说可能是有害的。

咳嗽缓和剂。这类药品含有糖浆或甘油等舒缓物质，一些患者认为这类药品可以缓解刺激性干咳。普通的润喉止咳糖浆具有无害、价格低廉的优势；儿科润喉止咳糖浆对于儿童患者尤其有益。

祛痰药。据称能促进支气管分泌物的排出，但没有任何证据表明哪一种这类药物在排痰方面特别有效。

复方制剂。市面上也有用于治疗咳嗽和感冒的复方药品，但它们不能用于 6 岁以下儿童患者；这类药品使用时要注意剂量，且不要同时使用两种以上的这类药品。

　　将祛痰药（促进咳嗽）和止咳药（抑制咳嗽）放在一起服用是不合理的，因为它们有相反的作用。因此，理论上同时服用含有祛痰药和止咳药成分的药物是不合理的。2009 年，英国 CHM 提出了有关 12 岁以下儿童安全使用治疗咳嗽和感冒的药物的建议（参见"感冒和流感"章节中"治疗"项下相关内容，本章前面部分）。

止咳药

　　试验研究表明，止咳药在缓解症状方面并不比安慰剂更有效。

可待因 / 福尔可定

　　福尔可定与可待因相比具有几个优势：福尔可定引起的不良反应较少（可待因即使按照规定的非处方药剂量服用也可引起便秘，高剂量服用则可引起呼吸抑制），福尔可定不容易被滥用。虽然福尔可定和可待因均可诱发嗜睡，但在实践中这似乎不是一个问题。然而，应该给予适当的警告。众所周知，可待因是一种容易被滥用的药物，因此，许多药剂师不推荐使用可待因。可待因常因会被滥用或可能会被滥用而不被允许出售。英国 MHRA 和 CHM 建议，18 岁以下的患者不能服用含有可待因的止咳药。超过 6 岁的儿童患者可以使用的福尔可定的剂量为 5 mg（5 ml 复方福尔可定糖浆含 5 mg 福尔可定）。成年患者可以使用的福尔可定的最高剂量为每次 15 mg，每日 3～4 次。福尔可定具有较长的半衰期，每日 2 次更合适。

右美沙芬

　　右美沙芬不如福尔可定和可待因有效。它通常不具有镇静作用且引起的不良反应较少。与福尔可定相比，有时也可见到右美沙芬引起嗜睡的报道，但这在临床上似乎不是一个问题。右美沙芬可给予 6 岁及以上的儿童患者。普遍认为右美沙芬滥用的可能性较低，但偶尔也有滥用和大量服用后出现躁狂症状的病例报道。如果患者经常购买右美沙芬，药剂师应意识到这种可能性。

1

缓和药

诸如甘油、柠檬和蜂蜜或普通止咳糖浆之类的制剂很受欢迎且其缓解作用十分明显。因为它们不含有任何活性成分，所以它们对儿童和孕妇患者是安全的；目前推荐对 6 岁以下儿童患者使用。

祛痰药

目前提出的有关祛痰药的作用机制有两种：一种是药物直接刺激支气管分泌黏液，导致痰液液化增加而易于咳出；另一种是药物间接刺激胃肠道，进而对呼吸系统产生作用，导致黏液分泌增加。第一种比第二种有更令人信服的证据。

愈创甘油醚

愈创甘油醚是常见的咳嗽治疗药物。对于成年患者，愈创甘油醚能够起到排痰作用的剂量是 100 ~ 200 mg，因此，为了能够得到理论上的疗效，推荐使用的药品都应含有足够高的剂量。但是，有一些非处方药含有的愈创甘油醚量未达到治疗剂量。在美国，愈创甘油醚是 FDA 唯一批准的祛痰剂。

治疗咳嗽的药物：其他成分

抗组胺药

在非处方药中，抗组胺药包括苯海拉明和异丙嗪。理论上，这些药物具有降低咳嗽频率和使分泌物变干的作用，但在临床上，这些药物也可诱发嗜睡这种副作用。抗组胺药和祛痰药搭配使用是不合理的，最好避免。抗组胺药和止咳药搭配使用可能是有用的，因为抗组胺药可以通过它们的抗胆碱能副作用使分泌物变干，因此，如果咳嗽影响睡眠，可在夜间搭配使用夜间剂量的抗组胺药。在这里，嗜睡这种副作用可能是有用的——可用于缓解咳嗽对睡眠的不良影响——这是一种罕见的情况。无镇静作用的抗组胺药对咳嗽和感冒的对症治疗效果较差。

药物相互作用：当患者正在服用吩噻嗪类药物和三环类抗抑郁药物时，不应再给予传统的抗组胺药，因为后者会进一步增强抗胆碱能作用和镇静作用。任何具有中枢神经系统抑制作用的药物也都可以增强镇静作用。也应避免饮酒，因为饮酒也可导致嗜睡。更多详细信息参见"感冒和流感"章节中"治疗"项下"抗组胺药"标题下"药物相互作用"、"不良反应"和"注意事项/警告"中相关内容，本章稍前部分。

拟交感神经药

　　伪麻黄碱因其具有扩张支气管和减轻鼻黏膜充血作用可用于咳嗽和感冒的治疗（有关限制性销售的信息参见"感冒和流感"章节中"治疗"项下"减充血剂"标题下相关内容，本章稍前部分）。伪麻黄碱具有兴奋作用，理论上，如果患者在临睡前使用可能会导致其失眠。如果患者有鼻塞和咳嗽症状，则使用其可能有效，并且其与祛痰药/减充血剂配合使用可能对排痰性咳嗽有效。拟交感神经药可引起血压升高，可刺激心脏，还可使已控制的糖尿病血糖发生改变。因此，有下列疾病的患者应慎用或避免使用口服拟交感神经药：

- 糖尿病
- 冠状动脉性心脏病（例如心绞痛）
- 高血压
- 甲状腺功能亢进症

药物相互作用：正在使用下列药物的患者避免使用
- MAOI（例如苯乙肼）
- 可逆性单胺氧化酶 A 抑制剂（例如吗氯贝胺）
- β 受体阻断剂
- 三环类抗抑郁药（例如阿米替林）——理论上可能会出现药物相互作用，但临床上似乎不是一个问题

茶碱

　　由于具有支气管扩张作用，茶碱有时也可用作一种咳嗽治疗药物。不应同时使用含茶碱的非处方药和处方药，因为这样做有可能引起其血药浓度过高而导致中毒和不良反应。茶碱的作用还有可能因为同时使用其他一些药物而增强，例如，西咪替丁和红霉素。

茶碱的血药浓度还可因吸烟和使用诸如卡马西平、苯妥英和利福平之类的可诱导肝酶的药物而降低，即出现茶碱的代谢增加和血清浓度降低。

茶碱的不良反应包括胃肠道刺激、恶心、心悸、失眠和头痛等。茶碱的成人患者剂量通常为 120 mg，每日 3～4 次；不建议儿童患者服用。

临床实用要点

糖尿病

对于短期急性症状，使用治疗咳嗽的药物所摄入的糖的量相对不大。虽然糖尿病患者感染期间的血糖控制常常受到干扰，但这种量的糖并不被认为是一个大问题。然而，许多糖尿病患者倾向于选择无糖药物，许多希望自己及其孩子减少糖摄入量的其他患者也倾向于选择无糖药物，所幸目前市面上已有很多此类药品可以买到。此外，无糖药物对牙齿健康也是有益的，因此，药剂师应确保药店库存中有各种此类无糖药品。

蒸汽吸入治疗

蒸汽吸入治疗是有效的，但一篇系统性综述中并没有足够的证据来判断患者是否可以从这种治疗中受益。蒸汽有助于液化肺内分泌物，并且患者会觉得呼吸温暖湿润的空气比较舒服。虽然没有证据，但在水中添加药物比单独使用蒸汽可能有更好的临床效果，有些人更喜欢在水中添加薄荷醇和桉属植物或专用吸入剂等。进行蒸汽吸入治疗时，一品脱（译者注：约为 568 ml）热水（非开水）中应加入一茶匙吸入剂。沸水除了有烫伤风险外，还会导致吸入剂成分挥发得太快。可以将一块布或一条毛巾放在头顶部来截留蒸汽。因为有烫伤的风险，建议不要在幼儿患者使用这种方法；让幼儿患者坐在浴室里洗个热水澡是更安全的选择。

液体摄入

保持适量的液体摄入有助于滋润双肺，热饮也具有一定的舒缓作用。对于儿童患者来说，一杯热蜂蜜水或柠檬水也有舒缓作用。一般建议咳嗽和感冒患者增加液体摄入量。

咳嗽病例

病例 1

帕特尔夫人，20 岁出头，是为她的儿子的咳嗽来到药店的。通过问诊你得知，她的儿子迪利普今年 4 岁，已经断断续续咳嗽几周了。他的咳嗽在夜间会加重且会影响他的睡眠，但在白天似乎并不明显。大约 3 周前，帕特尔夫人曾带迪利普去看过医生，当时医生说迪利普没有必要服用抗生素，他的咳嗽会自行减轻。迪利普的咳嗽无痰；一些天来，帕特尔夫人一直是在迪利普上床睡觉前给他服用一些普通止咳糖浆，但他的咳嗽没有减轻。迪利普目前没有服用任何药物。他没有呼吸时胸部疼痛或呼吸急促。他最近患过感冒。

药剂师的观点

患者是一位夜间咳嗽症状已持续数周的 4 岁男孩。在他最初去看医生时医生所给的建议是合理的。然而，现在看来应将他转诊回全科医生诊所，因为他的咳嗽只有晚上才有。即使没有出现喘鸣症状，一个孩子的夜间反复咳嗽也可能是哮喘症状。迪利普的咳嗽可能是他最近的病毒性 URTI 后支气管受到刺激导致的。这类咳嗽更可能发生在那些有哮喘或特应性家族史（具有对某些常见变应原敏感的易感性，例如尘螨、动物皮屑和花粉等）的患者。不管怎样，他的咳嗽已经持续了数周且未减轻，需要医生进行进一步评估。

医生的观点

患者是哮喘的可能性非常大。应询问患者的家族中是否有人有哮喘、花粉症或湿疹，以及迪利普是否患过花粉症或湿疹。具有以上所有这些特征则基本可以诊断哮喘。轻度哮喘在儿童中常常是以这种方式出现的，患者可以没有呼吸急促和喘鸣等哮喘常见的症状。

病毒性 URTI 也有可能。大多数咳嗽都是晚上更严重，当然这会给人一种错误的印象，即以为咳嗽只在夜间出现。还应记住，这两个诊断可能都是正确的，因为病毒性感染常常会引发哮喘。此外，对于偶然出现呼吸困难、喘鸣和咳嗽的幼儿患者，一个可能的诊断是病毒诱发性喘鸣。因为诊断还不明确，所以不论是吸入还是口服类固醇可能都是适当的，建议患者转诊去看医生是明智的。

家长的观点

帕特尔夫人希望药剂师可以为其推荐一些有效药物，但其似乎认为迪利普应该去看医生。帕特尔夫人并没有详细解释为什么要这么做。

病例 2

一位年龄大约为 25 岁的男士因咳嗽来到药店。他的声音听起来好像他得了重感冒，而且他的脸色有点苍白。问诊得知他已经咳嗽好几天了，并伴有鼻塞和咽喉疼痛。他呼吸时没有胸部疼痛和呼吸急促。他起初有很多痰液排出，但他告诉你他现在是干咳，而且是刺激性干咳。他没有自行服用任何药物，也没有服用任何医生开的处方药。

药剂师的观点

该患者只有普通感冒的症状，没有任何与咳嗽相关的、需要转诊的危险体征。他没有服用任何药物，所以可供选择的治疗方法非常多。你可以推荐他使用一些治疗他的鼻塞和咳嗽的药物，例如，止咳药和拟交感神经药。普通止咳糖浆和全身或局部减充血剂也是可供选择的治疗方法。如果推荐患者使用局部减充血剂，则应告知患者这种药物的使用时间不应超过 1 周，以避免鼻塞反弹。

医生的观点

药剂师建议的治疗方法非常合理。同时还应向患者说明，他的感冒是病毒感染导致的，具有自限性，他的症状在几天内就会减轻。如果患者吸烟，则现在是一个鼓励他戒烟的理想时机。

咽喉疼痛

1

　　大多数有咽喉疼痛症状的患者都不会去看医生，大约只有5%的患者会去看医生，患者一般会去药店咨询药剂师。大多数（90%）出现在药店的患者其咽喉疼痛是由病毒性感染引起的，只有10%是由细菌性感染引起的。即使是细菌性感染引起的咽喉疼痛，抗生素治疗的作用也不大，因此，对大多数患者进行抗生素治疗是不必要的。临床上，区分病毒性感染和细菌性感染很难，并且大部分感染具有自限性。咽喉疼痛常伴有感冒的其他症状，确认患者是否存在感冒症状，特别是咳嗽，是进行分诊的一个有用方法（可使咽喉感染的可能性降低）。同样重要的是要认识到，在英国（在许多其他国家也一样），咽喉疼痛是医生给患者开抗生素处方药的一个主要原因。然而，在许多病例，医生开这些处方药是多余的。过度使用抗生素还会导致抗生素耐药，这是一个公众关注的健康问题，抗生素还有可能导致诸如腹泻、恶心和呕吐等不良反应。

　　如果药剂师排除了更严重的疾病，可以给患者推荐适当的非处方药。

你需要知悉的内容

年龄（大概年龄）
　　婴儿，儿童，成年人
持续时间
严重性
相关的症状
　感冒，鼻塞，咳嗽
　　吞咽困难
　　声音嘶哑
　　发热
既往史
　吸烟习惯
目前用药情况

问诊的重要性

年龄

明确患者的年龄会影响治疗方法的选择和是否转诊治疗的决定。链球菌性（细菌性）咽喉感染更可能出现在学龄期儿童。

持续时间

大多数咽喉疼痛具有自限性，会在 7 天内缓解。如果患者的咽喉疼痛持续时间超过 7 天，则应将患者转诊至全科医生诊所进行进一步的评估。

严重性

如果患者主诉咽喉极度疼痛，尤其是在没有感冒、咳嗽和卡他症状的情况下，当其咽喉疼痛症状在 24 ~ 48 小时内没有减轻时应建议患者转诊。

相关的症状

除了咽喉疼痛，患者可能还伴有感冒、咳嗽和卡他症状。患者还可能伴有发热和全身疼痛等症状。这些症状在轻微自限性病毒性感染患者中比较常见。

声音嘶哑持续时间超过 3 周和有咽下困难（吞咽困难）均是转诊的指征。后者有时可见于扁桃体炎。

既往史

对于有诸如扁桃体炎反复发作感染史的患者，最好转诊治疗。

吸烟习惯

吸烟会加重咽喉疼痛，如果患者是一位吸烟者，则此时可能是给患者戒烟建议和相关信息的好时机。调查显示，2/3 的吸烟者有戒烟愿望。

目前用药情况

　　药剂师应明确患者是否已服用了一些药物来缓解其症状。如果患者已服用了一些适当的药物而病情几天内仍无好转，则应将其转诊至全科医生诊所治疗。

　　了解患者目前正在使用的处方药非常重要，药剂师应仔细询问有关信息。类固醇（例如倍氯米松或布地奈德）吸入剂可引起声音嘶哑以及喉部和口腔念珠菌感染。这种感染通常只有类固醇剂量较高时才会发生。这种感染可以通过使用类固醇吸入剂之后用清水漱口来预防。药剂师也应仔细检查患者的吸入器。计量吸入器使用不当可能会导致大量的吸入性药物沉积在咽喉后部。如果你怀疑这是问题所在，你应与医生讨论是否应对吸入器进行调试，例如加一个垫片，或者是否有必要让患者改用另外一种吸入器。

　　服用卡比马唑的患者一旦出现咽喉疼痛，应立即转诊。卡比马唑的一个比较罕见的不良反应是粒细胞缺乏症（骨髓中白细胞增殖受到抑制）。同样的原则也适用于其他可引起粒细胞缺乏症的药物，包括甲氨蝶呤和硫唑嘌呤，它们通常被用于延缓长期疾病的进程。在这类患者，咽喉疼痛可能是危及患者生命的感染的首要症状。

直接转诊的症状

声音嘶哑

　　喉部声带炎症（喉炎）可引起声音嘶哑。喉炎通常是由某种自限性病毒感染导致的。它通常伴有咽痛肿痛、声音嘶哑和声音减弱，抗生素治疗无效，要给予患者进行对症治疗的建议（参见本章节"治疗"项下相关内容），包括让声带休息。这种感染症状通常在数天之内减轻，因此，没有必要转诊。

　　当婴儿、幼儿或学龄期儿童发生这种感染时，患儿可出现哮吼（急性喉气管炎），严重时可能出现呼吸困难和喘鸣（参见本章前面"咳嗽"章节中"咳嗽的性质"标题下"哮吼"标题下相关内容）。在这种情况下，必须将患儿转诊给医生。

　　当声音嘶哑持续时间超过3周时，特别是当患者不伴有急性感染症状时，必须将患者转诊至全科医生诊所。可以引起持续性声音嘶哑的原因很多，其中有些病因非常严重。例如，喉癌就可以以这种方式表现出来，并且患者声音嘶哑可能是其唯一的早期症状。医生通常会将患者转诊给耳鼻喉科专科医生，以便做出诊断。

吞咽困难

严重的咽部感染可引起吞咽困难。有时吞咽困难是由疼痛引起的，患者吞咽时会因疼痛感到很不舒服。当扁桃体炎发展为扁桃体脓肿（化脓性扁桃体炎）时也会引起患者吞咽困难。此时患者通常需要住院治疗，可能需要进行手术引流和高剂量静脉滴注抗生素治疗。

传染性单核细胞增多症（腺热）是病毒感染引起的一种咽喉疼痛性疾病，患者常出现明显的咽喉不适而造成吞咽困难。如果怀疑患者患有腺热，患者需要转诊进行进一步的评估，以便做出诊断。

非常严重的咽喉疼痛可引起吞咽不适，但这不是真正的吞咽困难，不一定需要转诊，除非考虑还有其他的病因。当吞咽困难不是由咽喉疼痛引起时，患者一般需要转诊治疗（参见第 2 章“胃灼热”章节中“问诊的重要性”项下“症状 / 相关的因素”标题下“吞咽困难”标题下相关内容）。

咽喉部表现

健康人的扁桃体上常常有白斑。扁桃体是淋巴免疫系统的一部分，有时被称为扁桃体隐窝。扁桃体上出现白斑、渗出物或脓点被认为是转诊的指征，也是鉴别病毒性感染和细菌性感染的特征，但临床上并非总是如此。因为病毒性感染和细菌性感染这两种类型的感染可以呈现相同的表现方式，有时即使是链球菌（细菌性）感染，患者的咽喉部也可以几乎正常而没有渗出物。患者咽喉疼痛时，其扁桃体可能有肿胀和变红表现，且其扁桃体上可能出现白斑。患者的症状通常会在 2～3 天内加重，然后在 1 周内逐渐消失。这种情况通常称为扁桃体炎，不需要治疗。如果患者的扁桃体上出现渗出物，则为细菌性感染的可能性更大，但如果是一个孤立的表现，则没有什么诊断价值。

鹅口疮

不要忘记的一个例外是，念珠菌感染可导致咽喉部出现白斑（鹅口疮）。然而，念珠菌感染累及的范围很少仅局限于咽喉部。念珠菌感染最常见于婴儿或高龄老人，在年轻人不常见。一旦年轻人出现念珠菌感染，可能与干扰人体免疫系统的严重疾病有关，例如，白血病，HIV 和艾滋病［获得性免疫缺陷综合征（AIDS）］，或患者正在接受免疫抑制治疗（例如口服皮质类固醇或吸入性皮质类固醇）。患者的咽喉部、牙龈部和舌部可出现白斑，且当刮掉这些部位的白斑斑块时可见其表面粗糙和炎症表现。如果患者疑似鹅口疮且有咽喉疼痛，则建议患者转诊治疗（参见第 8 章"儿科疾病"中的"鹅口疮"章节中的相关内容）。

传染性单核细胞增多症（腺热）

腺热是由 EB 病毒（Epstein-Barr virus）感染引起的咽喉感染。众所周知，由于腺热患者病后数月往往呈现一种虚弱状态，腺热被认为与肌痛性脑脊髓炎相关，虽然这种说法仍存在争议。腺热的特征是：咽喉疼痛，伴有淋巴结肿大；也经常引起全身不适、疲劳、肌肉疼痛、发冷、出汗、食欲缺乏和头痛。这种感染最常见于 15～25 岁的年轻人。有时，腺热也被称为"接吻病"。腺热患者出现严重的咽喉疼痛后可能会出现 1～2 周的全身不适。患者的咽喉部可能可见严重的炎症表现和奶酪样渗出物。由于咽喉疼痛，患者也可能会出现吞咽困难。腺热患者的颈部和腋窝（腋下）腺体（淋巴结）可能会肿大并有疼痛。血液检查可明确腺热诊断，尽管阳性结果可能在患者发病 1 周后才出现。如果患者血液检查结果呈阴性，且对医生的判断持怀疑态度，可 1 周后再做一次血液检查。腺热对抗生素治疗无效；事实上，如果在感染期间使用氨苄西林，则 80% 的腺热患者会出现麻疹型皮疹。腺热的治疗目标是缓解症状。

何时转诊

咽喉疼痛持续时间≥1 周
感染反复发作

声音嘶哑持续时间＞3周

咽下困难（吞咽困难）

药物治疗无效

高热（体温＞38℃）

临床评分系统的使用

2008年，NICE出版了有关呼吸道感染的临床指南，提出了确定患者是否是喉部感染且是否应使用抗生素的建议，即一种通过四项标准来评估患者的方法：

- 扁桃体出现渗出物
- 颈部淋巴结有压痛
- 发热史
- 没有咳嗽——后者意味着没有感冒症状

最近的研究显示，患者如果出现以上标准中的3~4项症状则最有可能可以从抗生素治疗中获益，这种方法具有一定的预测价值。随着应用这种方法的全科医师越来越多，最近这个方法得到了进一步改进，即改为现在的发热疼痛评分系统（FeverPAIN score）（24小时内发热，扁桃体严重发炎，扁桃体脓肿，3天内就诊，以及无咳嗽或感冒症状）。这个系统也是NICE提出的。这个系统是基于一项研究，该研究显示，得分为4~5分的患者最有可能从抗生素治疗中受益。这项研究还显示，这个系统与检测患者近期是否有链球菌感染（这种细菌通常与咽喉感染有关）的快速抗原检测方法一样有用。对于预测谁可以从转诊至全科医生诊所中获益，四项标准或发热疼痛评分系统可能都有用。

治疗时间表

如果患者的咽喉疼痛持续时间超过1周仍未减轻，应将患者转诊给医生。

治疗

大多数咽喉疼痛具有自限性，90% 的患者在 1 周内会感觉症状好转或缓解。药剂师可以为患者提供旨在缓解患者不适和疼痛直至感染消退的治疗。口服镇痛药是一线治疗方法。一篇系统性综述显示，普通镇痛药（对乙酰氨基酚、阿司匹林和布洛芬）对于缓解咽喉疼痛非常有效。其含片和锭剂有舒缓作用。有一些证据表明，苄达明喷雾剂对缓解咽喉疼痛非常有效。

口服镇痛药

有关临床试验研究显示，对乙酰氨基酚、阿司匹林和布洛芬可以快速和有效地缓解咽喉疼痛。一篇系统性综述显示，添加其他镇痛药成分没有任何益处。建议患者按时服用镇痛药来维持疼痛缓解（有关普通镇痛药的使用剂量、不良反应、注意事项 / 警告和禁忌证的讨论参见第 4 章 "疼痛性疾病" 中 "治疗" 项下相关内容）。氟比洛芬含片已获准用于成年患者和 12 岁及以上的儿童患者的咽喉疼痛。每片氟比洛芬含片含有 8.75 mg 氟比洛芬，每 3～6 小时含服一片，每日最多含服 5 片。氟比洛芬含片最长连用 3 天。

漱口水和喷雾剂

抗炎药（例如苄达明）

苄达明是一种抗炎药，通过皮肤和黏膜吸收，可有效缓解口腔和咽喉疾病导致的疼痛和炎症。偶尔可见其不良反应，包括口腔和咽喉部麻木和刺痛。苄达明喷雾剂可用于 6 岁及以上儿童患者，而漱口水只推荐 12 岁以上的儿童患者使用。

局部麻醉药（例如苯佐卡因）

患者可以买到含有苯佐卡因和利多卡因的咽喉喷雾剂。

含片和锭剂

含片和锭剂可分为三类：

防腐剂（例如十六烷基吡啶）
抗真菌药（例如地喹氯铵）
局部麻醉药（例如苯佐卡因）

含片和锭剂是常用于治疗咽喉疼痛的非处方药，对于病毒性感染导致的咽喉疼痛，使用抗菌剂和抗真菌剂的主要作用是舒缓和滋润喉部。含有氯化十六烷基吡啶的含片已证明具有抗菌作用。

使用含有局部麻醉药的含片可使舌头和喉部麻木，可能有助于减轻疼痛。苯佐卡因可引起过敏反应，时有这种过敏反应报道。

注意事项／警告：孕妇应避免服用含碘含片，因为碘剂会影响胎儿的甲状腺发育。

临床实用要点

糖尿病

糖尿病患者使用漱口水和含漱剂是适合的，可以推荐。虽然患者可以买到无糖锭剂，但患者短期使用含糖的此类药品不会影响其血糖水平。

漱口水和含漱剂

应提醒患者的是，不要咽下漱口水和含漱剂。这种类型的非处方药的潜在毒性很低，少量吞咽不会有任何问题。然而，吞咽含有碘的这类药品有可能导致全身中毒，虽然这种风险较低。应提醒患者仔细阅读漱口水制造商有关其是否需要稀释的说明书。

在社区药店进行"检测和治疗"

目前已对在社区药店进行甲型链球菌性咽炎筛查和治疗服务进行了可行性评估，这之后有很多社区药店获得了这种"检测和治疗"的服务委托。出现喉部感染标准的3项或全部4项症状的患者要接受咽拭子检测，而检测结果呈阳性的患者要接受抗生素治疗。在一项可行性研究中，40%的患者接受了咽拭子检测，其中25%的患者的检测结果呈阳性（约10%的患者是初次就诊）。1/3的患者是在周末就诊，2/3的患者是在工作日就诊。在撰写本文时，在社区药店进行"检测和治疗"的计划仍处于早期阶段，仍是有争议的。

咽喉疼痛病例

病例 1

一位女士因她儿子有非常严重的咽喉疼痛来到药店。她儿子今年15岁。她说他有发热，而且她在他的咽喉后部看到了奶酪样白色物质。他看起来无精打采，吃得不多，因为他的咽喉一直非常疼痛。他大约 5 天前开始出现咽喉疼痛，从昨天起，他一直卧床。也可以见到他颈部有淋巴结肿大。

药剂师的观点

这位女士最好带她儿子去看医生或护士。患者的症状似乎很严重，以致他卧床不起。腺热常见于患者这个年龄段，他有可能是腺热。你可以先推荐患者服用一些可溶性或糖浆形式的对乙酰氨基酚，使其吃东西更容易下咽。这类药品的镇痛和解热作用在这种情况下对患者均有益处。

医生的观点

药剂师建议患者转诊治疗是明智的。从患者母亲的讲述来看，患者有可能是严重的扁桃体炎，要么是细菌性感染引起的，要么是病毒性感染引起的。如果证实是病毒性感染引起的，则患者很可能是腺热。医生或护士应仔细询问患者及其母亲的想法、顾虑和期望，然后向他们解释患者可能的病因和治疗方法。由于在患病的这个阶段常常不能排除细菌（链球菌）性感染的可能性，也许明智的做法是给患者开口服青霉素，如果患者青霉素过敏，可以开克拉霉素（如有必要，可使用酏剂，用于辅助吞咽）。不应使用阿莫西林，因为阿莫西林有引起皮疹的风险。根据实验室开展的检查项目，医生可以考虑让患者做咽拭子检测，其结果有助于诊断腺热。虽然腺热没有特异性治疗方法，但让患者了解他得了什么病和什么时候能痊愈是有帮助的。如果患者的吞咽困难没有减轻，尤其是当液体也难以吞咽时，患者需要入院进行静脉滴注治疗。

1

病例 2

　　一位十几岁的女孩和她的母亲一起来到药店。这个女孩从昨天起出现咽喉疼痛。可见她的咽喉有轻微红肿。她的母亲告诉你，她女儿昨天晚上有低热。这个女孩也有鼻塞症状，并一直感觉有全身疼痛。她没有吞咽困难，也没有服用任何处方药和非处方药。

药剂师的观点

　　从病史来看，这个女孩可能是轻度 URTI。她的这些症状可以在几天内缓解。在此期间，药剂师可推荐她服用镇痛药，也可搭配减充血剂。

医生的观点

　　药剂师对患者病情的评估是正确的。因为患者有鼻塞症状，所以她的症状最有可能是由病毒性感染引起的。许多有类似症状的患者来看全科医生时都希望医生给他们开抗生素以使他们的病情快速好转，虽然这种心情是可以理解的，但抗生素不是此类感染的适应证。

病例 3

　　一位中年女士为她丈夫的咽喉问题来到药店。她丈夫有声音沙哑且已持续了大约 1 个月，他已服用过多种含片和锭剂，但都没有起效。她丈夫是一位烟瘾很大的吸烟者（每天至少一包），吸烟时间已超过20 年。他是一名公交车司机。

药剂师的观点

　　应告知这位女士，她丈夫应该去看医生。从这位女士的描述可以断定，她丈夫不是轻微的咽喉部感染。由于患者的病情持续时间较长、已使用过多种非处方药进行治疗且均无效，患者最好去全科医生诊所进行进一步的检查。

医生的观点

　　患者的声音沙哑是一种持续症状，这是建议患者转诊去看耳鼻喉科医生的指征。患者应进行声带检查，这需要专业的技术和仪器，大部分家庭医生是不具备这些条件的。患者有可能是声带肿瘤（喉癌），因为他是一名重度吸烟者，这种可能性非常大。

过敏性鼻炎（花粉症）

在英国，有20%的人曾经患过季节相关性过敏性鼻炎（花粉症），而数以百万计的患者是靠使用非处方药治疗的。过敏性鼻炎是由变应原沉积在鼻黏膜和呼吸道黏膜引发的炎症反应——包括释放组胺。过敏性鼻炎也可能会累及眼。可导致季节相关性过敏性鼻炎发生的变应原包括：草本植物花粉、树木花粉和真菌孢子。与猫或狗接触引发的过敏性鼻炎也相对普遍，有时马、兔和啮齿类动物（例如宠物豚鼠、仓鼠和老鼠）也会引发过敏性鼻炎。常年性过敏性鼻炎是指患者全年都存在过敏性鼻炎的症状，其变应原多为室内的尘螨、动物皮屑和羽毛。有些常年性过敏性鼻炎患者的表现可能是症状持续存在，但在夏季（可能是对树木或草本花粉过敏）会加重。

你需要知悉的内容

年龄（大概年龄）
  婴儿，儿童，成年人
持续时间
症状
  鼻溢（流鼻涕）
  鼻塞
  鼻痒
  流泪
  眼刺激症状
  眼分泌物
  打喷嚏
既往史
危险症状／相关的疾病

　　湿疹
　　哮喘
目前用药情况

问诊的重要性

年龄

　　过敏性鼻炎的症状可以开始于任何年龄段，尽管它们更常见于儿童和年轻人。过敏性鼻炎患者常有过敏性疾病家族史（典型的是过敏三联症——哮喘、花粉症和湿疹）。因此，过敏性鼻炎患者的子女比普通人更易罹患该病。随着患儿的年龄增长，过敏性鼻炎常可改善或好转。成年患者更有可能是常年性过敏性鼻炎。如果建议患者使用药物治疗，不管建议使用何种药物，都必须考虑患者的年龄。对于可能要参加考试的年轻患者，应避免建议其使用可能会引起嗜睡的药物。

持续时间

　　季节相关性过敏性鼻炎患者的症状经常是空气中花粉计数一变高就出现。患者的症状在 4 月份树木花粉开始出现时可能就会出现；花粉症在英格兰南部比在英格兰北部可能会提早 1 个月出现。花粉症发病的高峰期是每年的 5 月至 7 月，在这个阶段，草本植物的花粉水平最高且天气非常好，因此，这个阶段通常也是患者来药店的高峰期。天气预报提供花粉水平的信息。任何人出现夏季感冒，持续几周时间，可能就是花粉症。真菌孢子也是花粉症发病的一个原因，只是其出现的时间略晚，通常要到 9 月份。

　　有时患者可能以为他们的症状是轻微的感冒症状，只是持续的时间较长而已，殊不知他们是常年性过敏性鼻炎。

　　过敏性鼻炎的分类如下所述：

间歇性：每周发作时间＜4 天或总病程＜4 周
持续性：每周发作时间＞4 天且总病程＞4 周
轻度：满足以下所有条件——正常的睡眠，正常的日常活动、运动、
　　休闲，正常工作和上学，症状不严重

1

中度：满足以下一条或多条——睡眠不正常；日常活动、运动、休闲
有障碍，导致无法正常工作和上学，症状严重

症状

鼻溢（流鼻涕）

流鼻涕是过敏性鼻炎的一个常见症状。患者的鼻涕常常是稀薄、
无色和水样的，但也可以转变成黏稠、有色和脓性的——这表明发生
了继发性感染。过敏性鼻炎发生继发性感染时治疗无需改变，通常不
需要进行抗生素治疗。

鼻塞

变应原引起的炎性反应可导致鼻黏膜血管扩张，最终会引起鼻
塞。严重的鼻塞可能会引起头痛，偶尔也会引起耳部疼痛。中耳炎和
鼻窦炎等继发性感染也可发生。

鼻痒

鼻痒也常见。有时患者还会感觉口腔上部刺痒。

眼部症状

患者的眼睛也可发痒并流眼泪；一般认为这些症状是泪液导管阻
塞引起的，这些症状也可能是花粉颗粒进入眼睛直接刺激眼睛引起局
部炎症反应所致。花粉对鼻的刺激也可引起眼部症状。有过敏性鼻炎
严重症状的患者也可能会对强光高度敏感（畏光），因此，这类患者
出门戴墨镜是有帮助的。

打喷嚏

花粉症患者的过敏反应通常是以打喷嚏为首发症状，然后出现
流鼻涕，甚至出现鼻塞。一般来说，花粉症症状在早晨和晚上加重。
这是因为：花粉早晨释放后在白天会升到空中，然后在夜间逐渐沉
降。在有风的天气，患者可能会自觉症状加重，因为风会将花粉吹散
到各处；而在下雨天或雨后，患者可能会自觉症状减轻，因为雨水
将花粉清除了。相反，对真菌孢子过敏的患者可能会自觉在潮湿的天

1

气症状加重。

既往史

回溯几年，患者常有花粉症病史。然而，花粉症可以于任何年龄发病，因此，没有花粉症病史也不能除外患者是过敏性鼻炎。花粉症的发病率在过去几十年一直呈上升趋势。环境污染被认为至少是导致这种趋势的部分原因，特别是在城市地区。

通过询问有关症状的出现时间和表现通常可以鉴别常年性鼻炎和季节性鼻炎。以前曾患花粉症的患者当其症状在夏季月份加剧时，经常会来药店咨询药剂师。

危险症状 / 相关的症状

当患者出现胸闷、喘鸣、呼吸急促或咳嗽等相关症状时，应建议患者立即进行转诊治疗。这些症状可能预示着哮喘的发作。

喘鸣

呼吸困难，可能还伴有咳嗽，意味着哮喘发作或哮喘因花粉过敏而加重。有些患者仅在花粉症高发季节出现哮喘发作（也称为季节性哮喘）。哮喘的发作可能是相当严重的，需要转诊治疗。由于季节性哮喘的发作频率不高，患者发作时手头往往没有适当的药物，这会使他们有更大的风险。

耳部疼痛和面部疼痛

正如感冒和流感时（参见"感冒和流感"章节中"症状"标题下的相关内容，本章稍前部分），过敏性鼻炎发作时，过敏性炎症引起的黏膜肿胀导致液体排出道阻塞时，中耳或鼻窦的液压会升高而出现并发症。中耳或鼻窦的继发性细菌性感染（中耳炎或鼻窦炎）虽然很少见但可以发生，如果发生，患者将出现持续剧烈的耳部疼痛和面部疼痛。

化脓性结膜炎

眼睛发痒和流泪是过敏性鼻炎一种常见伴随症状。过敏性结膜炎

1

偶尔会发生继发性感染。当这种并发症发生时，患者的眼部疼痛和红肿会加重（沙砾感），并且其眼分泌物会从清亮水样变为有色的黏稠样（化脓性）。如果怀疑是化脓性结膜炎，则应将患者转诊治疗。

目前用药情况

药剂师必须询问患者正在使用的所有处方药或非处方药，因为药剂师要知道患者是否有可能存在正在使用的药物和抗组胺药之间的相互作用。

药剂师还要询问患者是否已经尝试治疗他们症状的药物，特别是在有过敏性鼻炎病史的患者。一些患者知道有些抗组胺药可以导致嗜睡。然而，药剂师也应意识到，一些抗组胺药与其他药物合用有导致患者嗜睡的可能性，否则会使从事某些职业和驾驶汽车的人出事故的风险增加。

药物治疗无效

如果非处方药不足以适当控制症状，那么患者可能需要去看医生。患者去看医生有助于患者深入理解花粉症及其治疗方法，也是医生为患者提供其下一个高发季节如何应对花粉症的预防建议的最佳时机。

何时转诊

诊断不明确
出现喘鸣和呼吸急促
出现胸闷
出现耳部疼痛
出现鼻窦炎
出现化脓性结膜炎
症状严重非处方药只能部分缓解
药物治疗无效

治疗时间表

过敏性鼻炎的症状应在治疗数天内减轻。如果治疗 7 天后症状没有明显减轻，可能应将患者转诊给医生进行治疗。

治疗

治疗方法的选择是基于症状是间歇性的或持续性的以及是轻度的或中度的而进行。可选药物包括：用于缓解鼻部和眼部症状的抗组胺药、鼻用类固醇制剂和含有色甘酸钠成分的制剂。抗组胺药和类固醇鼻喷雾剂在治疗过敏性鼻炎方面通常是同等有效的。抗组胺药通常在 1 天内起效，而类固醇鼻喷雾剂可能需要几天才能起效。治疗方法应根据患者的症状和相关的既往史进行合理选择。

许多花粉症患者可以使用非处方药治疗，因此，药剂师可以为患者推荐治疗方法。治疗一段时间后，如果药剂师发现非处方药对患者的症状无效，则可以将患者转诊至全科医生诊所。药剂师在确保患者知道如何正确使用各种处方药方面也具有重要作用（例如，告知患者类固醇鼻喷雾剂必须连续使用才能起效）。

抗组胺药

许多药剂师认为抗组胺药是治疗轻度至中度以及间歇性过敏性鼻炎的一线药物。抗组胺药能有效地减轻打喷嚏和鼻溢症状，但减轻鼻塞的效果不佳。患者可以在药店买到的非处方非镇静性抗组胺药包括：阿伐斯汀、西替利嗪和氯雷他定。它们都能有效缓解花粉症的不适症状，并且与前几代一些抗组胺药相比具有所致镇静作用更小的优点。

西替利嗪和氯雷他定是每日服用 1 次，阿伐斯汀是每日服用 3 次。在非处方药中，氯雷他定可推荐给 2 岁以上的患儿服用，西替利嗪可推荐给 6 岁以上的患儿服用，阿伐斯汀可推荐给 12 岁以上的患儿服用。

虽然这三种药物都不大可能引起嗜睡的不良反应，但也应建议患者最好在驾驶汽车或操作机器前 1 天尝试服用这类药物，因为有时有些人服用这类药物会发生嗜睡的不良反应。

阿伐斯汀、西替利嗪和氯雷他定也可用于治疗诸如荨麻疹的其他过敏性皮肤病。

前几代抗组胺药更易引起镇静作用，例如异丙嗪和苯海拉明。事实上，异丙嗪和苯海拉明在英国是推荐治疗短暂的睡眠障碍的非处方药（参见第 9 章"失眠"中的相关内容）。苯海拉明的半衰期较短（5～8 小时，异丙嗪为 8～12 小时），使用后引起患者早晨宿醉 / 嗜睡的可能性较小。

其他前几代抗组胺药引起的镇静作用相对较弱，例如氯苯那敏（扑尔敏），但它们引起的镇静作用仍是问题。患者可能会对它们引起的镇静作用产生耐受性。与前几代抗组胺药相比，新的抗组胺药的抗胆碱能活性是非常低的。

药物相互作用：饮酒、安眠药、镇静剂和抗焦虑药可能会增强前几代抗组胺药引起的镇静作用。应记住，一些非处方药含有乙醇。

服用利托那韦可能会增加非镇静性抗组胺药的血药浓度；服用安泼那韦和西咪替丁可能会增加氯雷他定的血药浓度。从理论上讲，抗组胺药具有拮抗倍他司丁的可能性。

不良反应：前几代抗组胺药的主要不良反应是可能引起嗜睡。它们的抗胆碱能活性可能会导致口干、视物模糊、便秘和尿潴留。如果患者正在服用另一种具有抗胆碱能活性的药物［例如三环类抗抑郁药（最常用的是阿米替林）和神经抑制剂（例如丙氯哌嗪、甲氧氯普胺或氟哌啶醇）］，则这些不良反应会增强。

当使用的剂量非常高时，抗组胺药具有中枢神经系统兴奋作用而不是抑制作用。这种作用在患儿中似乎更可能出现。当药物剂量为毒性水平时，已有诱导癫痫发作的报道。因此，对于癫痫患者，应谨慎建议服用抗组胺药。然而，这基本上似乎是一个理论上的风险。

房角狭窄型（闭角型）青光眼患者最好避免服用抗组胺药，因为这类药物引起的抗胆碱能作用可以导致眼内压增加。肝病患者或前列腺肥大患者也应慎用抗组胺药。

减充血剂

口服或局部减充血剂可以短期单独使用，也可以与抗组胺药联合使用，以缓解鼻塞。鼻塞可能会阻止药物到达鼻黏膜，因此，预先使用诸如鼻局部皮质类固醇（例如倍氯米松）或色甘酸钠会更有效。使用局部减充血剂可引起鼻塞症状反弹，特别是长时间使用时。减充血剂的使用不应超过 1 周。口服减充血剂有时包含诸如伪麻黄碱之类的成分。减充血剂的使用方法、药物相互作用和不良反应已在"感冒和流感"章节述及（参见"感冒和流感"章节中"治疗"项下"减充血剂"相关内容，见本章稍前部分）。

市面上可以买到含有抗组胺药和拟交感神经药的滴眼液，这种滴眼液对缓解眼部症状非常有效，特别是对间歇性症状。拟交感神经药可以收缩血管，减轻刺激和红肿。有些患者发现，他们第一次使用这种血管收缩剂时有剧烈的刺痛。患有青光眼或戴有软性隐形眼镜的患者不应使用含有血管收缩剂的滴眼液。

类固醇鼻喷雾剂

倍氯米松鼻喷雾剂（水溶性喷雾剂而非气溶胶喷雾剂）、氟替卡松计量鼻喷雾剂和莫米松鼻喷雾剂可用于花粉症的治疗，它们是治疗这种适应证的非处方药。

类固醇鼻喷雾剂主要用于治疗有中度至重度鼻部持续症状的花粉症患者。类固醇的作用是减轻变应原导致的炎症反应。要想从这种类固醇鼻喷雾剂的治疗中充分获益，患者必须按时使用，且应在整个花粉症季节持续使用。如果患者已经出现花粉症症状，那么应告知患者，这种药物的治疗效果要在连用几天后才能达到。

偶尔有患者使用这种类固醇鼻喷雾剂后出现鼻喉部干痒和鼻部出血的报道；其他不良反应罕见。18 岁以上的患者使用倍氯米松鼻喷雾剂、氟替卡松鼻喷雾剂和莫米松鼻喷雾剂的时间可长达 3 个月。不应推荐孕妇或患有青光眼的患者使用这种鼻喷雾剂。

有时，患者看到"类固醇"这几个字就会担心，担心这种药物会像口服类固醇药物那样具有强效作用和不良反应。因此，药剂师推荐类固醇鼻喷雾剂时要考虑到患者的担心，要向患者解释这种药物是如何起作用的。

色甘酸钠

市面上患者可买到的色甘酸钠非处方药剂型有滴鼻液、鼻喷雾剂和滴眼液。如果使用正确，色甘酸钠可以作为一种预防用药。色甘酸钠应在花粉症高发季节出现前至少1周开始使用，然后持续使用。虽然使用色甘酸钠后偶尔出现鼻痒，但似乎没有其他明显的不良反应。

　　色甘酸钠滴眼液可有效缓解抗组胺药不能缓解的眼部症状且见效非常快（1小时内）。然而，色甘酸钠只有持续使用才能充分获益。色甘酸钠滴眼液应每日使用4次。色甘酸钠滴眼液含有防腐剂苯扎氯铵，有时会引起过敏，并且由于苯甲烃铵会沉积在隐形眼镜上，佩戴软式隐形眼镜者不应使用。

局部抗组胺药

鼻部治疗

　　氮卓斯汀鼻喷雾剂可用于治疗过敏性鼻炎。*BNF* 建议，氮卓斯汀应在花粉症高发季节开始前2~3周开始使用。氮卓斯汀适用于有轻度或间歇性症状的成年患者和5岁以上儿童患者。建议患者在使用氮卓斯汀时保持头部稍向前倾以防液体流到其咽喉部带来令人不快的味道。

障碍性鼻喷雾剂

　　市面上患者还可买到触变性凝胶鼻喷雾剂，理论上这种药品可形成一个屏障，防止变应原到达鼻黏膜。这种药品是作为一种医疗器械获得上市许可的，目前只有两项小规模研究已发表，还没有明确的证据证明其效果。

其他建议

1. 汽车驾驶过程中应关闭车窗和通风口，否则会导致车内有高浓度的花粉。有些汽车的空调装置会过滤掉花粉。
2. 如果已明确室内尘螨是导致过敏性鼻炎发病的原因，则应定期打扫房屋使粉尘保持在较低水平。目前有售的特制吸尘器对此特别有效。

花粉症病例

病例1

　　5月下旬，一位年轻男士来到药店，向你询问治疗花粉症的药物。

在问诊中他告诉你，他以前没有得过花粉症，但他的一些朋友得过，所以他认为他也得了花粉症。他说他的眼睛有点发痒并有少量水性分泌物，他打喷嚏和流鼻涕的症状已经持续了几天，现在又有严重鼻塞。他不开车。他是当地预科学校的一名学生，下周要考试。他目前还没有服用任何药物。

药剂师的观点

　　这位年轻男士的症状是典型的首次花粉症症状。他的鼻部症状是使他感觉最不适的症状；他开始起病时出现了鼻溢，现在又出现了鼻塞；假定他的年龄在18岁或以上，推荐他使用类固醇鼻喷雾剂是合理的。如果他的年龄在18岁以下，则应推荐他使用口服或局部抗组胺药。需要牢记的是，他很快就要参加考试，所以他最好避免使用任何可能会引起嗜睡的药物。他的眼睛有轻微瘙痒，但不是很严重。你已经了解到患者还没有使用过任何其他药物，所以你可以向他推荐口服阿伐斯汀、氯雷他定或西替利嗪，但应告知患者如果他在服药几天内症状没有减轻，他应去看医生或护士。

医生的观点

　　就像药剂师建议的那样，类固醇鼻喷雾剂很可能更有效。如果患者的年龄未满18岁而不能使用非处方药，不妨建议患者使用阿伐斯汀、氯雷他定或西替利嗪等。虽然这些药物通常是非镇静性药物，但它们在一些患者也可以引起嗜睡。药剂师应告知这位患者：该类药物的首次使用应该避免在考试之前。如果患者的症状没有减轻，那么转诊是合理的。如果患者的眼部症状使用抗组胺药后没有完全减轻，那么让他使用色甘酸钠滴眼液可能会有效。由于有些患者不会受到药物镇静特性的影响，可以让这些患者尝试使用前几代抗组胺药，但应该在他们不开车或不操作机器时使用。

病例2

　　一位30岁出头的女士来到药店。她告诉你，她有花粉症，她已经出现鼻塞症状并感觉呼吸困难。她的这些症状已经持续几天了且正在逐渐加重。她每年夏天都会出现花粉症症状，因此，她每年夏天都会来药店买氯苯那敏片来减轻症状。她童年时曾有相当严重的湿疹，现在她偶尔仍会受到这种困扰。她告诉你，她这几天有轻度喘鸣，但没有咳嗽，也没有咳痰。她目前没有服用任何其他药物。

药剂师的观点

这位女士有花粉症病史，在此次之前，她服用氯苯那敏片可使病情得到充分缓解。几天来她的症状已逐渐加重，出现了喘鸣。她似乎没有呼吸系统感染——可引起类似症状。应将她立刻转诊至全科医生诊所，因为她的症状提示她有更严重的疾病，例如哮喘。

医生的观点

应将这位女士直接转诊给医生，因为她有呼吸急促症状。几乎可以肯定，患者是季节性哮喘。除了药剂师推荐的对花粉症的治疗外，还应让患者使用类固醇吸入剂，例如倍氯米松吸入剂。医生还可以给患者开 β_2 受体激动剂，例如沙丁胺醇吸入剂，用于治疗她的呼吸急促和喘鸣。对于医生来说，要在通常 10 分钟左右的诊疗时间内完成问诊、给患者解释其所患疾病的性质、治疗的依据以及如何使用吸入剂是很具挑战性的。初级保健机构中有许多擅长治疗哮喘的护士，所以一开始就让患者去看擅长治疗哮喘的护士可能是一个不错的选择。

需要直接转诊的呼吸系统症状

胸痛

呼吸系统相关的病因

一种随着呼吸或咳嗽而加剧的局部刀割样疼痛是胸膜炎的特征。它通常是由呼吸系统感染引起并可能伴有肺炎。还有一种比较少见的情况，它是由肺栓塞（即血栓脱落后随血循环进入肺动脉导致肺动脉阻塞）引起的，此时可能伴有腿部肿胀或无法走路病史。

用力咳嗽导致肋间肌肉拉伤时也会引起一种类似于胸膜炎的疼痛。这种疼痛在外伤或剧烈咳嗽导致肋骨出现裂痕或断裂时也可引起。另一种不常见的引起这种疼痛的病因是气胸，即胸部出现小伤口导致气体进入胸腔而引起了肺塌陷。

在气管炎的急性病毒性感染的早期阶段，前胸上部可能会非常不舒服。病毒性流感样感染可伴有非特异性肌肉疼痛（肌痛）。

非呼吸系统相关的病因

胃灼热

胃内的酸性物质反流进入食管（食道）时，患者会出现胃灼热症状。这种疼痛被描述为烧灼感，可向上蔓延累及咽喉。偶尔，这种疼痛可以非常严重，好像是心脏疼痛似的。

心脏疼痛

心脏疼痛一般表现为紧缩性、压迫性、压榨性、钝性疼痛，主要位于胸骨后部，可放射至单侧上肢，也可放射至双侧上肢。有时心脏疼痛也可放射至颈部。心绞痛可由劳累引起，休息后可缓解。当诸如心脏病发作（心肌梗死）的冠状动脉事件发生时出现的疼痛与普通心脏疼痛相似，但更严重、持续时间更长，且休息时也可能会出现。通常患者会感到非常不舒服，伴有出汗、恶心和呕吐，并可能有呼吸急促。

焦虑

在全科医生门诊中，焦虑是导致胸部疼痛的一个常见原因。这种疼痛可能是由患者通气过度导致的。但患者通气过度可能并不明显，诊断起来不容易。

呼吸急促

呼吸急促既可能是心源性疾病的症状，也可能是呼吸系统疾病的症状。因此，其病因的鉴别诊断十分困难。呼吸急促通常是某种严重疾病的一个体征，虽然也可由焦虑导致。

1

呼吸系统相关的病因

哮喘

哮喘最常见于幼儿或年轻人，但偶尔也可于晚年发生。其呼吸困难通常与喘鸣有关，可随着运动而加重，或可能就是由运动引起的，虽然轻度哮喘患者的症状可能只有反复发作的夜间咳嗽。大多数哮喘患者在哮喘发作间期有正常的呼吸。哮喘发作常常由病毒性感染诱发，例如感冒；也有一些患者在花粉症季节病情会加重，还有一些患者可因动物的皮毛或灰尘而加重。哮喘导致的呼吸困难常在夜间加重。

慢性阻塞性肺疾病（COPD）

COPD（慢性支气管炎或肺气肿）通常是由多年吸烟引起的，可引起持续的呼吸急促和排痰性咳嗽，尤其是劳力状态下。这种造成呼吸困难的损害不可逆转。病情严重时，患者在休息状态下也可能喘不过气来。发生感染时，患者呼吸急促会更加严重。在这种情况下，患者的排痰量会增加，也可能会排出有色痰液或脓性痰液。如果患者的症状突然加重或怀疑感染加重，则进行转诊是适当的。

心脏病病因

心力衰竭

心力衰竭可逐渐出现，也可突然起病（通常是在午夜）。前者（充血性心力衰竭）可导致劳力性呼吸困难，患者常伴有足踝部肿胀（水肿）且多为老年人。突然起病的心力衰竭称为急性左心室衰竭。患者会因严重的呼吸困难而突然醒来并被迫采取半坐位或坐位。患者常常伴有咳嗽，且痰中有明显的泡沫（有时带血）。在这种情况下，患者通常非常不舒服和痛苦。

其他病因

高通气综合征

高通气综合征是由呼吸频率太高超过生理代谢所需引起的。矛盾的是，患者的主观感觉是呼吸困难。患者的主诉是深吸一口气都很难。虽然患者的主观感受很严重，但病情通常并不严重。高通气综合征可以伴有其他症状，例如，手和脚刺痛、口周麻木以及头晕和各种肌肉疼痛。在很多情况下，高通气综合征是由焦虑引起的。

喘鸣

喘鸣是一种在呼吸过程中发生的高音调口哨声，常被描述为"乐声"。在呼吸道感染患者的喉部可能可以听到喘鸣，这是由大气道内存在黏液所致。这种喘鸣并不严重，需要与从肺中发出的喘鸣区分开，因为肺中的气道较小，炎症会导致其更加狭窄而使气流受阻。后一种情况通常存在呼吸困难。

儿童出现的病毒诱导性喘鸣

喘鸣常常出现在有病毒性呼吸系统感染的婴儿并可持续数周。这种喘鸣被称为病毒诱导性喘鸣（过去常被称为喘鸣性支气管炎）。这种感染通常具有自限性，但对其需要做出准确诊断以除外哮喘。病毒诱导性喘鸣可能与哮吼（喉气管炎）或细支气管炎混淆。当有进一步的病毒性呼吸道感染时，它经常再次发生；它与哮喘的主要区别在于：它在发作之间完全缓解，运动时也不出现，并且它也不是由对宠物过敏等其他因素引发的。在有复发性病毒诱导性喘鸣病史的患儿中，一些将来会发展为哮喘，但大多数随着年龄的增长其喘鸣会缓解。

哮喘

在哮喘患者，喘鸣常可见，并可伴有呼吸急促。然而，在哮喘轻微的患者，这些症状可能并不明显，可能仅仅表现为咳嗽。在另一个极端，哮喘发作非常严重，只有非常少量的气体进出肺，因而没有可闻及的喘鸣。

心脏病

在心力衰竭患者，喘鸣可能是一个与呼吸急促相关的症状。

痰液

患者的痰液既可以是黏稠的也可以是稀薄的，既可以是透明的也可以是有色的。痰液是从肺咳出的物质，不要与唾液或鼻腔分泌物混淆。在哮喘患者，痰液可能是绿色的，但这并不意味着感染。

慢性阻塞性肺疾病（COPD）

COPD 患者或经常吸烟者可能会咳出清亮、黏稠的痰液。后者具有黏液的性质，可呈白色、灰色或清亮伴有黑色颗粒。COPD 患者容易发生复发性感染加重——出现痰液量增加并变为黄色、绿色或脓性（脓样）。

肺炎

一些肺感染（例如肺炎）可出现有色的黏液痰（胶状）。铁锈色痰是肺炎球菌性（大叶性）肺炎的特征。有高热和盗汗的严重患者通常会有这种痰液。

心脏病

出现清亮、稀薄（浆液性）的痰液可能是出现心力衰竭（左心室衰竭）的一个特征。这种痰液是肺水肿导致的，患者表现为夜间出现呼吸急促而难以入睡。这种痰液也可能呈浅红色或带血。

咯血

痰中带血一般是警告症状。痰中有血丝可能是由咳嗽导致毛细血管破裂导致，这种情况通常并不严重，最常见的病因是呼吸道感染，通常具有自限性，但这种情况也可以是严重疾病的征象，例如肺癌或肺结核，如果怀疑这些疾病，应建议患者转诊进行进一步的检查。偶尔，有鼻腔出血的患者也可有痰中带血，这种情况不严重。咯血在儿童中很少见，通常只出现在有大量出血时，因为儿童往往会将带血的痰吞咽下而不是吐出。

第 **2** 章

消化系统疾病

口腔溃疡

口腔溃疡很常见，世界上多达 1/5 的人会反复出现口腔溃疡。口腔溃疡可分为口疮性溃疡（包括重型和轻型两种）和疱疹样口腔溃疡。大多数口腔溃疡（＞3/4）是轻型口疮性溃疡，具有自限性，与系统性疾病无关，或病因未知。口腔溃疡可由多种原因引起，包括感染、外伤或药物过敏。然而，口腔溃疡有时是非常严重的疾病（例如肿瘤）的一个症状。药剂师应意识到可能预示着严重疾病的这种症状和体征。

你需要知悉的内容

年龄
　儿童，成年人
溃疡的性质
　大小、外观表现、位置和数量
持续时间
既往史
其他症状
目前用药情况

问诊的重要性

年龄

有口疮性溃疡的患者可能有溃疡反复发作史,其溃疡可始于童年并一直持续至今。轻微的口疮性溃疡更常见于女性且最常发生于10 ~ 40 岁。

溃疡的性质

轻型口疮性溃疡通常出现 1 ~ 5 个病变。病变直径可达 5 mm,病变中心呈白色或淡黄色,病变边缘因炎症而呈红色。它们是疼痛性、边缘清楚、圆形或椭圆形、局限于口腔的浅溃疡。它们常见于舌缘或唇和颊部内侧,通常持续 5 ~ 14 天。

重型口疮性溃疡并不常见,是由轻型口疮性溃疡发展而来的。病变直径可达 30 mm,可同时出现 10 个以上的病变。它们常见于嘴唇、颊黏膜、舌、咽和软腭。它们在有溃疡性结肠炎的患者更常见。

疱疹样口腔溃疡是口疮性溃疡的一种变异型,表现为多个针头大小的病变,这些病变可以融合形成更大、形状更不规则的病变。它们是十分疼痛的。疱疹样口腔溃疡除了可见于口疮性溃疡的发生部位,还可见于口底和牙龈。它们被称为"疱疹样"溃疡是因为它们的临床表现好像是由病毒性感染引起的,但它们并不是由病毒性感染引起的。它们通常持续 10 ~ 14 天。表 2.1 总结了口腔溃疡的三种主要类型的特征。

不应将带状疱疹病毒引起的唇疱疹与口腔溃疡混淆,唇疱疹是一种小水泡,通常发生在皮肤和嘴唇周围(参见第 3 章"皮肤科疾病"中"唇疱疹"章节中相关内容)。唇疱疹常以刺痛、瘙痒或灼烧感为首发症状。

全身性疾病(例如白塞综合征和多形性红斑)也可出现口腔溃疡,但它们通常存在其他症状(见下文)。

持续时间

轻型口疮性溃疡通常在 1 周内愈合;重型口疮性溃疡的愈合时间更长(10 ~ 30 天)。在疱疹样口腔溃疡,新的溃疡往往在旧的溃疡尚未愈合前出现,这可能会导致患者认为其溃疡是连续出现的。

表 2.1　口腔溃疡的三种主要类型

轻型口疮性溃疡	重型口疮性溃疡	疱疹样口腔溃疡
80% 的患者	10%～12% 的患者	8%～10% 的患者
病变直径为 2～10 mm（通常 5～6 mm）	病变直径一般为 10 mm 以上；也可能小一些	病变为针头大小
病变呈圆形或椭圆形	病变呈圆形或椭圆形	病变呈圆形或椭圆形；随着病变变大，它们会融合成不规则形状
患者虽然不舒服，但进食没问题	溃疡持续且疼痛；患者可能出现严重问题——进食可能变得困难	溃疡可能非常疼痛

口腔癌

任何口腔溃疡如果持续超过 3 周仍未愈合，均应将患者立即转诊给牙科医生或全科医生，因为溃疡的持续时间如此长可能预示着严重疾病，例如肿瘤。大多数口腔癌是鳞状细胞癌，其中，1/3 发生在唇部，1/4 发生在舌部。口腔癌可能是从癌前病变发展而来的，包括增殖性红斑（红色）和白斑（白色）或白斑上的斑点病变。鳞状细胞癌可表现为一个带有突起和硬结（坚硬或硬化）边缘的单个溃疡。一开始患者可能没有疼痛感觉。口腔癌的常见部位包括舌的外侧缘、唇、口底和牙龈。引起怀疑的关键点是病变已经持续数周或更长时间。吸烟者比非吸烟者更易患口腔癌。

既往史

口腔溃疡患者常有家族史（估计每 3 例中就有 1 例）。轻型口疮性溃疡经常复发，这些病变在病变大小、数量、外观表现和持续时间等方面具有相同的特征。它们可能出现在口腔内部或舌头外伤之后，例如咀嚼食物时咬到颊部组织之后。它们通常在 1～4 个月后复发。然而，既往史中并不总是存在外伤史，并且尽管已进行了广泛研究，轻型口疮性溃疡的病因仍不清楚。

义齿不适合可能也会导致溃疡，因此，如果这是一个可疑病因，应将患者转诊给牙科医生以修复义齿。另一个可能与义齿有关的问题是口腔念珠菌病（鹅口疮），其症状包括口腔黏膜红肿和开裂以及口角疼痛（唇炎）。如果怀疑是这个病因，可以使用咪康唑软膏（或口服氟康唑）进行抗感染治疗（参见第 8 章"儿科疾病"中"鹅口疮"章节的相关内容）。建议人们采取必要的卫生防护措施，包括至少每 24 小时取下一次义齿并放置 6 小时，以促进牙龈溃疡愈合；有时需要放置更长时间。义齿应该清洗干净，然后放在消毒剂（例如氯己定）中浸泡一夜。义齿可以浸泡在用于消毒婴儿奶瓶的溶液中（如果义齿不含金属）。

在女性，轻型口疮性溃疡常在月经期开始前出现。溃疡在妊娠后可能停止出现，这提示激素参与其中。工作或家庭中的压力和情绪因素可能会诱发口腔溃疡复发或使其愈合延迟，但这些因素似乎并不是致病原因。

铁、叶酸、锌或维生素 B_{12} 缺乏可能是口疮性溃疡的促成因素，它们也可能会导致舌炎（一种使舌部疼痛、红肿和光滑的疾病）和口角炎（一种使嘴角疼痛、开裂和红肿的疾病）。

少数情况下，食物过敏也是致病因素，口腔溃疡的出现是否与特定的食物相关是一个值得探讨的问题。

其他症状

重型口疮性溃疡或疱疹样口腔溃疡会带来严重的疼痛，这可能意味着患者进食困难，体重可能会下降。因此，体重下降是转诊的指征。

大多数复发性口疮性溃疡数年后最终都会愈合。少数情况下，如同白塞综合征，除了口腔受累，还会进一步有其他部位受累，最常见的受累部位是外阴、阴道和眼部，伴有生殖器溃疡和虹膜炎。

白塞综合征可能会与多形性红斑混淆，尽管后者在皮肤上通常会有明显特征。多形性红斑有时是由感染或药物（最常见的是磺胺类药物）引起的。

口腔溃疡可能与炎性肠道疾病或乳糜泻有关。因此，如果患者出现持续或反复的腹泻，必须将患者转诊给医生。如果患者有这些症状中的任何一种，均应将其转诊给医生。

极少数情况下，溃疡可能与血液系统疾病（包括贫血、白细胞计数异常偏低和白血病）有关。在这种情况下，患者可能有其他疾病征

2

象，应将患者直接转诊给医生。

目前用药情况

　　药剂师应询问患者目前正在使用的药物，因为口腔溃疡可能是由药物不良反应导致的。已报道的可导致口腔溃疡的药物包括阿司匹林和其他非甾体抗炎药（nonsteroidal anti-inflammatory drug, NSAID）、细胞毒性药物、尼可地尔、β受体阻断剂和柳氮磺胺吡啶。放射治疗也可诱发口腔溃疡。已知小白菊（用于治疗偏头痛）可引起口腔溃疡，因此，有必要询问患者有关服用草药方面的问题。

　　询问患者以前或目前采取的治疗措施及其疗效也非常有用。如有必要，药剂师可以推荐其他药物。

何时转诊

持续时间＞3周
相关的体重下降
有提示癌症的溃疡
其他黏膜或眼部受累
皮疹
疑似药物不良反应
腹泻

治疗时间表

　　如果治疗1周后病情未减轻，应将患者转诊给医生。

治疗

　　口疮性溃疡的对症治疗可以减轻疼痛和缩短愈合时间。对症治疗药物中的活性成分包括防腐剂、皮质类固醇和局部麻醉药。已有一些临床试验证据支持使用局部皮质类固醇和氯己定漱口水。可使用棉签或药棉蘸取药物软膏和液体制剂涂抹容易接触到的溃疡。对于难以接触到的溃疡，可使用漱口水。

葡萄糖酸氯己定漱口水

有一些证据表明，氯己定漱口水能缩短口腔溃疡的持续时间并降低其严重程度。在口腔溃疡的治疗中使用抗菌药物的原因是：继发性细菌性感染经常发生。发生继发性细菌性感染时，患者会更加不适且溃疡愈合会延迟。氯己定有助于预防继发性细菌性感染，但并不能预防口腔溃疡复发。氯己定漱口水有苦味，市面上可买到薄荷味和标准味道的氯己定漱口水。经常使用氯己定漱口水会使牙齿变黄，但这种情况通常不是永久性的。建议患者使用氯己定漱口水之前刷牙，以减轻牙齿染色。刷牙之后，患者应使用清水彻底漱口，因为牙膏中的一些成分会使氯己定失去活性。氯己定漱口水的使用方法是每日 2 次，每次口含 10 ml 持续 1 分钟，并且患者口腔溃疡愈合后仍需使用48 小时。

局部皮质类固醇

氢化可的松可局部用于溃疡处，可以减轻炎症和疼痛并缩短愈合时间（尽管证据不充分）。成年患者和超过 12 岁的儿童患者可使用氢化可的松黏膜粘贴片（2.5 mg），可将一片粘贴片放置在溃疡病变上直到其溶解。如果溃疡处于一个无法接触的部位，则这样做可能很困难。这种粘贴片的使用方法是每日 4 次。药剂师应告知患者这种粘贴片不能吮吸，应使粘贴片与溃疡病变接触而使其自行溶解。建议患者尽早进行这种治疗。在溃疡出现前，患者即可感到患处敏感和刺痛——前驱阶段，这个阶段就应开始治疗。局部皮质类固醇对复发性溃疡无效。

局部镇痛药

苄达明漱口水或苄达明喷雾剂和水杨酸胆碱牙科凝胶都是短效制剂，它们在缓解非常疼痛的溃疡方面非常有效。苄达明漱口水的使用方法是每日 3 次，每次口含 15 ml。

使用苄达明可能会出现麻木、刺痛和其他不适。因此，在使用苄达明之前，应当用等量的水将其稀释后再使用以减轻刺痛。苄达明漱口水尚未获得用于 12 岁以下儿童患者的许可。苄达明喷雾剂的使用方法是将其喷于患处，每次喷 4 下，每日 3 次。水杨酸胆碱凝胶禁用于 16 岁以下的患者，因为有可能导致瑞氏综合征（Reye's syndrome）。

局部麻醉药（例如利多卡因和苯佐卡因）

患者常要求使用局部麻醉药凝胶制剂来镇痛。尽管它们在暂时缓解疼痛方面非常有效，但很难让凝胶制剂和液体制剂与溃疡表面保持长时间接触。必要时可以多次使用。患者可用舌头将粘贴片和含片保持在溃疡处，因此，当患者只存在一个或两个溃疡病变时，可使用粘贴片和含片治疗溃疡。当溃疡病变处于口腔中不容易接触到的位置时，使用任何含有局部麻醉药的制剂都会变得困难。

已有利多卡因和苯佐卡因导致过敏的报道，但交叉致敏似乎罕见，可能是因为两种药物的化学组成不同。因此，如果患者之前对其中一种药物出现过敏反应，可以使用另一种药物替代。

口腔溃疡病例

病例 1

一位 50 岁出头的男士因疼痛性口腔溃疡来到药店。在问诊中，患者告诉你，现在他口腔中有两个溃疡，多年来他偶尔会出现口腔溃疡，通常是在颊部或唇部出现一个或两个溃疡，持续 1 周左右。他说他没有任何其他症状。你查看他的溃疡时注意到，他口腔内有两个小的白色斑块，一个位于他的舌部边缘，另一个位于颊部，每一个斑块周围都有红色的隆起边缘。患者不记得他发生过任何口腔外伤或损伤，患者的口腔溃疡已经持续了几天。患者告诉你他已经使用过一些镇痛凝胶且其疼痛有一定程度的减轻。

药剂师的观点

从患者的病史来看，患者可能是复发性轻型口疮性溃疡。如果需要，患者可使用氢化可的松黏膜粘贴片（将药片贴在溃疡处让其自行溶解，每日 4 次）、局部麻醉药或镇痛凝胶治疗，这些有助于减轻他的不适。如果他的溃疡在 3 周内没有愈合，则建议他去看医生。

医生的观点

这位患者最有可能是复发性口疮性溃疡。像往常一样，应询问他的健康状况，特别是他有没有复发性肠道疾病或体重下降。如果他的口腔溃疡与吸烟相关，这可能是一个与他讨论吸烟和戒烟的好机会。患者的口腔溃疡可以使用局部类固醇制剂进行治疗。

案例 2

一位女士因口腔溃疡来到药店，她已经尝试过几种治疗方法。你的助理让你去看看她并为她推荐更有效的治疗方法。这位女士告诉你她的舌下有一个严重的溃疡，已持续数周。她已经使用了一些含有局部麻醉药的锭剂和一种抗菌漱口水，但没有任何效果。她每天吸烟20 支。

药剂师的观点

应建议这位女士去看医生，以进行进一步的检查。其溃疡持续数周且没有减轻表明她可能存在其他严重疾病。

医生的观点

建议转诊是正确的，而且医生很可能会将她转诊至口腔颌面外科以进行进一步的检查，也可能要进行活检，因为她的溃疡可能是恶性的。在英国，在所有癌症中，口腔癌大约占2%。口腔癌最常见于51～60 岁，男性发病率是女性的 2 倍。它往往与吸烟有关，包括用烟斗或吸雪茄。嚼烟草也是一种危险因素。口腔癌最常发生于舌部或下唇，起初它可能是无痛性的。

胃灼热

胃灼热是消化不良的一种形式，更正式的说法是胃食管反流（gastro-oesophageal reflux disease, GORD）。当胃内容物反流进入食管时，特别是当酸性物质进入食管时，这些物质会刺激食管黏膜表

2

面（食管炎）而出现胃灼热症状。胃灼热患者常主诉的典型症状是烧灼不适/疼痛，可向上放射至胸骨后方。通过详细询问病史，药剂师可以做出患者是否存在潜在的更严重疾病的判断。

你需要知悉的内容

年龄
　　成年人，儿童
症状/相关的因素
　　胃灼热
　　吞咽困难
　　胃肠胀气
　　妊娠期
　　诱发因素
　　缓解因素
　　体重
　　吸烟习惯
　　饮食习惯
目前用药情况
　　已使用过的药物
　　其他正在使用的药物

问诊的重要性

年龄

　　胃灼热和食管炎的症状更常见于 55 岁以上的患者。通常情况下，儿童不太会出现胃灼热症状，但年轻人可出现胃灼热症状，特别是孕妇（参见第 5 章"女性健康"中"妊娠期的常见症状"章节中的相关内容）。因此，应将有胃灼热症状的患儿转诊给医生。

2

症状 / 相关的因素

　　胃灼热患者的烧灼不适感可出现在胃区中上部（上腹部），且这种烧灼不适感往往会向上放射至胸骨后方。患者的疼痛可能只有在胸骨后下部才能感觉到，偶尔患者的疼痛会直冲咽喉处，这时患者的口腔会感觉到有酸味。

　　询问诱发或加重因素有助于判断患者是否是胃灼热。胃灼热患者弯腰或平躺时常可诱发胃灼热症状。超重和最近体重剧增的患者更可能发生胃灼热。胃灼热也更可能发生在大量进食后。

　　饮酒和吸烟据信会导致或加重胃灼热。压力也是导致胃灼热发生的一个因素。

　　胃灼热常与很多药物有关，人们可能会发现他们在使用一些药物后不久发生了胃灼热。可导致胃灼热的主要药物包括钙通道阻滞剂、抗胆碱能类药物（尤其是那些具有更明显的抗胆碱作用的药物，例如阿米替林）、茶碱和硝酸盐。在男性，用于治疗勃起功能障碍的药物磷酸二酯酶抑制剂（例如西地那非和他达拉非）也被越来越多地认为是导致胃灼热的一个原因。

　　这些药物会导致食管下端括约肌松弛，这是它们导致胃灼热的原因。食管下端括约肌的作用是：胃收缩时可使食物进入胃，但阻止胃内酸性物质进入食管。胃壁可以耐受酸的刺激，但食管壁不耐受酸的刺激。咖啡、茶或可乐等软饮料中的咖啡因以及一些镇痛药和感冒药中的咖啡因也可使食管下端括约肌松弛而导致胃灼热。

　　NSAID 会使食管炎加重。阿司匹林或皮质类固醇（例如泼尼松龙）口服制剂也会加重食管炎。用于治疗骨质疏松症的药物双膦酸盐（例如阿仑膦酸盐和利塞膦酸盐）可导致严重的食管炎，这是人们服用这些药物后需要喝水并保持直立的重要原因。

剧烈疼痛

　　有时胃灼热导致的疼痛可能突然出现且十分严重，甚至放射至背部和手臂。这种疼痛可能与心脏病发作导致的疼痛很相像，难以区分，因此，必须将有这种疼痛的患者转诊进行急诊治疗。有时，住院治疗的患者表面上是心脏病发作，实际上是食管炎。有关胸痛病因的进一步讨论参见第1章"需要直接转诊的呼吸系统症状"章节中"胸痛"项下相关内容。

吞咽困难

　　吞咽困难必须永远被视为一个严重症状。吞咽困难可能是吞咽食物或液体时的不适感，也可能是感到食物或液体粘在食管上的感觉，无论如何有吞咽困难的患者都需要转诊治疗（参见下文"何时转诊"项下相关内容）。吞咽不适感可能继发于胃内酸性物质反流导致的食管炎，在摄入热饮或刺激性液体（例如酒或果汁）时特别容易出现。患者有吞咽食物时感觉有东西粘在食管上或感觉食物似乎没有直接进入胃既往史是立即转诊治疗的指征，因为这些症状可能是由肿瘤或严重的食管炎和狭窄导致的食管阻塞引起的（见下文）。

反流

　　反流可能与吞咽困难相关。当最近吃过的食物粘在食管上时会发生反流，即食物没有进入胃而发生了反流。这是由食管的机械性阻塞导致的。食管的机械性阻塞可由肿瘤导致，也可由不太严重的疾病导致，例如食管狭窄。食管狭窄可由长期胃酸反流导致。持续存在的食管炎会导致食管瘢痕形成。食管瘢痕收缩可引起食管狭窄。这种狭窄可以应用光纤型内镜进行扩张治疗。但是，为了明确反流的原因，有必要进行体格检查和进一步的辅助检查。

妊娠期

　　据估计，有一半的孕妇有胃灼热症状，详见第5章"女性健康"中"妊娠期的常见症状"中相关内容。30岁以上的孕妇更容易出现胃灼热症状，这是由腹内压增加和食管末端括约肌松弛导致的。激素被认为能降低括约肌压力，特别是孕激素。孕妇的胃灼热常始于妊娠中晚期，但可发生在妊娠期任何阶段。胃灼热有时可能也与心理压力相关。

目前用药情况

　　药剂师应询问患者为缓解胃灼热已使用过哪些药物。

　　药剂师也应询问患者有没有正在服用可引起或加重胃灼热症状的

2

药物（例如前面讨论过的钙通道阻滞剂、抗胆碱能类药物、茶碱、硝酸盐、咖啡因和磷酸二酯酶抑制剂）。布洛芬、阿司匹林等 NSAID 和皮质类固醇（例如泼尼松龙）口服制剂会加重消化不良的症状和反流引起的各种食管炎。此外，双膦酸盐可导致严重的食管炎。如有必要，应建议患者与开这些处方药的医生讨论一下这些问题。

抗酸药无效以及疼痛放射至手臂可能意味着疼痛不是由酸性物质反流引起的。虽然存在由酸性物质反流所致的可能性，但也要考虑诸如缺血性心脏病（IHD）和胆囊疾病等其他病因。

何时转诊

抗酸药无效

与处方药有关

疼痛放射至手臂

吞咽困难

反流

持续时间长

病情加重

儿童患者

治疗时间表

如果治疗 1 周后症状没有减轻，患者应去看医生。

治疗

使用市面上可以买到的非处方药治疗胃灼热效果良好。在给患者提供如何预防胃灼热复发的实用建议方面，药剂师占有一席之地。药剂师可以应用自己的专业知识来判断和决定在抗酸药 / 海藻酸盐、H_2 受体拮抗药（雷尼替丁）或质子泵抑制剂（PPI）（埃索美拉唑、泮托拉唑或雷贝拉唑）中选择哪一类作为一线药物进行治疗。当然，药剂师做决定时还要考虑患者的偏好。

抗酸药

抗酸药在控制胃灼热方面是有效的，它们与海藻酸盐联合应用时效果更好。药剂师选择抗酸药遵循的指南与本章稍后部分"消化不良"章节的相关内容相同。妊娠期和任何需要限钠饮食的患者（例如有心力衰竭或肾脏和肝脏疾病患者）应避免使用含钠量高的制剂。

海藻酸盐

海藻酸盐可形成胶体漂浮在胃内容物表面而防止胃内容物反流。一些海藻酸盐药品中含有碳酸氢钠，它们除了具有抗酸作用外，还能抑制胃内二氧化碳的释放，使海藻酸盐胶体漂浮在胃内容物上部。如果患者需要低钠药物，则药剂师可以给他们推荐含有碳酸氢钾的海藻酸盐。钠含量低的海藻酸盐药品可用于治疗限钠饮食的胃灼热患者。

H₂受体拮抗药（雷尼替丁）

雷尼替丁可短期用于治疗 16 岁以上患者和成年患者的消化不良、胃酸过多和胃灼热（参见本章稍后"消化不良"章节的相关内容）。雷尼替丁的使用注意事项是，要确保患者不会长时间自行连续使用。因此，当患者再次购买这种药品时，药剂师和相关工作人员应询问患者是在连续性使用还是在间歇性使用。

与抗酸药相比，雷尼替丁的作用时间（高达 8～9 小时）和起效时间都更长，其作用机制是阻断组胺对胃壁壁细胞组胺 H_2 受体的刺激作用而减少胃酸的分泌。这种抑制作用不如质子泵抑制剂（PPI）强。

如果已知进食可诱发症状，则应在进食前 1 小时服用雷尼替丁。H_2 受体拮抗药也对预防夜间胃灼热有效。虽然已有报道显示服用 H_2 受体拮抗药会出现头痛、头晕、腹泻和皮疹的不良反应，但不是很常见。

已获准的雷尼替丁非处方药的规格剂量为 75 mg，其每日最大使用剂量为 300 mg，最多可连续使用 2 周。其药品说明书指出，如果患者正在服用其他雷尼替丁处方药，在没有医生允许的情况下，患者不应再服用雷尼替丁非处方药。

20 世纪 90 年代，西咪替丁、法莫替丁和尼扎替丁已有获准作为非处方药使用的药品，但目前市面上还买不到。

质子泵抑制剂

　　埃索美拉唑、奥美拉唑、泮托拉唑和雷贝拉唑可用于缓解胃灼热成年患者的症状。在缓解胃灼热的药物中，质子泵抑制剂（proton pump inhibitor, PPI）属于最有效的药物。它们的最佳效果可能需要1天左右的时间达到。在它们的药效达到最佳之前，有持续症状的患者可能还需要合用抗酸药。PPI 的作用机制是可以抑制胃的胃酸分泌。PPI 是通过阻断胃壁壁细胞中的氢 - 钾 ATP 酶（也称为质子泵）抑制胃酸分泌的最后阶段。单剂 PPI 的药效持续时间为 24 小时甚至更长。

　　奥美拉唑和雷贝拉唑的非处方药的规格剂量为每片 10 mg，泮托拉唑的非处方药的规格剂量为每片 20 mg，其使用剂量如下表所示。

质子泵抑制剂（PPI）非处方药的规格剂量和每日剂量		
	规格剂量（mg）	每日剂量（mg）
埃索美拉唑	20 mg	20 mg
奥美拉唑	10 mg	20 mg
泮托拉唑	20 mg	20 mg
雷贝拉唑	10 mg	10 mg

　　应告知患者，PPI 不要与 H_2 受体拮抗药一起服用。PPI 应在饭前用大量水整粒送服。重要的是，PPI 服用时不能压碎或咀嚼。饮酒和进食不影响 PPI 的吸收。

　　如果胃灼热的症状在服药 2 周内未减轻，应将患者转诊至全科医生诊所。妊娠期或哺乳期患者不能服用 PPI。已有显示服用 PPI 出现嗜睡的不良反应的报道，但很少见。PPI 治疗会使检查幽门螺杆菌的"呼气试验"结果呈假阴性。

2

临床实用要点

肥胖

如果患者超重，应建议患者减肥。有一些证据显示，减肥能够减轻胃灼热的症状。

食物

少食多餐要好于暴饮暴食，少食多餐可减少胃内食物量而减少胃扩张，有助于预防反流。当胃内有大量食物时，胃排空减慢，可加重症状。高脂肪饮食也会延缓胃排空。晚饭时间最好按排在睡前几个小时。

姿势

低头、弯腰甚至瘫坐在扶手椅上都可以引起胃灼热症状，因此，应尽量避免此类动作。最好采取蹲坐的方式坐下而不要弯腰坐下。当患者躺下时，症状常常会加重；有证据显示，抬高床头高度既可以缩短胃内酸性物质排空时间，也可减少反流的发作次数。因此，常常建议患者垫高枕头，但这没有抬高床头有效（例如，在床头支架下垫上砖头），因为垫高枕头只有身体的上半部分被抬高，腰部仍是屈曲的，可能会导致胃内容物的压力增高。

着装

紧身衣的或使身体收紧的服装，特别是佩戴腰带和皮带的衣服，可能是胃灼热的一个促发因素，因此，应尽量避免穿这类衣服。

其他加重因素

吸烟、饮酒、咖啡因和巧克力对食管有直接刺激作用，可通过降低食管下端括约肌的压力使其功能不全而促发反流。药剂师在建议患者戒烟方面处于非常有利的地位，在适当的情况下可以为患者提供戒烟产品（参见第 10 章 "心脏病的预防" 中 "尼古丁替代疗法——可供选择的产品" 标题下相关内容）。让患者了解戒烟可减轻胃灼热的烧灼不适感是使其下决心戒烟的一个促进因素。

2

胃灼热病例

患者的观点

我一直有胃灼热的症状。其实，这是我想要减肥的原因之一。之前我的胃灼热症状每隔一段时间就会出现一次，但后来出现得越来越频繁。之前我的胃灼热症状只在夜间出现，但后来白天也会出现。我感觉烧灼感首先出现在胸口，然后延伸到咽喉，并且会在我的咽喉后面留下难闻的味道。由于后来我白天也会出现症状，我会随身携带抗酸药。我没有去看过医生。后来我发现，当我的体重下降到一定水平（不在超重范围）时和做更多的行走运动时，我的胃灼热症状就不再出现。现在看来，似乎只要控制好体重，症状就不会再出现。运动肯定有助于减轻症状。

病例 1

艾米·贝斯顿夫人是一位大约 50 岁的女士，她因胃部问题来到药店。问诊发现，她的胸骨正上方和咽喉部有时会出现烧灼感，并且常常感觉嘴里有苦味，好像有食物涌上来。她的不适感在晚上躺在床上的时候或弯腰做园艺的时候会加重。她出现这些症状 1~2 周了，她没有自行服用任何药物去治疗。贝斯顿夫人也没有服用任何医生开的药物。凭经验观察，这位女士至少超重 7~8 kg。你问贝斯顿夫人她的症状有没有在特定时间段加重的情况，她回答说晚上躺在床上不久时症状就会加重。

药剂师的观点

这位女士有多个胃灼热的典型症状：胸骨后区疼痛和烧灼不适感。她的症状在晚上躺在床上时加重，这在胃灼热中常见。贝斯顿夫人出现这些症状已经大约 2 周了，她没有服用任何医生开的药物。

可以建议患者饭后 1 小时服用海藻酸盐 / 抗酸药，睡前服用 H₂ 受体拮抗药或质子泵抑制剂（PPI）。给患者提供实用建议时可以委婉地提示患者，如果她的体重低一些，她的症状会明显减轻。如果你的药店提供体重管理服务，你可以询问贝斯顿夫人是否有兴趣参加。另外，还可以给患者提供包括健康饮食以及与当地的体重管理小组联系的其他建议。贝斯顿夫人也需要减少茶和咖啡的摄入以及饮酒；如果她吸烟，则她需要戒烟。贝斯顿夫人需要改变她的很多生活方式。因此，也许有必要向贝斯顿夫人解释一下可以诱发这些症状的因素，并与她讨论她可以从哪里开始改变。一次只改变一种不良习惯可能更容易实现并持续下去。

更年期女性更容易出现胃灼热，且更年期女性体重增加会进一步加重症状。

医生的观点

药剂师给出的建议是合理的。酸性物质反流是贝斯顿夫人的症状的最可能原因。她来药店的目的单从这次问诊内容来看还不清楚，她是想寻求治疗药物、还是只想咨询一下她的症状原因抑或两者兼而有之还不清楚。了解患者的期望总是有助于取得良好的疗效的。鉴于贝斯顿夫人的情况，药剂师与其之间的讨论内容肯定是庞杂的，因为他们彼此需要给对方提供大量的信息，包括药剂师向她解释导致其症状的原因（应采用通俗易懂的语言描述胃食管酸性物质反流和食管炎），以及有关治疗和改变生活方式方面的建议。在这种情况下，明智的做法是请患者再来药店进行随访，以便了解患者的病情进展情况并强化给患者的治疗建议。如果患者的胃灼热症状没有减轻，请患者来随访也提供了一个建议患者转诊去看医生的机会。

医生下一步采取什么措施是非常依赖于这些信息的。如果医生能获得一个表明患者的胃灼热是由酸性物质反流引起的清晰病历，那么向患者强化药剂师提出的有关姿势、体重、饮食、吸烟和饮酒方面的建议是适当的。如果患者要求进行药物治疗，则可给予抗酸药或海藻酸盐类药物。如果患者的症状非常严重，可给予 H_2 受体拮抗药或质子泵抑制剂（PPI）。如果患者的症状持续存在或诊断不明确，有必要转诊以进行内镜检查。一般认为，根除幽门螺杆菌对缓解胃灼热没有作用。

病例 2

哈里·格罗夫斯先生，年近 60 岁，在当地附近的一个仓库工作，想让你为他推荐一些治疗胃灼热的"强效"药物。格罗夫斯先生告诉你他一直有严重的胃灼热，大约 1 周前他去看过医生，医生给他开了一些药物。你还记得你给他推荐过一种海藻酸盐液体制剂。他的药已经用完了，但症状还在持续。当你问他是否能指出具体哪个部位疼痛时，格罗夫斯先生将双手交叉放在了胸前，他说他这个地方感觉很沉重。你问他其疼痛是否放射时，格罗夫斯先生告诉你，他的疼痛有时会放射到他的颈部和下颌。格罗夫斯先生是一位吸烟者，他没有使用过其他药物。当问到他的疼痛在弯腰或躺在床上时是否加重时，格罗夫斯先生说不会，但他告诉你他的疼痛一般会在工作时出现，尤其是在忙碌时。

药剂师的观点

这位先生应立即去看医生。从他描述的症状来看，他不是典型的胃灼热。此外，他一直在服用海藻酸盐制剂，但是无效。格罗夫斯先生的症状令人担忧；他的胃灼热与工作劳累相关，其疼痛的位置和放射的位置提示一个更严重的病因，可能是心脏病。

医生的观点

格罗夫斯先生的病史提示他可能是心绞痛。应立即将他转诊给医生或非工作时间医疗（OOH）中心。医生需要了解更多有关其疼痛的详细信息，例如，持续时间，非劳累情况下是否有发作。医生还需要了解上周他的症状是否加重（因为他可能过量服用了抗酸药），如果加重，则提示他是"不稳定性心绞痛"。如果他的症状在过去1周内进行性加重，或他的疼痛发作很频繁、持续时间很长且休息后仍不缓解，则通常应立即安排患者住院治疗，因为患者的这种表现像是不稳定性心绞痛或急性冠状动脉综合征。

对于几乎所有疑似心脏病性胸痛或心绞痛患者，医院均应留院进行急诊检查（一些医院有当日胸痛留观中心）。全面的评估通常包括查体、心电图（ECG）、尿液检查、血液检查以及之后进行"平板试验"（运动心电图）和冠状动脉血管造影检查。后者可以可视化观察心脏肌肉的供血血管，以确定患者是否需要进行手术或植入支架治疗。如果确诊为冠状动脉疾病，需要进行药物治疗，例如，阿司匹林或氯吡格雷和硝酸甘油，还可能需要β受体阻断剂或限速钙通道阻滞剂之类的药物。由于这是"二级预防"，对于已确诊的疾病，他汀类药物（阿托伐他汀，通常每日 80 mg）也是适用的。应强烈建议格罗夫斯先生戒烟，并给他提供戒烟建议，可能的话，应将他转诊至戒烟诊所。

消化不良

消化不良可引起上腹部不适或疼痛，可能会被描述为烧灼感、沉重感或疼痛。消化不良常与进食有关，并可伴有恶心、上腹部胀满或打嗝等症状。消化不良在社区药店是一种常见疾病，并且常是一种患者自我诊断的疾病，患者常将消化不良这个术语用于胸部疼痛和上腹部到下腹部的一些症状。许多患者还经常把消化不良与胃灼热混为一谈，因为它们的症状之间可以有交叉。药剂师必须确定患者自我诊断的消化不良是否正确并除外患者是更严重疾病的可能性。

你需要知悉的内容

症状
年龄
　成年人，儿童
症状持续时间
既往史
疼痛的详细情况
　疼痛的部位？
　疼痛的性质？
　疼痛是否与进食相关？
　疼痛是持续性的还是间歇性的？
　疼痛是否存在加重或缓解因素？
　疼痛是否已转移到其他地方？
相关的症状
　食欲缺乏
　体重下降
　恶心 / 呕吐

　排便习惯改变
饮食
　最近饮食有无变化?
　饮酒
吸烟习惯
目前用药情况
　已使用过的药物
　其他正在使用的药物

问诊的重要性

症状

　　消化不良的典型症状包括上腹部（胸骨和脐之间的区域）的局部不适，可表现为烧灼感、沉重感或疼痛，可能是由某些特定食物、暴饮暴食、饮酒或使用药物（例如 NSAID 或阿司匹林）等引起。

年龄

　　在儿童，消化不良罕见。腹部疼痛在儿童是一种常见症状且常与感染有关。对儿童的不明原因的腹部疼痛采用非处方药治疗是不适当的，应将患者转诊至全科医生诊所。

　　当遇到老年人第一次出现消化不良时，要谨慎，应将他们转诊给全科医生进行诊断。英国国家卫生与临床优化研究所（the National Institute for Health and Care Excellence, NICE）建议的老年人年龄阈龄为 55 岁。这种建议是基于 55 岁及以上人群罹患胃癌的风险较高；胃癌在年轻患者中罕见，更可能出现在 55 岁及以上的人群中。因此，详细的病史采集在这里至关重要。

症状持续时间 / 既往史

　　应根据问诊获得的信息将有持续性或复发性消化不良的患者转诊给医生。另外，也应将有消化不良症状既往史且对治疗无效或症状已经加重的所有患者转诊给医生。

2

疼痛的详细情况 / 相关的症状

如果药剂师能够得到患者对其疼痛的详细描述，则更容易决定对患者是采取药物治疗还是建议其转诊去看医生。有一些可能表现为消化不良的疾病是需要转诊的，见下文。

溃疡

溃疡可以出现在胃里（即胃溃疡），也可以出现在与胃相连的小肠的第一部分（即十二指肠溃疡）。十二指肠溃疡更常见，且其症状与胃溃疡不同。目前胃溃疡和十二指肠溃疡的患病率都已大大下降了，可能是因为幽门螺杆菌感染率（是这两种溃疡的主要原因）下降了。

过去，人们认为这两种溃疡可以根据症状和查体进行临床诊断，但现在人们认为它们的鉴别诊断不太可能根据症状和查体做出 [可能与它们的患病率下降和质子泵抑制剂（PPI）的广泛使用有关]。十二指肠溃疡的疼痛部位通常是上腹部略偏右侧，患者通常可以用一个手指指明其疼痛部位。十二指肠溃疡的疼痛为钝痛，当胃排空后，尤其是在夜间，十二指肠溃疡的疼痛最有可能出现。摄入食物（虽然高脂肪食物可以诱发）和抗酸药可以缓解十二指肠溃疡的疼痛。胃溃疡的疼痛常常发生在同一区域，但其疼痛部位不那么容易指明。其疼痛常因摄入食物而加剧，并可能伴有恶心和呕吐。胃溃疡患者的食欲通常是下降的，且其症状是持续性和严重的，查体时有上腹部压痛。胃溃疡和十二指肠溃疡都与幽门螺杆菌感染有关，并且都可由吸烟和NSAID加重或诱发。胃溃疡是令人担忧的，因为它有致癌风险。

胆结石

肝下方的胆囊内可形成一个或多个结石。胆囊的作用是存储胆汁。胆囊可周期性收缩而将胆汁通过一条细小的管道（即胆管）排入十二指肠以帮助食物消化，尤其是帮助脂肪含量高的食物消化。胆囊收缩时，胆囊内结石有可能会暂时卡在胆管开口处。如果这种情况发生，则右肋下上腹部将出现剧烈疼痛（即胆绞痛）。胆绞痛可由高脂肪食物诱发。如果胆汁排出受阻，则胆囊会扩大而产生持续性

2

疼痛且易于发生感染（胆囊炎）。有时这种疼痛可与十二指肠溃疡的疼痛混淆。

胃灼热 [胃食管反流（GORD）]

许多患者分不清胃灼热和消化不良这两个术语，有时这两种状况无法区分。胃灼热患者的疼痛是上腹部疼痛，可向上放射到胸骨并可继续放射到咽喉部。暴饮暴食、弯腰或平卧常可诱发胃灼热。胃灼热常可由药剂师用药物进行治疗，但有时也需要将患者转诊给医生（参见本章"胃灼热"章节的相关内容）。

肠易激综合征

肠易激综合征（irritable bowel syndrome, IBS）是一种常见但不严重的疾病，然而患者会非常痛苦，其症状是由肠痉挛引起的［也见本章稍后"肠易激综合征（IBS）"的独立章节］。IBS 的原因目前仍不清楚，但它常与焦虑和压力有关。患者通常会有排便习惯改变，有时患者有便秘和腹泻交替出现。IBS 患者一般会出现疼痛，且其疼痛有一个常见特征，即其疼痛常在排便后缓解。IBS 的疼痛往往出现在下腹部（脐下），但也可能出现在上腹部；因此，IBS 与消化不良有可能混淆。有反复性消化不良而又找不到原因的患者有可能是某种形式的 IBS，他们的症状可能与下腹部症状有明显的重叠。应将有排便习惯持续改变的所有患者转诊给医生。

非典型性心绞痛

心绞痛患者通常会出现胸前区紧缩性、压榨性疼痛，有时会放射到颈部和（或）上臂。非典型性心绞痛的疼痛也可能会出现在下胸部或上腹部，很可能是由运动或劳累诱发的。如果怀疑患者是非典型性心绞痛，应将患者转诊给医生。

更严重的疾病

持续的上腹部疼痛可能提示胃癌或胰腺癌，尤其是伴有厌食症和不明原因的体重减轻时。其溃疡有时会开始出血，可能表现为呕吐物带血（呕血）或粪便带血（黑便）。在后一种情况，粪便呈黑色焦油状。消化不良的预警症状见框 2.1。应将患者紧急转诊给医生。

框2.1　消化不良的预警症状：转诊原因

　　消化不良往往轻微且发作不频繁，通常不需要将患者转诊给医生。药剂师一般提出帮助患者改变生活方式的建议并推荐药物治疗即可。

　　如果患者有反复出现的消化不良和下列任何情况，则需要将患者转诊给医生：

- 年龄为 55 岁及以上
- 有不明原因的体重下降（非故意性）
- 有吞咽困难
- 有持续性或反复性恶心或呕吐
- 有缺铁性贫血（这种诊断需要进行血液检查）
- 患者担心胃里有肿块
- 呕吐物带血或粪便带血（可能是黑色焦油状——黑便）
- 有持续性腹部疼痛，尤指严重或与饮食无关的腹部疼痛
- H_2 受体拮抗药或质子泵抑制剂（PPI）治疗无效

　　这些症状可能是更严重的疾病的征象，例如胃溃疡或胃癌。

来源：Adapted from NHS Choices–Indigestion: When to see a GP, and NICE Cancer Referral Guidelines–NG12.

饮食

　　高脂肪食物或暴饮暴食可引起消化不良并加重溃疡，并且如果患者有胆囊异常，则可能诱发胆绞痛。饮酒会引起消化不良症状，尤其是大量饮酒时。

吸烟习惯

　　吸烟可以诱发或直接引起消化不良和溃疡。在吸烟者，溃疡的愈合速度更慢且更常复发。药剂师应利用患者咨询这个机会建议吸烟患者戒烟，也许可以推荐尼古丁替代疗法（NRT）。

目前用药情况

已使用过的药物

对于已使用过一种或多种合理药物进行治疗但症状仍未减轻的患者，或对于用药物之初症状缓解、后续效果不佳的患者，药剂师均应建议他们去看医生。

其他正在使用的药物

许多药物的使用会产生胃肠道不良反应，因此，药剂师一定要询问患者正在使用的药物。

NSAID 和阿司匹林会导致溃疡和出血性溃疡，但剂量增加导致的毒性和与药物性质有关的毒性是不同的。NSAID 和阿司匹林是通过抑制肠道黏膜的前列腺素合成而减少可中和胃酸的碱性黏液产生而增加胃溃疡和十二指肠溃疡的发病风险的。这些药物通常会引起消化不良。氯吡格雷是一种抗血小板药物，也会增加胃肠道出血的风险，老年患者尤其容易出现这类问题，药剂师应牢记这一点。对任何正在服用 NSAID 和阿司匹林而出现严重的或症状持续的消化不良患者均应进行转诊治疗。现在的标准做法是：可以给 65 岁以上的患者合开质子泵抑制剂（PPI）和 NSAID 作为"胃保护"处方药（PPI 可中和胃酸对胃和十二指肠黏膜的破坏）。对于老年人，需要特别注意，如果怀疑有 NSAID 相关的消化不良，必须将其转诊给医生。在英国，每年因胃肠道出血而住院治疗的患者人数为 5 万 ~7 万，而每年因此死亡的人数约为 2 500；在老年人，许多患者住院治疗和死亡正是因为使用了 NSAID、氯吡格雷和阿司匹林。

非处方药也需要考虑，阿司匹林、布洛芬和铁制剂都是可能引起消化不良的药物。有些药物可能会与抗酸药发生相互作用（见下文"与抗酸药发生相互作用的药物"部分）。

何时转诊（也见框 2.1）

年龄＞55 岁，症状是第一次出现

与使用 NSAID 或阿司匹林处方药有关

2

症状是持续性（＞5 天）或复发性的

疼痛严重

呕吐物带血或粪便带血

劳累时疼痛加重

出现持续性恶心或呕吐

治疗无效

疑似与药物不良反应有关

相关性体重减轻

儿童

治疗时间表

如果治疗 5 天内症状没有好转，应建议患者去看医生。

治疗

一旦药剂师排除了患者是重大疾病的可能性，药剂师就可以向患者推荐使用抗酸药或 H₂ 受体拮抗药来治疗消化不良了，这些治疗可能会有效。专门用于治疗胃灼热和反流症状（参见本章稍前部分"胃灼热"章节的相关内容）的作为非处方药的质子泵抑制剂（PPI）可在药店买到，但其应用应根据每位患者的症状选择合适的剂型。吸烟、饮酒和高脂肪饮食都可加重症状，因此，药剂师的建议应因人而异。

抗酸药

一般情况下，液体抗酸药比固体抗酸药更为有效，因为液体制剂更易于服用、起效更快且中和能力更强——主要是因为液体制剂的药物成分与胃内容物接触的表面积最大。有些患者认为固体片剂服用更方便，但要达到最好的效果，这些药片在吞咽之前需要进行充分的咀嚼。因此，为了方便起见，患者可能两种剂型都需要：在非工作时间服用液体制剂，而在白天工作时间服用固体片剂。为了使抗酸药在胃内停留的时间更长，抗酸药最好在进食后约 1 小时服用，因为此时胃排空速度已经减慢。与进食前 30 分钟至 1 小时服用抗酸药相比，进食后 1 小时服用可使药物作用持续时间达到 3 小时。可能还需要给予重复剂量以获得满意的疗效。

碳酸氢钠

碳酸氢钠可溶于水，是一种能快速与酸性物质发生中和反应的碱性物质，其起效非常快，但持续时间短。不应单独使用碳酸氢钠去缓解消化不良，但许多消化不良治疗药物中都含有这种成分。碳酸氢钠常常与长效药物成分结合使用，作为非处方药的一种成分，其目的是使后者快速起效。然而，需要限制钠盐摄入的患者（例如有充血性心力衰竭的患者）应避免服用含有碳酸氢钠的抗酸药。碳酸氢钠会增加锂的排泄，降低血浆锂浓度。因此，应仔细阅读非处方药成分表。不同抗酸药中的相应钠含量可以查阅《英国国家处方集》(British National Formulary, BNF)。此外，长时间使用含碳酸氢钠的抗酸药有可能导致系统性碱中毒和肾功能损害。但在短期使用中，如果抗酸药中的碳酸氢钠成分是与其他成分混合在一起的，则这种抗酸药是一种有价值和有效的抗酸药。相对于治疗慢性消化不良，含碳酸氢钠的抗酸药更适用于治疗急性消化不良。

铝盐和镁盐（例如氢氧化铝和三硅酸镁）

铝盐抗酸药治疗消化不良是有效的，但它们往往会导致便秘；因此，对于有便秘的患者和有便秘倾向的老年患者，药剂师最好避免推荐铝盐抗酸药。镁盐抗酸药是比铝盐抗酸药更有效的酸性物质中和剂，并且镁盐抗酸药往往会引起渗透性腹泻，后者是由不溶性镁盐形成导致的；因此，镁盐抗酸药对有便秘的患者或有便秘倾向的患者非常有用。铝盐和镁盐混合的抗酸药制剂很少会导致肠紊乱，药剂师可推荐使用。

碳酸钙

碳酸钙是非处方药中的一种常见成分。碳酸钙起效快，持续时间长，是一种强效酸性物质中和剂。然而，碳酸钙可导致酸性物质反弹，因此，如果长时间、高剂量服用碳酸钙，则有可能引起高钙血症；因此，不应建议患者长时间使用碳酸钙。如果患者在大量摄入牛奶的同时服用大剂量的碳酸钙和碳酸氢钠，则可导致乳碱综合征。乳碱综合征包括高钙血症、代谢性碱中毒和肾功能不全，其症状包括恶心、呕吐、厌食、头痛和精神症状。

西甲硅油（二甲基硅氧烷）

西甲硅油具有去泡沫特性，因而有时会被添加到抗酸药中。从理论上讲，西甲硅油可降低气泡的表面张力，使气体更容易通过放屁或胃肠胀气（打嗝）的方式从肠道排出。然而，尚无西甲硅油有效的确切证据。

抗酸药引起的药物相互作用

BNF 建议，抗酸药最好不要与其他药物同时服用，因为抗酸药与其他药物同时服用可能会影响其他药物的吸收。抗酸药会破坏肠溶片药物的肠衣（一种用于预防药物在胃内溶解的设计），其结果可能是肠溶片药物的释放不按设计进行，是不可预期的；如果药物提前释放在胃里，则可能会发生不良反应。服用抗酸药和服用其他药物之间至少应间隔 1 小时，以尽量减轻它们之间的相互作用。

抗酸药可能会减少一些抗生素和抗真菌药（四环素、阿奇霉素、伊曲康唑、酮康唑、环丙沙星、诺氟沙星和利福平）的吸收。抗酸药可能也会减少血管紧张素转换酶（ACE）抑制剂、吩噻嗪类、加巴喷丁和苯妥英的吸收（参见 *BNF* 的完整列表）。

碳酸氢钠可能会增加锂的排泄，降低血浆锂浓度，因此可能会降低锂治疗疗效。因此，建议接受锂治疗的患者不要同时服用含有碳酸氢钠的抗酸药。

如果患者在服用抗酸药的同时服用铁制剂，由于服用抗酸药后胃肠道 pH 会升高，则铁制剂的吸收率会降低。这主要是由 pH 变化导致不溶性铁盐形成所致。为了避免这个问题，铁制剂和抗酸药应在不同时间服用（参见 *BNF* 中有关抗酸药引起的药物相互作用的详细列表）。

雷尼替丁

雷尼替丁可短期用于治疗消化不良和胃灼热（参见"胃灼热"章节"治疗"项下的相关内容，本章稍前部分）。雷尼替丁的最长使用时间为 2 周。

2

消化不良病例

病例 1

约翰逊夫人，70 多岁，主诉消化不良和胃部不适。问诊发现，她出现相关症状好几天了；她的疼痛部位在上腹部，似乎与进食无关。她一直觉得有点恶心。你询问了她的饮食情况；她最近没有饮食习惯改变，也没有过于疲劳。她告诉你，她在服用四种药片：治疗心脏病的，利尿的，以及最近才使用的治疗髋关节疼痛的（萘普生，250 mg，每日 2 次）。她根据医嘱一直是餐后服用这些药物，尚未服用任何缓解目前症状的药物。在服用萘普生之前，她曾服用对乙酰氨基酚来缓解疼痛。她在家里通常使用对乙酰氨基酚缓解一般性疼痛；她告诉你她不能服用阿司匹林，因为后者对其胃有刺激。

药剂师的观点

从病史来看，这位患者出现的胃肠道症状好像是由于服用 NSAID 导致的。这种不良反应在老年患者中更常见且可能更为严重。这位患者一直是饭后服药，出现胃肠道不良反应的风险应该很低，因此，最好建议她停止服用萘普生并将她转诊给医生。作为药剂师，还应询问约翰逊夫人服用的对乙酰氨基酚的剂量和次数，以了解她服用的剂量是否足够起到镇痛作用。

医生的观点

将患者转诊给医生这个做法很正确。这位患者的症状几乎可以肯定是萘普生引起的。如今，为任何老年患者开 NSAID 时也应同时开质子泵抑制剂，但给这位患者开药的医生不知何种原因没有这样做。鉴于这位患者有"心脏问题"，另一个需要考虑的因素是服用 NSAID 有心血管疾病的发病风险，尽管与其他 NSAID 相比，服用萘普生的风险相对较低。

应建议患者停止服用萘普生，进行幽门螺杆菌血液学检查对其诊断可能有帮助。在等待检查结果期间，这位患者可以开始服用质子泵抑制剂。如果她幽门螺旋杆菌血液学检查呈阳性，则她可能会从幽门螺旋杆菌根除治疗中获益。

2

然后控制她的主要症状（髋关节疼痛）就会成为一个问题。理论上讲，患者应尽量避免服用 NSAID。也许可以把对乙酰氨基酚更换为含有对乙酰氨基酚和可待因或双氢可待因的复方制剂。如果这种复发制剂的镇痛效果仍不充分，如果她的消化不良症状在几周后消退，则可以谨慎地重新使用萘普生，初始时使用较低的剂量，同时还要服用质子泵抑制剂。如果她的髋关节疼痛是骨关节炎（导致的，其症状未能缓解，则可能需要将其转诊给骨科医生，考虑髋关节置换术。

病例 2

患者，男，50 岁出头，因胃部问题来到药店。他告诉你，他出现胃部不适已经好几个月了，而且病情似乎越来越重了。他的疼痛出现在胃部，位置相当靠上；他几个月前也出现过类似的疼痛，但好转了，而现在又出现了。他的疼痛在饭后似乎会部分缓解；有时他夜间会疼醒。他一直在服用雷尼（Rennies）来治疗他的疼痛；开始时效果非常好，但现在似乎无效了，即使服用的剂量很大。患者还一直在服用非处方药雷尼替丁片剂。他没有服用其他药物。

药剂师的观点

这位患者有上腹部疼痛病史，过去曾好转而现在又出现了。开始时抗酸药治疗有效，但现在不再有效，即使增加了用药剂量也依然无效。这位患者的病史较长，最近症状加重，且抗酸药治疗无效，这些均提示应将患者转诊给医生。

医生的观点

以目前获得的病史信息还不能对患者做出诊断，因此，将患者转诊给医生是明智的。患者可能有消化性胃溃疡或十二指肠溃疡、胃食管反流（GORD）甚至胃癌，但需要进行进一步的检查才能做出明确诊断。因此，有必要对患者进行体格检查和实验室检查。

医生需要进行仔细的问诊，应首先问开放性问题，然后再问更直接和封闭性的问题，以掌握更多的信息；例如，疼痛对他产生了哪些影响？疼痛的性质（灼烧痛、锐痛、钝痛、紧绷或压迫）是什么？疼痛是否放射到其他部位（放射到背部或胸部，向下放射至双臂，向上放射至颈部/口腔）？是否有相关的症状（恶心、吞咽困难、食欲缺乏、体重减轻或呼吸急促）？是否伴有其他症状（便秘或胃肠胀气）？病情加重/缓解的因素有哪些？他的整体健康状况如何？饮食怎么样？他的一般情况如何（个人/职业）？他吸烟吗？喝多少酒？患者认为自己可能是哪种疾病？他对治疗有哪些期望？

医生可能会让他做幽门螺杆菌检查和内镜检查。理论上，如果能迅速安排患者进行内镜检查，医生不会给他开质子泵抑制剂或 H_2 受体拮抗药（并建议他不要服用这些药物的非处方药），因为使用这些药物会影响诊断结果。然而，如果患者的症状很严重，他可能不得不使用这些药物。

恶心和呕吐

恶心和呕吐症状可由很多可能的原因导致。从药剂师的角度来讲，虽然目前有很多方法预防恶心和呕吐，但一旦出现呕吐，则没有有效的非处方药治疗方法。有鉴于此，这部分将简要讲述导致恶心和呕吐的一些原因，然后在下一部分介绍晕动病的预防以及药剂师可以推荐的一些预防方法。

你需要知悉的内容

年龄
　婴儿，儿童，成年人，老年人
妊娠期
持续时间
相关的症状
　已开始呕吐？
　腹部疼痛
　腹泻
　便秘
　发热

饮酒
目前用药情况
　处方药
　非处方药
既往史
　头晕 / 眩晕

问诊的重要性

年龄

　　幼儿和老年人是最容易因呕吐而发生脱水的高危人群。未满 1 周岁的婴儿吐奶可能是由感染或喂养问题导致的，偶尔是由幽门梗阻导致的，例如由幽门狭窄导致。

　　幽门狭窄——胃的出口周围幽门括约肌肌层增厚——可导致幽门堵塞，通常见于第一胎男性婴儿出生后几周，原因不明。在一些婴儿，早期口服红霉素是呕吐的一种危险因素。这种呕吐发作频繁且呈喷射状，呕吐物会喷出很远的距离。这种幽门狭窄可以通过手术治愈，可在全身麻醉下行幽门环状肌切开术，手术持续时间约为半小时。药剂师必须通过问诊来区分是呕吐（胃内容物通过口腔喷出）还是胃食管反流（GORD）（食物经胃部反流至咽喉部）。

　　婴儿有时也会发生 GORD，这种情况被称为产后反流，属于正常现象。当 GORD 发生于成年人时，其通常与食管疾病有关且伴有吞咽困难，这类患者需要转诊治疗（参见本章稍前部分"胃灼热"章节中"症状"标题下"吞咽困难"标题下相关内容）。恶心与呕吐有关，但很少与 GORD 有关，问诊时这可以作为一个鉴别特征。

妊娠期

　　恶心和呕吐在妊娠期很常见，通常始于停经后且在清晨出现。对于任何来药店的主诉恶心和呕吐的育龄期女性，均应考虑妊娠的可能性。首次妊娠的女性比再次妊娠的女性更容易出现恶心和呕吐（详见第 5 章"女性健康"中"妊娠期的常见症状"）。

持续时间

一般情况下，如果成年患者的呕吐持续时间超过 2 天，则应将其转诊至全科医生诊所。2 岁以下儿童一旦出现呕吐，无论持续时间如何，均应立即转诊给医生，因为他们存在脱水的风险。任何有慢性呕吐的患者也均应转诊给医生，因为这些症状可能提示患者是消化性溃疡或胃癌。

相关的症状

急性感染（胃肠炎）常常会导致呕吐，并且这类疾病也可能出现腹泻（参见"腹泻"章节中的相关内容，本章稍后部分）。仔细询问患者过去 2 天内食物的摄入情况可能会为病因提供线索。在幼儿中，轮状病毒感染是导致胃肠炎的最常见原因，其传染性极强，常见一个家庭中有几个孩子同时发病的情况。在这种情况下，患者通常还会伴有感冒症状。在年龄非常小的患儿，如果其只出现呕吐而不伴有其他症状，则其呕吐可能是由严重的感染引起的（例如脑膜炎），是立即转诊的指征。

呕吐物带血可能提示患者是患严重疾病，是转诊的指征，因为这种情况可能是由消化性溃疡或胃癌引起的。有时呕吐可引起肠黏膜撕裂——这种创伤也可引起少量出血而使呕吐物带血。患者呕吐物带有粪便味提示其胃肠道可能有梗阻，需要紧急转诊。

恶心和呕吐可能与偏头痛有关。如果患者有头晕或眩晕既往史，则应引起注意，因为这可提示患者有内耳疾病，例如，迷路炎或梅尼埃病（Meniere's disease）可引起恶心。

饮酒

大量饮酒的人可能会发生呕吐且常在早晨发生，这既可以是偶尔酗酒引起的，也可以是长期饮酒引起的。有酗酒和酒精依赖的人常常会感到恶心且在早晨出现干呕。询问患者的饮酒量是一个比较敏感的问题，因此，询问时要有技巧。询问患者的吸烟习惯可能是引入询问其其他社交习惯的好方法。

2

目前用药情况

无论是处方药还是非处方药均有可能使患者感到恶心，因此，询问患者目前正在服用哪些药物非常重要。阿司匹林和 NSAID 是导致恶心的常见药物。一些抗生素可能会引起恶心和呕吐，例如红霉素（可刺激胃收缩）。雌激素、皮质类固醇和麻醉性镇痛药也可能会引起恶心和呕吐。上述药物与食物同服有时可使症状减轻，但如果症状一直不减轻，则应将患者转诊给医生。阿片类药物引起的恶心和呕吐非常常见，在一些人尤其如此；当患者首次服用强效阿片类药物时，例如吗啡，要同时服用止吐药。地高辛中毒可表现为恶心和呕吐，对于正在服用地高辛且出现这些症状的患者，尤其是老年人，当问诊未找到可引起这些症状的其他明显原因时，应及时转诊治疗。在服用地高辛和利尿药的老年人，当他们呕吐伴有液体丢失和可能的电解质紊乱时，他们可能会有诸多问题。

既往史

有任何提示慢性恶心和呕吐既往史均是转诊治疗的指征。

治疗

应将呕吐患者转诊给医生，以便必要时医生可以给他们开止吐药。药剂师可同时为患者进行补液治疗。

晕动病及其预防

晕动病一般被认为是由于大脑接受到相互冲突的信息引起的，即当大脑的呕吐中枢接收的来自眼、胃肠道和耳的前庭系统的信息相互冲突时会发生晕动病。晕动病的症状包括恶心，有时伴有呕吐、面色苍白和出冷汗。由于晕动病在儿童中最为常见，患儿家长常会寻求如何预防儿童晕动病的建议。任何方式的旅行（包括乘飞机、轮船和汽车旅行）均会使患者出现症状。市面上可以买到可有效预防晕动病的非处方药，可以根据患者的需要进行选择。

你需要知悉的内容

年龄
　　婴儿，儿童，成年人
既往史
旅行方式：乘坐小汽车、公共汽车、飞机和轮船等
旅程长短
目前用药情况

问诊的重要性

年龄

　　晕动病在 3～4 岁幼儿中常见。婴儿和 2 岁以下的幼儿很少受到晕动病的困扰，通常不需要任何治疗。晕动病的发病率似乎随着年龄的增长而大大降低，尽管一些成年人仍会发生。预防晕动病的不同药物有不同的使用者年龄下限，因此，有数个孩子的家庭对其应进行谨慎的选择，以尽可能买到每个孩子均可使用的药物。

既往史

　　药剂师应询问咨询者家庭中有哪些成员有晕动病病史以及将来有哪些成员需要服用预防晕动病的药物。

旅行方式 / 旅程长短

　　药剂师有必要询问咨询者旅行的详细信息。由于预防晕动病的药物的作用时间不同，对旅行所需时间进行估计有助于药物的选择。
　　呕吐一旦开始，药物就无能为力了；因此，要确保药剂师推荐的药物的有效性，就必须确保在旅行前的最佳时间服用药物。药剂师要向咨询者强调说明，晕动病是可以预防的，其前提是在出现症状之前服药。如果咨询者要进行一个长途旅行，那么其在旅行过程中可能需要再次服药，因此，药剂师应向咨询者说明其推荐药物的服药

间隔。

　　药剂师还应根据咨询者旅行时乘坐的交通工具为其提供预防晕动病的一般性建议。例如，患者应尽可能选择轮船或飞机中部的一个舱室或座位并待着不动，可以使用枕头或颈枕来保持头部固定。如果能让乘坐小汽车的儿童在行驶过程中看向车外的物体，则他们很少会出现晕动病症状；因此，应在小汽车内给儿童安装适当的儿童座椅以提高他们的座位高度。这种方法在实践中似乎有效，因为这样做能使儿童看到车外相对静止的物体。把注意力放在相对静止的物体上有助于解决大脑收到的信息相互冲突的问题。

　　无论旅行方式如何，如果能尽可能使旅行中的儿童放松，他们都不太可能出现晕动病症状。可以通过让他们听音乐或玩游戏而把注意力集中在别的东西上。同样，在预防晕动病方面，盯着车外的静止物体或做简单的游戏（例如捉迷藏）的效果似乎比阅读好。事实上，阅读或看电影会加重很多晕动病患者的恶心感觉。

目前用药情况

　　药剂师除了需要询问咨询者目前正在使用的处方药或非处方药，还需要询问咨询者以往已使用过哪些晕动病药物及其效果如何。

治疗

　　患者可以购买非处方药来预防晕动病，它们的效果非常好，药剂师通常不需要建议患者转诊去看医生。

　　抗胆碱能作用被认为是预防晕动病发生的机制，是抗胆碱能类药物（例如东莨菪碱）和具有抗胆碱能作用的抗组胺药（例如桂利嗪和异丙嗪）预防晕动病的基础。

抗组胺药

　　抗组胺药包括桂利嗪、美克洛嗪和异丙嗪。在预防晕动病中，抗组胺药的疗效被认为是其抗胆碱能作用带来的。所有抗组胺药都可能引起嗜睡，其中异丙嗪的镇静作用似乎最强。美克洛嗪和茶氯酸异丙嗪的作用时间较长，因此适用于长途旅行，每日仅需服用一次。不建议 5 岁以下的儿童服用桂利嗪和茶氯酸异丙嗪。2 岁以上的儿童可以服用美克洛嗪。生产含有这些药物成分的药品生产商建议，这些药品在妊娠期最好避免服用。

抗胆碱能类药物

唯一一种广泛用于预防晕动病的抗胆碱能类药物是东莨菪碱，可用于 3 岁以上的儿童。抗胆碱能类药物可引起嗜睡、视物模糊、口干、便秘和尿潴留等不良反应，但它们按照非处方药的规格剂量使用时也不太可能引起上述不良反应。儿童使用时可嘱其吮吸糖果来预防口干。

东莨菪碱的作用时间较短（1～3 小时），因此适用于旅程较短的旅行，且应在旅行前 20 分钟服用。东莨菪碱贴片的作用时间更长（可达 3 天），适用于长途旅行，在旅行前 5～6 小时贴用效果最佳。有下尿路症状的男性和有青光眼的患者最好避免使用抗胆碱能类药物和具有抗胆碱能作用的抗组胺药，因为它们有导致尿潴留和眼压升高的可能。

药剂师应牢记，抗胆碱能类药物产生的不良反应具有累积效应，具有抗胆碱能作用的药物的不良反应也具有累积效应，例如在使用诸如奥昔布宁和其他治疗泌尿系统症状药物的患者，在使用三环类抗抑郁药（例如阿米替林）、丁酰苯类（例如氟哌啶醇）和吩噻嗪类（例如氯丙嗪）的患者，不良反应会随着这些药物使用的增加而加重。因此，药剂师应询问患者目前正在服用的药物，这点很重要。表 2.2 总结了预防晕动病的推荐药物的剂量和作用时间。

预防晕动病的替代疗法

姜

姜用于晕动病已有许多年。有关的临床试验结论不一致。到目前为止，姜对晕动病的作用机制仍不清楚；有人认为，姜是通过作用于胃肠道而不是作用于大脑呕吐中枢或前庭系统发挥作用的。至今也没有姜用于晕动病的正式推荐剂量，但患者在市面上可买到含有姜的几种专利产品。市面上还有含姜的饼干、糖果或茶。姜不会引起嗜睡，对饱受晕动病困扰的司机而言也许值得一试；对孕妇也可考虑使用姜，因为不能推荐其使用诸如抗胆碱能类药物和抗组胺药的止吐药。已有

药物	可服用药物的年龄下限（岁）	儿童剂量	成人剂量	旅行前服用第一剂的时间	推荐的服用间隔（小时）
表2.2　预防晕动病的药物					
桂利嗪	5	15 mg	30 mg	提前2小时	8
东莨菪碱氢溴酸盐	3	3~4岁：75 μg 4~7岁：150 μg 7~12岁：150~300 μg	300 μg	提前20分钟	6
美克洛嗪	2	2~12岁：12.5 mg	25 mg	前一天晚上或提前1小时	24
茶氯酸异丙嗪	5	5~10岁：12.5 mg 10岁以上：25 mg	25 mg	前一天晚上或提前1小时	24

一些小样本临床试验研究，显示姜在治疗妊娠相关的恶心和呕吐方面是有效的（参见第5章"女性健康"中"妊娠期的常见症状"章节的相关内容）。

指压按摩腕带

　　目前市面上可买到弹性腕带，可以通过它按压手腕内侧特定的穴位来缓解晕动病。这种做法的效果有点模棱两可，但至少不会带来不利影响。也许司机或孕妇可以尝试一下这种腕带。

便秘

　　便秘是一种难以定义且常常是由患者自我诊断的疾病。一般来讲，便秘主要表现为排便困难、粪便干燥以及排便次数明显少于本人的正常排便次数；便秘有时也表现为粪便未排净感。因此，重要的是，药剂师需要弄明白，患者说的便秘是什么意思，其排便习惯发生了哪些改变（如果有的话），以及这些改变出现了多长时间。显然，便秘问题是一个敏感问题，询问这个问题会让患者尴尬，不应在公开场合询问。

你需要知悉的内容

排便习惯的细节
　　现在的排便频率和特点
　　上一次排便是什么时候？
　　平时排便习惯如何？
　　便秘是从什么时候开始出现的？
有没有既往史？
相关的症状
　　腹部疼痛 / 不适 / 腹胀 / 肠道膨胀
　　恶心和呕吐
　　粪便带血
肠癌
饮食
　　最近饮食是否有改变？
　　平时饮食中膳食纤维丰富吗？
目前用药情况
　　当前用药情况
　　最近用药有无改变
　　以前是否使用过泻药

问诊的重要性

排便习惯的细节

　　许多人笃信每天至少应排便一次，以为这样才能保持身体健康，为此他们常常服用泻药，导致泻药滥用。事实上，正常的排便频率是每天三次到每周三次，有一个很宽的范围。因此，药剂师可能要承担一个重要的健康教育职责，即告知患者什么样的排便频率是正常的。

真正有便秘的患者通常会主诉他们有粪便硬结、排便困难以及排便频率明显少于平时。

药剂师必须询问患者是否有排便习惯改变，特别是长期改变。一个突然的"排便习惯"（从过去几个月或几年的习惯）改变，如果已持续2周或更长时间，则是转诊的指征。

相关的症状

便秘常伴有腹部疼痛、腹胀和恶心等相关症状。有些患者的便秘可以非常严重以至造成肠梗阻。这种肠梗阻通常会引起明显的腹部绞痛、腹部膨胀和呕吐，据此可确诊。当症状提示存在肠梗阻时，药剂师必须将患者紧急转诊给医生，因为患者通常需要住院治疗。便秘只是肠梗阻的诸多可能原因之一。其他肠梗阻的原因，诸如肠道肿瘤或肠道扭曲（肠扭转），也需要进行紧急手术干预。

粪便带血

粪便带血可能是便秘导致的，虽然病情未必非常严重，但药剂师应警惕并应将患者转诊以明确诊断。便秘导致的粪便带血可能是由痔疮或肛门边缘皮肤的小裂口（肛裂）引起的，这两种情况都可以是由低膳食纤维饮食引起的。低膳食纤维饮食往往会使患者发生便秘的风险增高。这种粪便带血的特点是：患者排便后发现厕纸上有血；患者也可以发现粪便表面有鲜红色的血液（不与粪便混合）或抽水马桶内溅起鲜红色的水花。如果患者有痔疮，则经常会出现排便疼痛。痔疮可向下脱垂并从肛门口突出。肛裂引起的出血量往往不大，但排便时会出现剧烈疼痛。鉴于还有很多其他更严重的病因可引起粪便带血，特别是血液与粪便混合在一起，药剂师应将患者转诊给医生。

肠癌

大肠癌或结直肠癌也可以表现为排便习惯的持续改变（框2.2）。在英国，大肠癌常见，每年的新发病例约为4.1万。随着英国国家结直肠癌筛查项目的实施，即在60~74岁的人群中进行便潜血检测，大约1/4的结直肠癌病例得以诊断。在英国，每年因结直肠癌死亡的病例约为1.6万，因此，人们希望可以通过筛查降低死亡率，因为通

2

过早期诊断和早期干预能显著改善患者的预后。大肠癌的发病率随着年龄的增长显著上升，大肠癌在 50 岁以下的人群中很少见。与欧洲南部和亚洲地区的人群相比，大肠癌在北欧和北美地区的人群中更常见。大肠癌最常见于老年人中；在英国，每年确定的肠癌患者有 44% 为年龄在 75 岁及以上的患者，肠癌的发病高峰年龄为 85 ~ 89 岁。

框 2.2   肠癌的常见症状（adapted from NHS Choices and NICE）

肠癌的症状可能是隐秘的，患者不一定会感觉到。

90% 以上的肠癌患者有以下三种主要症状中的一种或以上：

排便习惯持续改变——通常更频繁，粪便更稀松，有时会出现腹部疼痛

粪便带血而无其他症状，诸如痔疮

进食引起腹部疼痛、不适或膨胀——有时可能导致进食量减少和无意的减重

一般情况下，便秘很少是由严重肠道疾病引起的。

饮食

膳食纤维摄入不足是导致便秘的一个常见原因。药剂师可以通过询问患者每日的饮食情况来了解患者膳食纤维摄入的整体情况，需要特别注意的是患者对全麦谷物黑面包、新鲜水果和蔬菜的摄入情况。饮食和生活方式的改变可能会导致患者便秘，例如，工作变动、失业、退休或旅行。食物和液体的摄入量不足也可能会导致患者便秘，例如，在一直患病的人。缺乏锻炼或活动能力受损也与便秘有关，经常锻炼对治疗便秘有一定的作用。

液体摄入不足被认为是导致便秘的一个常见原因。研究显示，如果患者的便秘是由液体摄入不足导致的，则患者可通过增加液体摄入量使排便频率增加；如果患者同时增加膳食纤维的摄入，则效果会更好。但增加液体摄入量对于一些身体虚弱的人和老年人来说可能难度较大。咖啡、茶和一些软饮料中的咖啡因可能会通过脱水加重便秘。

目前用药情况

患者可能已尝试使用一种或多种泻药来治疗便秘。如果这类药物

治疗无效，则应将患者转诊至全科医生诊所。应询问患者使用泻药的既往史。连续使用泻药，尤其是刺激性泻药，可能会导致恶性循环，即肠道中的粪便排出后 1～2 天又停止排便，这可能会使患者误以为便秘再次出现，继而服用更多的泻药。

2

　　长期过度使用刺激性泻药可能会导致肠壁肌肉功能丧失（结肠弛缓）而进一步加重便秘。

　　许多药物可诱发便秘，如表3所示。因此，药剂师应询问患者正在使用的处方药和非处方药的具体信息。

表 2.3　可导致便秘的药物

药物类型	药物举例
镇痛药和阿片类药物	双氢可待因，可待因
抗酸药	铝盐
抗胆碱能类药物	东莨菪碱，奥昔布宁
抗癫痫药	苯妥英钠
抗抑郁药	三环类抗抑郁药，选择性 5- 羟色胺再摄取抑制剂
抗组胺药	氯苯那敏，异丙嗪
抗高血压药物	可乐定，甲基多巴
抗帕金森病药物	左旋多巴
钙通道阻滞剂	维拉帕米
钙补充剂	
利尿药	苄氟噻嗪
铁制剂	
泻药滥用	
单胺氧化酶抑制剂	
抗精神病药物	氯丙嗪

何时转诊

排便习惯改变达到 2 周或更长时间
出现腹部疼痛、呕吐和腹胀
体重减轻
粪便带血
疑似处方药引起的症状
非处方药治疗失败

治疗时间表

　　如果用药治疗 1 周症状仍未缓解，患者应去看医生。如果药剂师认为只需为患者提供饮食方面的建议，那么用 2 周的时间观察症状是否缓解是合理的。

治疗

　　对于非严重疾病引起的便秘，采取药剂师推荐的简单方法通常就可以获得很好的疗效，即增加膳食纤维的摄入、保持液体摄入和适量规律运动等。药剂师也可建议患者短期服用泻药以立刻缓解症状。

刺激性泻药（例如番泻苷和比沙可啶）

　　刺激性泻药的作用机制是增加肠蠕动从而促进排便；然而，所有刺激性泻药都会引起腹部绞痛/痉挛性疼痛。因此，明智的做法是让患者从推荐剂量范围内的最低剂量开始服药，必要时，可以让患者逐渐增加剂量。刺激性泻药的通便作用强度与剂量相关。口服刺激性泻药的起效时间为 6～12 小时，最多服用 1 周。比沙可啶片剂是肠溶包衣片，应整粒吞服，否则会刺激胃。比沙可啶栓剂的起效时间通常在 1 小时内，有时在插入肛门后 15 分钟内即起效。

　　多库酯钠既能刺激排便又能软化粪便，其起效时间为 1～2 天。

容积性泻药（例如麸皮、卵叶车前果壳、甲基纤维素和胖大海）

2

容积性泻药是以模拟肠道排空的最接近正常生理机制的方式促进排便，因此，它们被许多人认为是最佳泻药。它们是通过阻止水分吸收使肠道肿胀和增加粪便量从而刺激肠道蠕动起作用的。容积性泻药通常服用几天后才会出现通便效果。

未加工的麦麸是一种有效的容积性泻药，可以与食物或果汁一起食用，对很多人都有效。燕麦麸也可以使用。磨细的麸皮可以制作成麸皮面包或饼干食用，但它们的效果不如未加工的麸皮。在饮食中加入麸皮时应循序渐进，以减轻胃肠胀气和腹胀症状。平常还应增加液体摄入。在生活中长期坚持摄入麦麸应被视为改变生活方式的一种必需。

卵叶车前果壳、甲基纤维素和胖大海特别适用于那些难以通过水果、蔬菜和麸皮而增加膳食纤维摄入的患者。那些需要限制钠摄入的患者应谨慎服用一些含钠的容积性泻药（例如碳酸氢钠）。与麸皮相比，后者的耐受性可能更好。

药剂师在向患者推荐容积性泻药的同时，应建议患者增加液体摄入量。颗粒或粉末制剂在服用前应先将其溶解于一满杯液体中（例如果汁或水中）。果汁可掩盖这类制剂的味道。正在服用容积性泻药且液体摄入量不足的患者，尤其是滥用刺激性泻药导致肠道功能不良的患者，可能会出现肠梗阻。对于阿片类药物引起的便秘，通常不应使用容积性泻药来治疗，因为这种便秘与肠道动力下降有关。容积性泻药可能会引起肠道膨胀或阻塞而造成不适。

渗透性泻药（例如乳果糖、聚乙二醇）

乳果糖和聚乙二醇是通过维持肠道内的液体量起作用的，可能服用 1~2 天后才能见效。乳果糖是一种液体制剂。聚乙二醇是一种分装到小袋中的粉末制剂，在使用前需要将其溶解到水中。乳糖醇在化学上与乳果糖类似，也可买到分装的小袋粉末制剂；可将分装到小袋内的药粉撒在食物上服用或直接用水送服，每剂服用时需要同饮 1~2 杯水。乳果糖和乳糖醇可引起胃肠胀气、腹部痉挛和腹部不适。

泻盐（硫酸镁）是一种传统泻药，虽然目前已不再推荐使用，但一些老患者仍然指名购买。硫酸镁是通过将水吸入肠道起作用的；肠道压力增加的结果是肠蠕动增加。患者按剂量服用一次通常会在几个小时内排便。反复使用则可导致患者脱水。

甘油栓剂既有渗透作用，又有刺激作用，使用后通常在 1 小时内起效。甘油栓剂只获得了偶尔使用的许可，不应被视为"标准疗法"。甘油栓剂可能会引起直肠不适。甘油栓剂在使用前需要使用润滑栓剂以便易于插入。有些人觉得使用这种药物不体面而不愿使用。

儿童便秘

儿童便秘患者的父母有时会为他们的孩子购买泻药。对此药剂师应询问患儿的排便习惯。导致儿童便秘的原因有很多，包括饮食改变和情绪原因。对于所有便秘患者，摄入足够的膳食纤维和液体这些简单的建议可能都适用。如果这些方法无效，最好将患儿转诊给医生。

有几种泻药和栓剂的非处方药可用于治疗儿童便秘。市面上可买到一种非处方多磺酸盐制剂，可用于预防和治疗年龄在 6 个月及以上的儿童慢性便秘。便秘复发时，除非健康访视员或医生已经对患儿进行过评估，否则明智的做法是不建议对患儿使用这些干预措施。

妊娠期便秘

孕妇常发生便秘，这是由激素变化导致的；据估计，1/3 的孕妇会发生便秘。给孕妇提供摄入大量高膳食纤维食物和液体的饮食建议非常有帮助。孕妇常常会服用处方药口服铁制剂，这也会导致其便秘。

孕妇最好避免使用刺激性泻药；妊娠期便秘的首选泻药是容积性泻药，虽然妊娠后期使用容积性泻药可能会导致孕妇出现腹部不适（参见第 5 章"女性健康"中"妊娠期的常见症状"章节的相关内容）。

老年人便秘

便秘在老年人中很常见；原因有多种，例如，老年人很少进行体力活动；牙齿不好或佩戴义齿；因为高膳食纤维食物往往难以咀嚼会避免食用；有其他疾病，包括身体虚弱（往往会导致便秘）；以及多重用药可能会导致药物诱导性便秘。还需要知道的是，老年人和年轻人的正常排便习惯不同，因此，有必要询问详细的病史。如果药物是一个可疑因素，应与开处方的医生讨论这个问题。如果药剂师给老年患者推荐容积性泻药，则应同时建议患者保持充足的液体摄入量，以预防可能出现的肠梗阻。

泻药滥用

主要有两类人可能会滥用泻药：一类是有慢性便秘且因长期服用刺激性泻药而陷入恶性循环并最终导致结肠神经丛受损的患者，另一类是以为使用泻药有助于控制体重的人，例如，节食或更严重的、有进食障碍（神经性厌食症或暴食症）的人。对于监控泻药购买，药剂师处于可为患者提供合理建议的有利地位。对于任何想大量购买泻药的人，明智的建议是让他们寻求医疗帮助。

便秘病例

病例 1

达布罗夫斯基先生，中年男性，有时会来药店购买药物。今天，他主诉自己有便秘且其便秘已持续好几周了。他近来的排便频率是几天一次，而他正常时的排便频率是每天一次或隔日一次。他说他有排便困难且排便时会出现疼痛。他目前还没有使用任何治疗便秘的药物，因为他曾以为他的便秘会自动消失。他说他过去没有出现过便秘。他几年来一直在服用阿替洛尔片，50 mg，每日 1 次。目前他除了有轻微腹部不适外，没有任何其他症状。你询问了他的饮食情况；他告诉你，自从 3 个月前他所在的一家当地工厂倒闭他就失业了，从那之后，他的进食量比平时要少。从他描述的日常饮食情况来看，他的膳食纤维摄入量较低。他告诉你，他一直在找工作，但目前还没有应聘成功。他说他心情很低落并开始觉得他可能再也找不到工作了。

药剂师的观点

达布罗夫斯基先生的症状几乎可以肯定是由他的生活方式和饮食习惯改变引起的。现在他失业在家，体力活动较少，且饮食习惯

2

也发生了改变。根据他的叙述，他好像是因为没有找到工作而心情沮丧。便秘似乎与心情沮丧有关，另外，一些抗抑郁药物也会导致便秘。

还需要询问达布罗夫斯基先生的睡眠情况（临床抑郁症的症状包括睡眠紊乱，即入睡困难或早醒，醒后不能再次入睡）。无论哪一种类型的抑郁症均可影响体重，有一些患者会为了寻求安慰而进食，而另一些患者会出现食欲降低。根据达布罗夫斯基先生的反应，你需要考虑是否需要将他转诊给医生，以便进一步评估他是否是抑郁症。

为了解决达布罗夫斯基先生的饮食问题，可以建议他早上吃全谷类食物且每天至少吃 4 片全麦面包。烘豆的膳食纤维含量高且价格便宜。新鲜蔬菜的膳食纤维含量也很高。建议的高膳食纤维饮食是，患者应增加他们的膳食纤维摄入量，直到他们能够规律地排出松软粪便。要产生这样的效果，不同患者所需的膳食纤维摄入量有很大不同。膳食纤维饮食的增加要循序渐进。患者还需要增加液体摄入量。除了含咖啡因的饮品以外，所有类型的饮品都可以，因为含咖啡因的饮品会加重便秘。应鼓励达布罗夫斯基先生经常锻炼身体，这也可能有助于改善他的情绪。

为了缓解达布罗夫斯基先生的腹部不适，可以建议他使用甘油栓剂或比沙可啶栓剂以使他迅速排便，或睡前口服刺激性泻药以使他次日排便；从长远来看，改变饮食结构是关键。如果这些栓剂无效，则应将他转诊给医生；如果这些栓剂有效，但 2 周后其饮食结构改变未见效果，也应将他转诊给医生。达布罗夫斯基先生所使用的药物不太可能是导致其便秘的原因，因为虽然 β 受体阻断剂有时可引起便秘，但他已服药 1 年多且以前从未出现过便秘。

医生的观点

药剂师给出的建议是合理的。达布罗夫斯基先生的体力活动减少和心理健康问题可能是由其生活变故导致的。失业和未来就业的不确定性是导致其压力增大的主要和持续原因。事实上，药剂师花时间来询问达布罗夫斯基先生的状况因何而起本身也是一种治疗；这也给了药剂师一个必要时将其转诊给医生的机会。很多人都不愿意因情绪低落去看医生，但药剂师的建议也许会使患者更早去看医生。希望改善便秘的建议至少可以改善患者生活的一个方面，这似乎是一个不错的建议。如果达布罗夫斯基先生的便秘在 2 周内没有缓解，应建议其去看医生。

病例 2

药店柜台助理让药剂师与一位年轻女士聊几句。该助理认出这位女士经常来药店购买刺激性泻药。药剂师向这位女士解释她需要回答几个问题，因为经常使用泻药可能提示她有某种疾病。药剂师建议他们到咨询室去谈，那里比较安静和私密。在回答问题过程中，这位女士告诉药剂师她几乎一直在节食，而且一直饱受便秘的困扰。她的体重相对于身高而言似乎处于正常范围。药剂师向她展示了药店的体重指数（body mass index, BMI）图表并计算了她的 BMI，结果显示她的 BMI 相对较低，这证实了药剂师的初步印象。然而，这位女士不愿意接受建议，她说自己还需要减掉更多的体重。药剂师询问了她的饮食情况，她告诉说，她已经尝试了所有种类的减重方法，其中大部分都要吃得很少。

药剂师的观点

不幸的是，这种情景在社区药店真的太常见了，很多女士都想达到低于推荐范围的体重。药剂师需要向她们说明的是，减重过程中经常会出现便秘——仅仅是因为没有摄入足够的促使肠道正常工作的食物和膳食纤维。药剂师也可以建议这位女士加入一个当地体重管理小组，或如果他们药店提供这种服务就推荐给她。如果这位女士的体重在正常范围或低于正常范围，则滥用泻药可能是其饮食失调的一种征象，可能需要委婉地建议她去就医。然而，即使药剂师提供了可行建议，很多消费者依然希望购买泻药，遇到这种情况时，药剂师需要考虑如何婉转地拒绝。按照消费者的意愿出售刺激性泻药只能加剧他们的症状并使这类药物的使用更加难以控制，必要时应拒绝他们的要求。

医生的观点

对药剂师而言这显然是一个难题。这位年轻女士持续服用泻药是不适当的，她也许可以从药剂师的建议中获益。然而，药剂师的良苦用心也许只能换来她去其他药店购买泻药的结果。如果这位女士出现饮食失调——这种情况很可能发生，她可能会由于挫败感而否认自己的问题。这两个因素都会使药剂师难以对她进行最有效的干预。最好的解决方法就是根据当地的医疗资源将她转诊给医生，或者建议她关注饮食失调治疗网站（the Beating Eating Disorders website）（www.b-eat.co.uk）。

如果这位女士去看医生，医生要有同理心。最重要的是给她充分的机会，让她说出对这个问题她是怎么想的，她的感觉如何，以及这个问题是如何影响她的生活的。医生和患者之间建立起良好的信任关系是首次看病的主要目标。一旦这个目标达成，医生和患者就可以一起讨论和决定下一步的治疗方案了。

病例 3

一位男士来药店想买一些通便效果好的泻药片剂。药剂师通过进一步的询问得知，他是来为他 72 岁的父亲购买泻药的，但他除了知道他父亲过去 2～3 个月中一直在抱怨便秘越来越严重以及已使用过番泻叶药片和治疗无效外，并不了解更多的细节。

药剂师的观点

药剂师对非患者本人来药店咨询买药常常感到很难处理，因为非患者本人可能并不了解患者的所有相关信息。然而，对于这个病例，决定很容易做出。应将患者转诊给医生，因为患者的便秘症状已经出现很长时间了且其使用刺激性泻药无效，而且这位患者处于发生大肠癌的高危年龄。

医生的观点

在这种情况下应将患者转诊给全科医生。同时，可建议患者使用甘油栓剂这种安全的药物。很明显，要做出诊断还需要获得更多的信息。长期的和渐进的排便习惯改变是转诊至医院做进一步检查的指征，因为这位父亲很可能是大肠癌。最好由全科医生采集有关他的症状的更多信息并对其进行体格检查，最好包括腹部触诊和直肠指检。后一种检查对于除外直肠或肛门肿瘤是必需的。因此，最好将患者紧急转诊至门诊做进一步的检查。结肠镜检查通常是在医院进行的。结肠镜检查是将一个柔韧的光纤管通过肛门逆行向上检查整个大肠至盲肠周围的检查。CT 结肠镜检查是一种新的检查方法，可提供肠壁的高清图像，且其侵害小于结肠镜检查。结肠钡灌肠造影检查现在已经很少使用了。

腹泻

社区药剂师可能会被患者询问有关腹泻的治疗方法或如果发生了腹泻（例如在度假中发生了腹泻）应该采取什么行动的建议。对于预防"旅行者"腹泻，药剂师给患者提供的建议也很有用。腹泻的定义是：肠道排空频率增加，排出异常的稀薄便或水样便。腹泻的治疗原则是补充电解质和水；此外，止泻药可能对一些成年人和大龄儿童有用。

你需要知悉的内容

年龄
　　婴儿，儿童，成年人，老年人
持续时间
严重性
症状 / 相关的症状
　　恶心 / 呕吐
　　发热
　　腹部绞痛
　　胃肠胀气
　　出血
　　其他家庭成员是否也出现了腹泻？
既往史
近期国外旅行史？
腹泻的原因
目前用药情况
　　已使用过的药物

2

其他正在使用的药物
是否使用了抗生素？

问诊的重要性

年龄

对年龄非常小和非常大的患者应给予特别关注。婴儿（年龄＜1周岁）患者和老年患者发生脱水的风险很高。

持续时间

大多数腹泻是急性的且具有自限性。对于腹泻持续时间超过1天的婴儿患者，由于其出现脱水的风险较高，应将其转诊给医生。

严重性

腹泻的严重程度与粪便性质和频率相关——这两方面都很重要，因为有可能会产生误解，特别是当患者认为自己是腹泻时。事实上，主诉腹泻的老年患者可能是由于粪便嵌顿导致固体粪便周围有液体流过而排出了水样便——其每天只有1~2次排便。

症状/相关的症状

由感染导致的急性腹泻起病迅速，患者排便频繁且为水样便。患者也可出现腹部绞痛、胃肠胀气和虚弱或精神萎靡不振。患者还可能伴有恶心和呕吐以及发热。对于婴儿患者，药剂师应仔细询问患儿家长患儿是否出现呕吐和发热；这两个症状都会增加发生严重脱水的风险。对于婴儿患者，另一个需要了解的重要问题是，患儿是一直在照常吃奶还是已增添了辅食，因为液体摄入量减少容易诱发脱水。

药剂师还应仔细询问患者的饮食情况和是否有其他家庭成员或朋友出现了相同的症状，因为急性腹泻往往是由感染性疾病引起的，常常有小范围胃肠炎暴发，短时间内可能会有多名患者前来咨询。有关感染性腹泻的类型将在本章稍后部分讨论。

粪便带血或黏液是转诊的指征。伴有严重呕吐或发热的腹泻患者也应及时转诊给医生。

既往史

应将有腹泻病史或排便习惯长期改变的患者转诊以便进行进一步的检查。重要的是，药剂师要区分急性、持续性和慢性腹泻。持续性腹泻（持续时间＞2周）可能是由肠道疾病［例如克罗恩病、肠易激综合征（IBS）或溃疡性结肠炎］引起的，这些患者需要转诊给医生。慢性腹泻是指持续时间长达5周或以上的腹泻。

近期国外旅行史

对于最近曾出国旅行的腹泻患者，由于他们的腹泻可能是由感染性疾病导致的，应将他们转诊给医生。对于近期从南美或远东地区返回的旅客，需要考虑贾第虫病。

腹泻的原因

感染性

大多数腹泻患者的腹泻持续时间都很短暂，且他们的排便习惯在腹泻前后都正常。这种腹泻很可能是感染导致的（可以是病毒性的，也可以是细菌性的）。

病毒性

胃肠炎常常是由病毒性感染引起的，其中两种主要的病毒分别为轮状病毒和诺瓦克病毒。

轮状病毒：在婴儿，轮状病毒往往主要通过粪-口途径传播，有时也通过打喷嚏和咳嗽而发生空气传播。轮状病毒感染所致腹泻往往起病急，在腹泻出现之前常常出现发热和呕吐；其急性期通常在2~3天内结束，尽管其腹泻持续时间可能长达一周。虽然大多数轮状病毒感染通常不太严重且具有自限性，但应牢记，轮状病毒感染可以导致严重的疾病甚至死亡；轮状病毒感染在发展中国家是儿童死亡的主要原因之一。在英国，严重腹泻最可能发生在有其他疾病或有营养不良和生活在贫穷环境中的婴儿，而在母乳喂养的婴儿中较少见。由于这些原因，英国国家免疫计划最近已纳入婴儿口服轮状病毒疫苗免疫接种；因此，现在英国轮状病毒感染已经不那么常见了。诺瓦克病毒（http://www.patient.info/health/norovirus-leaflet）是另一个可引起各年龄段人群发生胃肠炎的常见病因。诺瓦克病毒感染可导致胃肠炎群集或"小规模"流行，例如在医院病房或学校，且在冬季更为常见。诺瓦克病毒有时被称为"冬季呕吐虫"。在英国，每年诺瓦克病毒感染人数可达 100 万。诺瓦克病毒很容易通过人与人接触传播，也可通过接触污染的食物或呕吐物污染的表面传播。在经过长达 48 小时的潜伏期后，诺瓦克病毒感染者可突然出现严重呕吐、腹泻和流感样症状。诺瓦克病毒感染通常在 2 ~ 3 天内缓解，其治疗通常包括补液治疗。与所有胃肠炎一样，预防病毒传播非常重要，仔细洗手等各种卫生措施至关重要。除了在年老体弱的人，诺瓦克病毒感染很少造成重大损害。

细菌性

细菌性感染所致腹泻通常是食源性感染，以前称为食物中毒。多种不同类型的细菌可引起这种感染，包括葡萄球菌、弯曲杆菌、沙门菌、志贺菌、致病性大肠埃希菌、蜡样芽孢杆菌和单核细胞增生李斯特菌。细菌性腹泻的典型症状包括严重的腹泻和（或）呕吐，伴有或不伴有腹部疼痛。细菌性腹泻常与食物污染或吃了不熟的食物有关，经常在聚餐或吃烧烤后成群出现。如果诊断为或疑为这种细菌性感染，应将患者转诊至全科医生诊所；细菌性腹泻是"应上报的"疾病，全科医生应及时向当地卫生防护部门报告。

引起细菌性腹泻的最常见细菌是弯曲杆菌和沙门菌，常与食入污染的家禽肉有关，当然也可以与食入其他污染的肉类有关。污染的鸡蛋也是沙门菌的一个来源。因此，厨房卫生和彻底煮熟食物对于预防这类感染非常重要。

一些细菌性腹泻的典型特征概述如表 2.4 所示。

细菌性痢疾是由志贺菌引起的，可能在住得很近的人群中暴发，在从非洲或亚洲回来的旅行者人群中也可能暴发。

蜡样芽孢杆菌通常与食用米饭有关，特别是食用一直被保温或再次加热的米饭有关。

大肠埃希菌感染不常见，但如果其细菌毒素释放到体内则可引起

表 2.4　一些细菌性腹泻的典型特征

病原体	潜伏期	持续时间	症状
葡萄球菌	2～6 小时	6～24 小时	病情严重,持续时间短;尤其是呕吐
沙门菌	12～24 小时	1～7 天	主要出现腹泻
弯曲杆菌	2～7 天	2～7 天	腹泻伴有腹部绞痛
蜡样芽孢杆菌	1～5 小时	6～24 小时	呕吐
蜡样芽孢杆菌	8～16 小时	12～24 小时	腹泻
单核细胞增生李斯特菌	3～70 天		流感样症状,腹泻

非常严重的症状,可导致肾衰竭。

　　单核细胞增生李斯特菌可导致胃肠炎或流感样症状。有时病情会比较严重,可导致败血症或脑膜炎——有极高的死亡率。孕妇是单核细胞增生李斯特菌的易感人群,但这种细菌感染仍是罕见的,感染率为 1/20 000。孕妇妊娠期间感染单核细胞增生李斯特菌可导致流产、死胎或新生儿感染。孕妇妊娠期间应避免食用的食物包括:未消毒奶酪、软熟奶酪、蓝纹奶酪、馅饼、冷切肉和烤鱼。在家里对于存储和处理冷冻速食也需要特别小心。药剂师应立即将出现腹泻或发热的孕妇转诊给助产士或医生。

　　细菌性腹泻一般不需要使用抗生素治疗,因为大多数食源性感染会自行缓解。治疗原则是适当补液。抗生素可用于志贺菌感染以及有时更严重的或持续性的沙门菌或弯曲杆菌感染。一般会使用环丙沙星,虽然抗生素耐药问题日益增多。也可能需要使用其他药物治疗。

　　原虫感染在西欧罕见,但也可能发生在来自远方的旅行者。原虫感染包括溶组织内阿米巴感染(阿米巴痢疾)和蓝氏贾第鞭毛虫感染(贾第虫病)。它们的诊断需要送检粪便样品进行实验室检查后做出;治疗通常使用甲硝唑。

持续性或慢性腹泻

持续性、慢性或复发性腹泻可能是由肠易激综合征（IBS）或更严重的疾病导致的，例如肠道肿瘤、肠道炎症（例如溃疡性结肠炎或克罗恩病）、食物消化不良或吸收不良（例如乳糜泻）和结肠憩室。

抗生素和艰难梭菌

抗生素常导致腹泻，约发生在 10% 的患者；这通常是最讨厌的事，如果严重，可能需要停止使用抗生素。更重要的是，大约 1/4 的抗生素相关性腹泻是由艰难梭菌引起的。许多人肠道中都有少量艰难梭菌，当抗生素杀死肠道中的其他菌群后，艰难梭菌可由于对许多抗生素产生耐药性而大量繁殖。一些艰难梭菌菌株可产生一种可损害大肠内壁的毒素，由此可导致大量水样泻。如果不严格洗手且没有良好的卫生习惯，则这些毒株便可以传染给其他人。如果这种情况在医院内发生则叫做院内感染。

年老体弱的人群是对艰难梭菌最易感的人群。艰难梭菌感染风险增加的危险因素包括高龄和存在基础疾病（例如腹部手术、癌症和慢性肾病）。最近人们才认识的一个重要的危险因素是使用质子泵抑制剂。对于那些身体更健康、行动更灵活的人来说，艰难梭菌感染可导致持续数周的腹泻；而对于虚弱的人，艰难梭菌感染的并发症可能更严重，包括脱水、结肠穿孔、败血症和死亡。一般可以进行补液治疗。这种情况下不应使用洛哌丁胺等止泻药物，否则会加重病情。艰难梭菌对甲硝唑敏感，因此，如果在粪便样本中检测到艰难梭菌毒素，可使用甲硝唑进行治疗。

如果药剂师发现患者是在服用抗生素后出现了持续性腹泻，则应让患者与全科医生诊所取得联系。最初应打电话咨询，因为这样做可避免潜在的院内感染。另一件需要注意的事是艰难梭菌治疗后的腹泻复发；不幸的是，这种情况常见，可能需要进行进一步的治疗。质子泵抑制剂在艰难梭菌感染患者应避免使用，因为其会引发感染复发。

肠易激综合征（IBS，也见本章稍后独立章节）

肠易激综合征（IBS）是一种并不严重但很烦人的疾病，是导致复发性肠功能障碍的常见原因之一。IBS 患者的粪便不带血。出血性腹泻可能是肠道炎症或肿瘤引起的，需要将患者紧急转诊。肠道肿瘤的发病率很可能随着年龄的增长（中年以上）而增高，并且患者很可能会出现排便习惯的长期改变；在这种病例，腹泻有时会与便秘交替出现。

目前用药情况

已经使用过的药物

药剂师应询问患者已经使用过的所有药物，以评估用药是否合理。

其他正在使用的药物

药剂师也应询问患者正在使用的其他药物的详细信息（包括非处方药和处方药），因为腹泻可能是由药物引起的（表 2.5）。应首先考

表 2.5　常引起腹泻的一些药物
抗酸药：镁盐
抗生素
秋水仙碱
细胞毒药物：甲氨蝶呤，化疗药物
地高辛（毒性水平）
利尿药（呋塞米）
铁制剂
泻药
H_2 受体拮抗药
米索前列醇
NSAID
质子泵抑制剂
选择性 5- 羟色胺再摄取抑制剂

虑非处方药；常用的药物（例如含镁的抗酸药和铁制剂）可诱发腹泻（尽管铁制剂通常会导致便秘）。泻药滥用或过度使用也是导致腹泻的原因之一。

何时转诊

腹泻持续时间
 1 岁以内的婴儿腹泻时间 > 1 天
 3 岁以下儿童和老年患者腹泻时间 > 2 天
 大龄儿童和成年人腹泻时间 > 3 天
抗生素治疗后持续腹泻
伴有剧烈的呕吐
发热，高温
怀疑"食物中毒"暴发
有近期出国旅行史
怀疑腹泻是处方药引起的不良反应
有排便习惯改变病史
粪便带血或黏液
妊娠期

治疗时间表

  儿童患者治疗 1 天无好转需转诊治疗；其他人治疗 2 天无好转则需转诊治疗。

治疗

口服补液疗法

  在婴儿，腹泻导致脱水的风险最大，补液疗法被认为是治疗婴幼儿急性腹泻的标准疗法。在大龄儿童和成年人，可选择口服补液盐与止泻药一起使用。

2

即使决定将患者转诊至全科医生诊所，仍需尽早开始补液治疗。与脱水有关的危险因素以及应考虑转诊的因素包括：

- 1 岁以下的婴儿，特别是 6 个月月龄以下的婴儿
- 低体重婴儿
- 过去 24 小时内腹泻次数>5 次的儿童
- 过去 24 小时内呕吐次数>2 次的儿童
- 检查前未给予或不能耐受补充液体的儿童
- 患病期间停止母乳喂养的婴儿
- 有营养不良征象的儿童

患者可购买到用于补液的小袋粉末制剂，它们含有氯化钠、碳酸氢钠、葡萄糖和钾。其中，葡萄糖可促进钠的吸收；有多种口味可供选择。

药剂师应告知患者配制补液的方法，这点至关重要。药剂师应提醒患者，只有水才能用作溶解粉末制剂的溶剂（不要使用果汁或碳酸饮料作为溶剂），并且对于 1 岁以下的婴儿，应使用凉白开作为溶剂。注意不要使用沸水，因为沸水会导致二氧化碳的释放。如果将配制好的溶液储存在冰箱里，可保存 24 小时。碳酸饮料和含糖饮料也不应用作溶剂，因为用它们配制的液体为高渗溶液，可能会导致症状加重。同时，用它们配制的溶液的钠含量和葡萄糖含量也可能偏高。

不应推荐患者使用自制的糖水和盐水作为补液，因为这种自制溶液的电解质浓度没有保障，而这种溶液的浓度对于婴儿、幼儿和老年患者是至关重要的。患者可购买特制的量匙，其正确使用有益于配制浓度准确度较高的补液溶液，但其应用应仅限于对成年患者的治疗，因为成年患者补液对电解质浓度的准确度要求不是很高。在发展中国家，这种方法的使用比较普遍，因为市面上很少能买到补液用的配制好的小剂量粉末制剂。

补液量

患儿父母有时会向药剂师咨询应给患儿补充多少液体。下述简

单方法可以作为指南；患者需要的补液可以根据患者水样便的次数决定。表 2.6 显示了患者每排一次水样便所需补充的补液量。

表 2.6   患者需要的补液量

年龄	补液量（每排一次水样便）
1 岁以下	50 ml（1/4 杯）
1~5 岁	100 ml（1/2 杯）
6~12 岁	200 ml（1 杯）
成年人	400 ml（2 杯）

其他疗法

洛哌丁胺

洛哌丁胺这种止泻药可用于大一点的儿童和成人患者。如果推荐患者使用洛哌丁胺，药剂师应告知患者多喝水。此外，可以推荐患者使用口服补液。不建议 12 岁以下的儿童使用洛哌丁胺，因为洛哌丁胺尚未获准用于这类人群。

地芬诺酯 - 阿托品混合物

地芬诺酯 - 阿托品混合物（co-phenotrope）在 16 岁及 16 岁以上的腹泻患者可用作补液治疗的一个辅助治疗。

高岭土

多年来，高岭土一直是治疗腹泻的传统疗法。在治疗腹泻方面，高岭土的应用有它的理论依据，高岭土被认为可以吸收胃肠道中的水分，并且可以将毒素和细菌吸附在其表面而清除肠道中的毒素和细菌。然而，后者尚无证据证实，因此，高岭土的前者作用也受到质疑。虽然患者会继续要求购买各种含有高岭土的产品，但含有高岭土的制剂在很大程度上已被口服补液疗法所取代。

吗啡

多年来，吗啡已被以多种形式加入止泻药物中。将吗啡加入止泻药物中的理论依据是，吗啡与其他麻醉药物（例如可待因）一样，具有延缓胃肠道蠕动的作用。事实上，便秘是这类药物的一个公认的不良反应。然而，吗啡以其在大多数非处方止泻药中的剂量，一般不会产生便秘这样的不良反应。尽管缺乏其使用有效性的证据，但含有高岭土和吗啡的制剂仍然是一些患者的热门选择。

益生菌

一篇系统性综述显示，益生菌与补液一起使用似乎可减少患者的排便次数并缩短感染性腹泻的持续时间。然而，许多有关研究是在健康人群中进行的，研究人员得出的结论是，仍需要进行更多的研究以提出可以指导患者使用益生菌的建议。有一些证据显示，特定的益生菌菌株（鼠李糖乳杆菌或博拉迪酵母菌）可能有助于预防抗生素引起的腹泻，并且有一些人提倡使用特定类型的益生菌来预防艰难梭菌大量繁殖。

临床实用要点

1. 建议腹泻患者多多饮用透明、非奶类液体，例如水和稀释的果汁。如果腹泻严重，则口服补液盐有一定作用。
2. 对于 60 岁或以上、体弱或伴有诸如心血管疾病或血栓形成倾向（例如有深静脉血栓形成病史）等合并症的患者，应考虑口服补液盐。
3. 建议患者继续正常饮食，但最好避免高脂肪食物和高糖食物，因为他们对这些食物可能会耐受不良。饮用清淡的汤是一个很好的折中方法。
4. 对于婴儿腹泻患者，应继续进行母乳或人工喂养。还应辅以口服补液盐。腹泻的严重程度和持续时间不会受到是否继续进行母乳或人工喂养的影响。
5. 腹泻患者的个人卫生防护必不可少。建议家人如厕后、进食前或准备食物前用肥皂和温水彻底洗手。应使用消毒剂清洁马桶（包括马桶把手和马桶座圈垫），所有人应避免与他人共用毛巾、衣服、餐具或用具。腹泻患者痊愈后最好停工或停学至少48小时。

6. 咨询者经常问如果度假时发生腹泻他们应该使用什么样的药物。洛哌丁胺和口服补液盐是有用的急救药物。如果不清楚自来水的水质，应饮用瓶装水并避免吃"路边摊"。有关出国旅行和避免"旅行者"腹泻的有用信息请访问 http://www.fitfortravel.nhs.uk/advice/disease-prevention-advice/travellers-diarrhoea.aspx。

腹泻病例

病例1

罗宾逊夫人向你咨询治疗腹泻的药物。她的儿子大卫今年11岁，出现了腹泻，并且现在她还担心她另外两个孩子——4岁的娜塔莉和刚满1周岁的汤姆——也出现腹泻。大卫从昨天开始出现腹泻，他大约如厕5次，呕吐1次，但他后来没有再出现呕吐。他有腹部压痛，但一般状况很好，仍很活泼。昨天中午他在学校午餐时吃了一个朋友给的馅饼，这个馅饼在抽屉中放好几天了！家里没有其他人吃过同样的食物。罗宾逊夫人还没有给大卫服用过任何药物。

药剂师的观点

从病史来看，大卫可能是急性腹泻，可能是由他昨天午餐吃的馅饼引起。大卫只呕吐了一次，所以他现在的主要问题是腹泻。大卫除了腹泻外，其他状况良好。因为大卫今年11岁，所以最好建议他开始使用某种口服补液盐进行口服补液治疗，并应告诉罗宾逊夫人如何配制补液。如果罗宾逊夫人的另外两个孩子中的一个或两个也出现了腹泻，也可以让他们口服一些补液。如果后天大卫的病情仍没有好转，应让罗宾逊夫人带他去看医生。

医生的观点

大卫的腹泻很可能是食物中毒引起的。口服补液是正确的治疗。还应告知大卫在其腹泻好转之前或在接下来的24小时内应避免食用辛辣或高脂肪食物，喝点清淡的汤最好。如果除了补充的电解质溶液外，他还想喝一些其他饮料，应告诉他应避免饮用牛奶，因为牛奶含有脂肪。还应告诉他以后应该将食物放在冰箱里！

大卫的症状在接下来的几小时内应该会好转。如果他的症状持续或腹部疼痛加重，尤其是在右下腹部，他应及时去看医生。非典型急性阑尾炎有时可能表现为胃肠炎症状。

病例2

乔杜里夫人是常规来到药店购买治疗高血压的处方药。你问她，她和她的家人都好吗，她告诉你，她的家人中有几个陆续出现了腹泻。你了解到，这家人最近曾去印度探亲，参加了一个婚礼。乔杜里夫人告诉你，他们是刚回国就出现了腹泻。

药剂师的观点

由于这家人的腹泻可能与近期的旅行有关，应将患者转诊给全科医生。

医生的观点

建议患者转诊是明智的做法。当然还需要了解更多信息，例如，他们的症状的出现日期和返回英国的日期等。从病史来看，这家人中的患者并不像是急性起病，但有必要询问患者有没有脱水情况。如果患者的腹泻仍持续存在，有必要将患者的粪便样本送到微生物实验室进行检查。如果结果显示是某种感染，应向当地卫生防护部门报告。他们也有可能是贾第虫病，对后者可以使用甲硝唑治疗。有时粪便样本检查显示没有感染征象，在这种病例，腹泻会被认为是由肠道感染后易激引起的；在这种情况下患者通常会自愈，不需要治疗。

病例3

简·贝里夫人想在她一家人第一次出国度假前准备一些药品；他们下周将前往摩洛哥度假。贝里夫人跟你说，她听说有些人的假期被假日腹泻毁了，因此，她想让你给她推荐治疗腹泻的好药。通过询问你了解到，贝里夫妇有两个年龄分别为10岁和14岁的儿子，他们会一起去度假。

药剂师的观点

假日腹泻往往很容易治疗。药剂师可以建议贝里夫人购买一些适用于他们夫妇和他们 14 岁儿子（不适用于他们 10 岁儿子）的洛哌丁胺胶囊，以及一些适用于他们 10 岁儿子的口服补液盐；口服补液盐也可用于其他家庭成员。

药剂师还可以给第一次出国度假的贝里一家一些避免腹泻的建议：新鲜水果在食用前应去皮，不要在餐馆以外的其他地方进食未加热的食物，最好避免吃路边摊。由于饮用水常常会出现问题，应建议他们与旅游公司代表核实当地的饮用水是否符合饮用水标准；如有疑问，可以饮用瓶装矿泉水。瓶装水（纯净水而不是苏打水）也可用于配制补液。此外，最好避免饮用冰饮，但这主要取决于制冰的水的来源。

假日腹泻常见，但通常具有自限性；如果其持续数天仍然存在，则应寻求医生的建议。如果腹泻持续或回国后复发，则患者应该去看医生。最后，应建议患者避免在国外购买非处方药，因为在一些国家可买到包含口服类固醇和抗生素的种类繁多的非处方药。每年返回英国的旅行者中都有因服用处方药或自行购买的药品（例如口服氯霉素）而出现严重不良反应的患者。

医生的观点

药剂师的建议已覆盖了所有要点。腹泻的最可能原因是进食了被污染的食物或水。急性腹泻的最佳治疗方法是禁食（直至食欲恢复）和饮用瓶装矿泉水（含有或不含电解质补充剂）。患者服用止泻药（例如洛哌丁胺）止泻也是合理的。

案例 4

拉德克利夫先生是一位独自居住的老年人。今天，拉德克利夫先生的家务女工向你询问是否可以为拉德克利夫先生推荐一些止泻药，因为他已经腹泻 3 天了。他腹泻非常频繁且其粪便是水样的，他自我感觉非常疲惫和虚弱。拉德克利夫先生让其家务女工去药店是因为他不敢离开家，因为他一直要上厕所。你查看了拉德克利夫先生的药店患者用药记录（PMR），证实了你的记忆——患者正在使用多种药物：地高辛、呋塞米和对乙酰氨基酚。10 天前，你曾给拉德克利夫先生开了一个疗程的阿莫西林。拉德克利夫先生的家务女工告诉你，拉德克利夫先生的饮食没有改变，他的饮食和他的症状之间似乎并没有关系。

药剂师的观点

拉德克利夫先生的腹泻可能是由几天前开始服用阿莫西林导致的艰难梭菌感染引起的。最好打电话与患者的医生讨论服药的适当疗程，因为拉德克利夫先生正在使用的其他治疗药物可使他发生体液丢失甚至脱水而导致他电解质紊乱，从而使他有发生更多问题的风险。由于拉德克利夫先生无法出门，他可能需要家访。

医生的观点

虽然服用抗生素可引起腹泻，但这种腹泻很少会很严重，且停药症状就会停止。服用阿莫西林很可能会引起艰难梭菌感染。其治疗中最重要的一点是：确保足够的液体摄入和纠正电解质紊乱。这些对老年人尤其重要，因为老年人（和婴儿）对脱水很敏感。在拉德克利夫先生这个病例中，由于患者还在服用呋塞米和地高辛等其他药物，病情就更复杂了。拉德克利夫先生没有服用补钾药物或保钾型利尿药。利尿药呋塞米可降低血钾浓度，可使地高辛中毒风险增高。不幸的是，腹泻也可以造成钾丢失而进一步使地高辛中毒风险增高。因此，需要对患者进行家访并进行紧急评估，需要排除艰难梭菌感染，还需要进行评估患者的肾功能和血钾水平的血液检查，还可进行紧急粪便检查来检测是否有艰难梭菌毒素。如果患者看起来病得很重，或者出现了脱水症状，则需要住院治疗。如果还有其他问题，则患者需要住隔离病房。

使用抗生素（之前使用的阿莫西林）可扰乱肠道的正常菌群，使艰难梭菌大量繁殖。艰难梭菌释放毒素进入大肠会损伤肠上皮而导致液体外渗。大多数抗生素都可导致这种状况，但报道的比较多的抗生素是克林霉素、阿莫西林和头孢菌素。这种状况更容易出现在 65 岁以上的人群中。这种状况现在在医院常见，也被认为是医源性感染。然而，1/3 的新病例出现在社区。

艰难梭菌感染引起的腹泻可以是轻度自限性的，也可以是严重持续性的或反复发作的，有时甚至是致命的。患者经常会出现低热，也可出现腹部疼痛／绞痛。这些症状通常在服用抗生素1周内出现，但可能会持续到服用抗生素后6周。严重的病例需要补液治疗和使用甲硝唑、非达霉素或万古霉素进行治疗。即使治疗，复发也很常见，特别是当进一步使用抗生素时。

肠易激综合征（IBS）

　　肠易激综合征（IBS）是一种慢性功能性肠紊乱，主要表现为腹部疼痛，伴有间歇性腹泻，有时与便秘和腹胀感觉交替出现。在很多情况下，不适感与排便有关，或排便可缓解不适。IBS的一个重要特征是：当对症状进行检查时没有异常发现。据估计，在工业化国家，约20%的成年人有IBS，他们大多数（可达3/4）不会去看医生。与男性患者相比，更多女性患者会去看医生，而且女性IBS的发病率更高。IBS的病因仍然不清，它有时可在胃肠炎后发生。IBS似乎常由压力引发，且许多患者有焦虑和抑郁的症状。一些IBS可能是由食物不耐受引发的。

你需要知悉的内容

年龄
　　儿童，成年人
症状
　　胃肠道引起的腹部疼痛
　　腹胀
　　排便习惯改变；腹泻和（或）便秘
　　恶心
其他症状
　　泌尿系统症状，特别是尿频
　　性交痛（性交时出现疼痛）
持续时间
既往史

加重因素
目前用药情况

问诊的重要性

年龄

在儿童，由于腹部疼痛的诊断比较困难，最好转诊。

IBS 通常出现在年轻人中，在 20～30 岁的人群最常见，女性发病率是男性发病率的 2 倍。如果一个老年人第一次出现且无肠道疾病病史，应将其转诊给医生。

症状

IBS 有三个主要症状：腹部疼痛（排便后可以缓解）、腹胀和排便习惯改变。

腹部疼痛

IBS 的腹部疼痛可出现在腹部任何部位，但通常在腹部中央或偏左侧，且疼痛可能非常严重。当疼痛出现上腹部时，需要与消化性溃疡或胆囊疼痛进行鉴别。IBS 的腹部疼痛部位因人而异，甚至同一患者在不同时间其腹部疼痛的部位也不一样。有时患者的疼痛可在饭后出现，排便后可以有一段时间的缓解。

腹胀

IBS 患者常报告有腹胀的感觉。有时腹胀非常严重以至患者必须松开衣服。

排便习惯

IBS 患者可能会出现腹泻和便秘；有时腹泻和便秘是交替出现。IBS 患者早上频繁如厕很常见，即患者在早上起床后和早餐后的这段时间需要紧急排便数次才能恢复正常。患者排便后可能会有未排尽感。IBS 患者的粪便常呈溏泻状或半成形，而不是水样便。有时患者的粪便也可呈小球状或兔子粪便样或铅笔形。患者的粪便可能带有黏

2

液，但不会带有血液。

其他症状

IBS患者有时会出现恶心；呕吐不常见。

IBS患者也可能主诉与IBS看似不相关的症状，例如背部疼痛、感觉昏昏欲睡和疲倦。有些患者会出现上腹部不适和消化不良，这种情况有时被称为"功能性消化不良"。IBS患者出现的泌尿系统症状可能与IBS相关，例如尿频、尿急和夜尿增多（夜间需要排尿数次）。一些女性患者会出现性交痛。

持续时间

IBS患者可能是第一次出现症状时就来药店咨询，也可能是症状出现了数月甚或数年才来药店咨询。如果来药店咨询的老年患者是第一次出现症状，则将其转诊去看医生是最适当的。

既往史

你需要询问患者是否已就其症状咨询过医生，如果患者已经去看过医生，应询问医生是怎么建议的。有些患者已经做过很多种检查了。出国旅行史和胃肠炎病史有时可诱发IBS。在这种情况下，应将患者转诊给医生以排除未解决的感染。有任何肠道手术病史均提示需要转诊。

加重因素

压力在IBS中似乎有重要作用，可以诱发和加剧症状。

咖啡因常可使症状恶化，众所周知，咖啡因对肠道和胃都有刺激作用。

有报道显示，甜味剂山梨糖醇和果糖也可加重IBS。与IBS有关的其他食物包括牛奶、乳制品、巧克力、洋葱、大蒜、韭菜和大葱。

目前用药情况

患者可能已经尝试使用过一些处方药或非处方药来治疗IBS。因此，你需要询问患者已经使用过哪些药物及其疗效如何。你还应询问患者是否正在服用其他药物，这点也很重要。许多 IBS 患者伴有焦虑和抑郁，但它们之间是否有因果关系尚不明确。

何时转诊

儿童

无 IBS 病史的老年患者

孕妇

粪便带血

不明原因的体重减轻

伴有排便习惯改变的年龄在 55 岁以上的患者

有肠梗阻的症状 / 体征

合理治疗后症状未缓解

治疗时间表

在治疗 1 周内，症状应开始减轻。

治疗

解痉药

解痉药是治疗 IBS 的重要非处方药，试验研究显示，平滑肌松弛剂可在一定程度上缓解腹部疼痛。许多这类试验研究也显示安慰剂也有明显效应。目前使用的平滑肌松弛剂有枸橼酸阿尔维林、薄荷和美贝维林以及抗毒蕈碱。这些药物可直接作用于肠道平滑肌，引起平滑肌松弛，从而缓解腹部疼痛。系统性综述显示，抗毒蕈碱和平滑肌松弛剂的疗效似乎没有差异。

在开始治疗后的几天内应可以看到患者的症状减轻，你应要求患者在 1 周后回到药店，以便你能对疗效进行监测。如果第一次服用的解痉药无效，你可建议患者尝试使用不同的解痉药。使用解痉药很少见不良反应。美贝维林和阿尔维林对肠道平滑肌具有一定的选择性，因此，它们的不良反应相对较少；而抗毒蕈碱类药物（抗胆碱能类药物）对肠道平滑肌的选择性较差，例如丁溴东莨菪碱，因此，它们可能会引起抗毒蕈碱类药物的不良反应（口干、泌尿系统症状、视物模糊等）。

麻痹性肠梗阻是所有解痉药的禁忌证，但幸好麻痹性肠梗阻这种严重疾病很少会发生（例如在腹部手术后和腹膜炎）。麻痹性肠梗阻患者有肠道功能不良和肠道梗阻，其症状包括腹部剧烈疼痛、无排便以及呕吐物可能为未完全消化的食物。应立即将麻痹性肠梗阻患者转诊给医生。

枸橼酸阿尔维林

枸橼酸阿尔维林的剂量是一次 60 ~ 120 mg（1 ~ 2 个胶囊），每日 3 次。需要提醒患者的是，这种胶囊需要用水送服，不要咀嚼。这种药物的不良反应很少，但时有服用后出现恶心、头晕、瘙痒、皮疹和头痛的报道。这种药物不应推荐给妊娠期和哺乳期女性以及儿童服用。患者还可以购买枸橼酸阿尔维林和苹婆合剂（见下文"容积性泻药"）。

薄荷油

多年来，薄荷油一直被用作助消化药，其也有解痉作用。一篇系统性综述对九项研究中的 726 名患者进行了分析，结果显示，薄荷油在减轻 IBS 症状方面明显优于安慰剂。

薄荷油胶囊剂的每个胶囊含有 0.2 ml 薄荷油，每次服用 1 ~ 2 个胶囊，每日 3 次，但需要在饭前 15 ~ 30 分钟服用。薄荷油胶囊是肠溶衣胶囊，服用后可使薄荷油经过胃和小肠前部后再释放。药剂师应提醒患者不要咀嚼薄荷油胶囊，否则不仅会导致药物失效，而且会导致药物对口腔和食管黏膜的刺激。

药剂师不应将薄荷油胶囊剂推荐给儿童患者。薄荷油偶尔可引起胃灼热，因此，已有这个问题的患者最好避免服用薄荷油胶囊剂。薄荷油偶尔可引起肛周刺激。薄荷油也可引起过敏反应，但很罕见；也有薄荷油引起皮疹、头痛和肌肉震颤的报道。

盐酸美贝维林

盐酸美贝维林，每次 135 mg，每日 3 次，应在饭前 20 分钟服用。

药剂师不应将盐酸美贝维林推荐给妊娠期或哺乳期女性、10 岁以下的儿童和卟啉症患者（非常罕见）。

东莨菪碱

丁溴东莨菪碱，10 mg 规格的片剂可用于成年人和 6 岁以上的儿童。成年人开始服用时，每次 1 片，每日 3 次；如有必要，可增加至每次 2 片，每日 4 次。东莨菪碱的抗胆碱能作用通过增加抗胆碱能负荷可能会增强其他抗胆碱能类药物的作用。

容积性泻药

传统上，IBS 患者常被告知要采取高膳食纤维饮食，作为增加膳食纤维摄入的一种方式。过去经常推荐食用未加工麦麸，但现在已不再推荐 IBS 患者食用麸皮——一种不溶性膳食纤维（参见下文"临床实用要点"项下"饮食"标题下相关内容）。燕麦的溶解性比麦麸的溶解性高，并且其耐受性也高。含有可溶性纤维的容积性泻药有助于缓解患者症状，例如卵叶车前果壳，但患者可能需要服用几周时间来摸索适合自己的剂量。药剂师应提醒患者，随着膳食纤维摄入的增加，液体的摄入量也要增加。容积性泻药也可与解痉药联合使用。目前证明该类药物有效的证据尚不确切，因为有关研究的样本量较小。也有研究表明，卵叶车前果壳对缓解症状可能有积极作用。

止泻药

主诉腹泻的患者可能会诉说其常有排便紧迫感，且其粪便松软成形而不是水样便。非处方止泻药（例如洛哌丁胺）只能偶尔或短期使用。止泻药的明显不良反应是便秘。一些小型研究表明，洛哌丁胺可减轻腹泻症状，包括减少排便频率，但不能缓解腹部疼痛或腹胀症状。

临床实用要点

饮食

IBS 患者应遵守如下健康饮食建议（低脂、低糖和高膳食纤维）。NICE 在 IBS 患者的饮食方面给出了进一步的针对性指导建议（表

2

2.7)。目前已不再推荐在食物中添加麸皮，因为麸皮会使症状恶化。

表 2.7   NICE 指南——成人 IBS

应对 IBS 患者的饮食和营养进行评估，以下是一般性建议：

- 有规律进食，吃饭速度要慢
- 避免错过一餐，或两餐之间的时间间隔不要太长
- 每天至少喝 8 杯液体，特别是水或其他不含咖啡因的液体，例如，草药茶
- 限制茶和咖啡的摄入量，每天最多 3 杯
- 减少酒精和碳酸饮料的摄入量
- 限制高膳食纤维食物的摄入（例如全麦或高纤维面粉和面包、麸皮含量高的谷物和糙米等全谷物）可能会有所帮助
- 减少"抗性淀粉"（抗小肠消化的淀粉——能完整到达结肠）的摄入，这种淀粉常存在于加工过的或重新煮熟的食物中
- 限制新鲜水果的摄入量，每天最多 3 份（每份大约为 80 g）
- 腹泻患者应避免摄入山梨醇——一种无糖糖果（包括口香糖）和饮料中添加的人造甜味剂以及一些糖尿病和减肥食品中使用的添加剂
- 有腹胀和肠胀气的人可能会发现进食燕麦（例如早餐吃燕麦类谷物或麦片粥）和亚麻籽（每天最多一汤匙）有助于缓解 IBS

来源：NICE Clinical Guideline 61 (CG61) (February 2008, Updated: February 2015).

一些 IBS 患者发现，避免食用可加剧症状的食物有助于缓解他们的症状（参见上文"问诊的重要性"项下"加重因素"标题下相关内容）。甜味剂山梨醇和果糖可使症状加重，但许多食品中都含有这些成分。因此，患者应仔细查看超市中的食品标签。最近的一项回顾性研究发现，尚无足够的证据表明可以做出明确的限制咖啡因摄入的建议；如果患者感觉其 IBS 似乎与摄入咖啡因有关，则限制或减少咖啡因摄入值得尝试。药剂师应提醒患者，许多软饮料中含有咖啡因，因此，患者应仔细查看饮料的成分表。

有一些证据表明，可发酵寡糖、双糖、单糖和多元醇（fermentable oligosaccharides, disaccharides, monosaccharides and polyols, FODMAP）

含量低的饮食有助于缓解一些 IBS 患者的症状。FODMAP 是一类不易吸收的单糖和复合糖，它们存在于一些水果、蔬菜、牛奶和小麦中。它们在结肠中被细菌发酵后可释放出气体，在易患 IBS 的人中可导致肠胀气和腹部疼痛发生。让 IBS 患者了解 FODMAP 的这些特点有利于他们调整自己的饮食习惯，减少 FODMAP 的摄入。然而，NICE 强调，这种饮食建议只能由具有膳食管理方面的专业知识的卫生保健专业人士给出；如果患者想得到这种建议，他们应该同他们的医生讨论，后者也可能会将他们转诊给营养师。

体育锻炼

IBS 患者增加体育锻炼可以改善其 IBS 的证据有限，但增加体育锻炼会提高患者的整体健康水平，可能还可以分散患者的注意力，对压力性 IBS 肯定是有益的。因此，可以建议 IBS 患者进行有益健康的体育锻炼，例如，规律的走步锻炼和增加活动量。

辅助疗法

一些 IBS 患者发现，放松疗法对缓解其病情有帮助。患者可购买有关辅助疗法的视频和音频产品。

研究显示，催眠疗法可能对 IBS 患者有好处。如果患者想尝试催眠疗法，他们可以咨询注册催眠师。传统的针灸疗法、脚底按摩疗法、芳香疗法或顺势疗法可能也对一些患者有效。

肠易激综合征病例

病例 1

乔安娜·马瑟，女，29 岁，来药剂师这里咨询。她说她看到了一则有关 IBS 治疗的解痉药广告，她想知道她是否可以尝试一下。问诊中她告诉你，她出现胃痛和肠道症状已经几个月了，每月出现 2~3 次。她的症状包括腹部疼痛、腹胀的感觉、腹泻、恶心和有时呕吐，她认为她的症状似乎与参加商务午餐和重要会议的晚餐有关。在回答你关于她的早晨症状的具体问题时，乔安娜说，有时她早上起床的第一件事就是去上厕所，而且之后她可能还需要连续上好几次厕所。有时她会因为腹泻不敢离开家而上班迟到。乔安娜告诉你，她是一名销售主管，每当她面临一个大任务的截止日期临近时或面对大的客户会议时，她的工作压力就会很大。乔安娜每天喝6~7杯咖啡，并且按她自己的话说，她的饮食是"工作的地方有什么就吃什么，家里的冰箱里能找到什么就吃什么。"她还没有因此服用过任何其他药物，也没有去看过医生，因为她不想因为这点小问题去看医生。

药剂师的观点

通过乔安娜的病史基本可以判断她是IBS。乔安娜有IBS的主要症状且这些症状与她的工作压力相关。也许可以建议患者做一些体育锻炼和放松运动并尝试降低自己的工作压力。药剂师可以建议患者尝试服用解痉药（薄荷油和美贝维林）1周，并要求患者1周后复查。患者还需要仔细回忆其IBS的加重因素，并在接下来的几天内逐渐减少咖啡的摄入量。1周后如果患者的症状没有减轻，可以建议她更换解痉药并服用1周，如果有必要，将患者转诊给医生。

医生的观点

乔安娜的病史完全符合IBS的诊断。通过药剂师的建议和治疗，患者的症状可能会减轻。随着抗痉挛药的使用，IBS患者对安慰剂的反应率高达60%，所以如果不出意外的话，乔安娜的症状在下一次评估时应已减轻。如果乔安娜的症状没有减轻，则将她转诊给医生是明智的。将乔安娜转诊给医生可使她有机会让医生来处理她的问题、确定她的IBS诊断并给她进一步的治疗建议。医生肯定会考虑她的工作压力问题并提出解决方法。有些雇主提供可降低工作场所压力的职业健康服务。互联网上有大量有关IBS（和压力）的相关信息，可以建议乔安娜去看看，例如，NHS网站（NHS Choices）。

病例2

珍妮·道森女士，20岁出头，来药店向药剂师咨询。她说她饭后会出现轻微的上腹部疼痛，想问一下她可否服用某种胃药来减轻症状。在进一步的询问中，她说她以前有肠易激，但这次情况有所不同，因为除了出现肠道症状外，她还出现了尿频。她说她一直有便秘和腹胀。她去年看医生时被告知她有 IBS。医生说她的 IBS 是由压力导致的。在过去的一年，她换了工作并搬入了新住所。她的饮食很健康且她经常锻炼。

药剂师的观点

患者的病史并不简单，虽然她的症状提示 IBS，且她有 IBS 病史，但患者这次的病情是不同的，并不能简单做出诊断。最好将患者转诊给医生以进行进一步的检查。

医生的观点

珍妮可能是有 IBS，但到目前为止还没有足够的证据做这个诊断。IBS 患者出现上腹部疼痛并不常见，因此还需要考虑其他疾病的可能性。珍妮的不适在她看来似乎源于她的胃部。她可能担心她是胃溃疡。她还提到她有尿频症状，后者可能与 IBS 有关，但也可能是尿路感染导致的。明智的做法是将她转诊给医生，以对她的症状进行全面的评估。对她的评估很可能只是听她描述她的问题、收集更多的信息以及进行简单的腹部检查。尿液检查有助于确定她是否存在尿路感染。如果诊断仍有疑问，应将她转诊给当地医院的消化科医生。有20% ~ 50% 的转诊给消化科医生的患者是 IBS。转诊的主要目的是排除肠道症状的其他病因以明确诊断。

如果医生认为珍妮是 IBS，则医生除了要帮助她解除对胃溃疡的怀疑，还要给她讲解一下 IBS 是怎么回事，这对她的治疗会很有帮助。无论 IBS 是否是心理因素导致的，毫无疑问，生活压力都会加重 IBS 的症状。因此，帮助患者了解这种相关性很重要，只有这样患者才会考虑用不同的方式应对压力。

上述方法常常是最有效的治疗方法。如果珍妮还想服用一些药物，则她可以使用缓解其便秘的容积性泻药（例如卵叶车前果壳）和一些解痉药，治疗效果会非常好。

痔疮

痔疮的主要表现是：肛门周围区域出现瘙痒、烧灼感、疼痛、肿胀和不适，肛管和直肠出血。痔疮是血管肛垫肿胀突入肛管（内痔）导致。如果血管肛垫肿胀非常严重，则可下垂而脱出肛门（外痔）。痔疮常常是由膳食纤维或液体摄入不足导致或加重的。药剂师必须仔细询问病史，以便将痔疮这种轻微的疾病与其他可能更为严重的疾病鉴别开。痔疮是一个令人尴尬的话题，问诊时需要注意保护患者的隐私。

你需要知悉的内容

持续时间和既往史
症状
　瘙痒，烧灼感
　肿胀
　疼痛
　粪便带血
　便秘
　排便习惯
　妊娠期
其他症状
　腹部疼痛 / 呕吐
　体重减轻
目前用药情况

问诊的重要性

持续时间和既往史

一般来讲，痔疮持续时间达到 3 周时药剂师才会考虑治疗。药剂师应询问患者是否有痔疮病史以及是否因此看过医生。只有当患者近期曾在医生那里做过检查并已除外严重疾病时，药剂师才可以进行对症治疗。

症状

痔疮包括内痔和外痔，它们还被进一步分类为：①局限于肛管且不能被看到的痔疮；②排便时通过肛门括约肌脱出肛门、排便后自动还纳或可用手辅助还纳的痔疮；③在肛门外不能还纳的痔疮。这三种类型的痔疮有时也称为Ⅰ度、Ⅱ度和Ⅲ度痔疮。痔疮的诱发因素包括：不良饮食习惯、职业性久坐和妊娠期。也有人认为痔疮与遗传因素有关。

疼痛

痔疮患者并不一定出现疼痛；如果出现疼痛，可能仅仅表现为轻微钝痛和排便时加重。疼痛剧烈则提示其他相关原因。

痔疮患者排便时出现剧烈锐痛可能意味着出现了肛裂，可能伴有前哨痔（肛门后缘出现了一个小的皮肤裂伤），这类患者需要立即转诊。肛裂一般表现为肛管皮肤的轻微撕裂，通常是由便秘引起的；对此常进行保守治疗——使用含有麻醉剂成分的局部用霜剂或凝胶软膏治疗。有时医生会给患者开一些舒张血管的软膏，例如硝酸甘油直肠用软膏，以松弛肛门部位的肌肉。病情严重的病例有时需要进行小手术治疗。

外痔的并发症之一是"嵌顿"（痔疮的血液供应被切断）。这种情况下患者的疼痛会非常剧烈。外痔的另一种可能的并发症是血管肛垫内形成血块（血栓形成），这种情况如果发生，也会引起剧烈疼痛。这些疼痛通常会在48~72小时内达到顶峰，然后在7~10天内逐渐消失。在这种情况下，医生有时会需要切除患者的外痔以减轻其疼痛。

瘙痒

对许多痔疮患者来说，让其最头疼的症状是肛门周围瘙痒和刺激而不是疼痛。如果患者出现持续或反复的瘙痒且一直不减轻，则有时提示是直肠癌，应将患者转诊给医生。

出血

内痔患者在排便时可能会有血液通过肛管沉积在粪便上。这种新鲜血液看起来呈鲜红色。患者常描述它们溅落在马桶上，或可见于粪便表面或卫生纸上。如果血液与粪便是混合的，则出血部位可能位于较高部位的胃肠道，且血液的颜色可能偏暗（经过代谢导致）。如果出现"新的"直肠出血，则药剂师应将患者转诊给医生，以便医生根据需要让患者做一些检查以除外更严重的疾病，例如肿瘤或息肉。

大肠癌可以引起直肠出血。大肠癌在 55 岁以下的患者中不常见，对于年龄较大的有直肠出血的患者，药剂师需要特别注意，尤其是有排便习惯显著和持续改变的患者。

如果痔疮患者有反复出血，则其失血量会增加，可能会导致其发生缺铁性贫血。

便秘

便秘是导致痔疮或使痔疮加重的一个常见原因。有便秘时，排便就会用力，就会使血管肛垫部位的压力增高，结果就会导致痔疮形成。如果痔疮是疼痛性的，患者就会尽量避免排便，而不排便就会导致便秘加重。

便秘还与膳食纤维摄入和液体摄入不足有关。另外，药剂师也应考虑到药物引起便秘的可能性（参见本章稍前部分"便秘"章节中"问诊的重要性"项下"目前用药情况"标题下相关内容）。

排便习惯

排便习惯的持续改变是转诊的指征，因为排便习惯改变可能是由大肠癌引起。排泄物通过肛门括约肌渗出（大便失禁的一种形式）可以刺激肛门周围区域而引起瘙痒，这可能是由肿瘤引起的。

妊娠期

妊娠期女性的痔疮发病率比非妊娠期女性要高。人们认为这是由于妊娠期子宫使血管肛垫部位的压力增大所致。在妊娠期，便秘也是一个常见问题，是由黄体酮水平增高导致肠道肌肉松弛所致。这类便秘可加重痔疮的症状。药剂师可以为患者提供适当的饮食建议（参见第5章"女性健康"中"妊娠期的常见症状"章节中"便秘"项下相关内容）。

其他症状

痔疮的症状往往局限于肛门，通常不会引起腹部疼痛、腹胀和呕吐。如果出现这些症状，则提示是其他疾病，应将患者转诊给医生。

患者有时会出现里急后重（患者有排便的欲望但其直肠内没有粪便），这提示肛管或直肠肿瘤。因此，当患者描述常常有排便的欲望但没有粪便排出时，应将患者紧急转诊给医生。

目前用药情况

痔疮患者可能已经尝试使用一种或多种治疗痔疮的药品来缓解这些症状。鉴于这些药品的一些广告宣传范围很广以及谈论痔疮会使患者尴尬，患者常常会直接购买药品而避免向药剂师或医生描述其症状。因此，药剂师询问患者症状的确切性质和药品使用的详细情况非常重要。如果患者还有便秘，药剂师还要询问患者使用过何种泻药。

相关用药情况

由于痔疮可以因药物性便秘而加重，药剂师应仔细询问患者目前正在服用的药物，包括处方药和非处方药。可导致便秘的药物参见本章稍前部分"便秘"章节中的相关内容。正在服用华法林或其他抗凝血药的患者出现直肠出血是转诊的指征。

何时转诊

症状持续时间＞3周
粪便带血
有明显疼痛
排便习惯改变（正常排便习惯持续改变）
怀疑药物性便秘

相关腹部疼痛 / 呕吐

不适、发热或体重下降

治疗时间表

如果 1 周后患者的症状没有好转，应将其转诊给医生。

治疗

痔疮的对症治疗是缓解不适，但如果存在导致便秘的原因，则必须进行对因治疗。药剂师可借此机会为患者提供膳食建议。除了治疗，药剂师还可以在预防痔疮方面发挥重要作用。

对于严重或持续的痔疮，全科医生评估后可能需要进行手术干预。可选的手术方法包括橡皮带结扎术、硬化注射疗法和痔疮切除术。

局部麻醉药（例如苯佐卡因和利多卡因）

局部麻醉药有助于缓解痔疮带来的疼痛和瘙痒。局部麻醉药有时可导致过敏反应，因此，它们最长使用 2 周。

皮肤保护剂

治疗痔疮的许多药品都含有保护皮肤剂（例如氧化锌和高岭土），它们具有舒缓作用。白凡士林就是一种具有舒缓作用的皮肤保护剂。这些药品具有润肤和保护作用。肛周皮肤的保护非常重要，因为排泄物可引起皮肤刺激和瘙痒等症状。皮肤保护剂在皮肤表面上可形成一道屏障，有助于预防皮肤发炎和水分丢失。

局部类固醇

患者在药店可以买到含有皮肤保护剂和氢化可的松的软膏和栓剂。这些类固醇类药品具有减轻炎症和肿胀的作用，因而可缓解瘙痒和疼痛。这些药品应在每天早晨、晚上和排便后使用。这些药品适用于 18 岁以上的患者，且它们的连续使用时间不应超过 7 天。

2

收敛剂

许多用于治疗痔疮的药品含有诸如氧化锌、金缕梅（木里香）和铋盐的收敛剂，它们的作用机制是：当用于黏膜和皮肤破损处时，它们可引起患处蛋白质沉淀，即这类药品在患处表面可形成保护层，有助于减轻刺激和炎症。另外，有些收敛剂还具有保护作用和轻微的抗菌作用（例如铋盐）。

防腐剂

许多治疗痔疮的药品都含有防腐剂，包括药用卫生纸。防腐剂在治疗痔疮方面没有特殊作用。间苯二酚具有杀菌、止痒和去角质作用。通过去除表层皮肤细胞，去角质作用被认为有助于药物渗透进入皮肤。如果长时间使用间苯二酚，则其可经破损的皮肤被全身性吸收，则其理论上抗甲状腺作用可导致黏液水肿发生（甲状腺功能减退症），但这种情况很罕见。

止痒剂

有时治疗痔疮的药品还含有止痒剂（例如薄荷醇），它们可刺激神经末梢，可以带来凉爽和麻木的感觉；因此，它们可以减轻不适。薄荷醇和苯酚也有止痒作用。

鲨鱼肝油 / 活性酵母

鲨鱼肝油 / 活性酵母被认为可以促进愈合和组织修复，但目前还没有证据来支持这种说法。

泻药

可考虑短期使用泻药来缓解便秘。容积性泻药可使粪便变软而易于排出。为缓解紧迫症状，可建议患者服用刺激性泻药（例如番泻叶）1~2天，同时增加膳食纤维和液体的摄入。对于不能选择或无法调整膳食的患者，可考虑长期使用容积性泻药。

2

临床实用要点

自我诊断

患者可能会说自己有痔疮或认为自己有痔疮，但药剂师需要仔细询问病史以确认患者的自我诊断是否正确。如有任何疑问，转诊是其最好的做法。

个人卫生防护

由于肛周存留少量粪便可引起瘙痒，肛周区域的良好个人卫生防护常常有助于改善痔疮引起的瘙痒。应根据实际情况尽可能多次用温水清洗肛周，最好是每次排便后都用温水清洗。使用肥皂会使皮肤干燥，有可能加重瘙痒；如果患者愿意，可选择用温和的肥皂。在清洗肛周不现实的情况下，例如，白天工作时，患者可使用湿巾清洁肛周，一些患者会首选这种方法。在肛周使用湿巾时最好是轻拍而不是擦拭，因为擦拭有可能加重瘙痒。很多痔疮患者发现，洗个温水澡可缓解不适。

增加膳食纤维摄入会增加排便频率，因此，应告知患者擦拭肛周时应小心，要用柔软的卫生纸擦拭以避免出现擦拭后疼痛。

如何选择非处方药

治疗内痔和外痔可用软膏和乳膏药品，应在早晨、晚上和每次便后使用。有些软膏和乳膏药品包装内有敷抹器，患者使用时要小心，以免对肛周皮肤造成进一步损害。

药剂师可推荐内痔患者使用栓剂药品。可在早晨、晚上和每次便后插入去除锡箔或塑料包装后（之前有患者未去除包装就用）栓剂药品。患者采取蹲位或卧位插入栓剂药品会更容易些。

痔疮病例

病例 1

汤姆·哈里斯是你比较了解的患者，这天他又来到药店向你咨询有什么方法可以治疗他的老毛病。你问他发生了什么新情况。哈里斯先生患有痔疮且时常会受到痔疮的困扰。之前，他在你这里凭处方购买了氢化可的松硫酸锌栓剂（Anusol HC）和其他类似药品，并且你曾建议他增加膳食纤维和液体摄入。他告诉你他去度了 2 周假，在这期间他的饮食和在家中不一样。他现在的症状是：肛门周围出现瘙痒但无疼痛；排便后会有一个小肿块从肛门脱出，且他能把这个小肿块推回去；他还有点便秘。目前他还没有服用任何药物。

药剂师的观点

哈里斯先生有痔疮病史，之前已由医生确诊和治疗过。患者出现的新情况很可能是度假时饮食改变导致痔疮复发所致，现在他的痔疮已达Ⅱ度，应进行对症治疗数天。药剂师可以建议哈里斯先生使用含氢化可的松的软膏和皮肤保护剂 1 周，并嘱咐他保持肛周清洁和干燥。药剂师还可建议哈里斯先生使用泻药来缓解他的便秘直至他的饮食恢复正常（高膳食纤维饮食）；哈里斯先生还应确保他每日摄入充足的液体；也可以让哈里斯先生使用小剂量的刺激性泻药（可以是刺激性泻药/粪便软化剂，例如多库酯钠）。如果哈里斯先生按照上述建议治疗 1 周后症状没有缓解，则应将他转诊给医生。

医生的观点

哈里斯先生按照药剂师的建议治疗 1 周后其症状应该可以缓解。当然，这些治疗都是对症治疗。从长期来看，让哈里斯先生使用粪便软化剂以避免长期便秘应该能够控制他的痔疮。如果他的症状持续频繁发作，则应考虑将他转诊。医生可能会建议他去住院进行硬化注射疗法、橡皮带结扎术或痔疮切除术（有些全科医生可以进行橡皮带结扎术和硬化注射疗法）。

病例 2

布里格斯先生将近 60 岁，是当地的一个店主，希望你能为他推荐一些治疗痔疮的药物。他告诉你，他的痔疮已有相当一段时间了——2 个月了。他已经尝试过几种治疗痔疮的软膏和栓剂，但都无济于事。他现在的主要问题是痔疮出血，而且越来越严重。他有些不好意思地告诉你，他一直在使用卫生护垫，这是他能想到的防止弄脏衣服的唯一办法。患者没有疼痛和便秘的症状。

药剂师的观点

应立即将布里格斯先生转诊给医生。他的症状已经持续 2 个月了，并且他一定有大量的直肠出血，后者可能是由更为严重的疾病导致的。贫血也应考虑在内。患者已经使用过一些非处方药进行治疗，但均没有效果。患者的年龄和症状意味着他需要进行进一步的检查。

医生的观点

应建议布里格斯先生去看医生。他的症状不是痔疮的典型表现，他需要由医生进行更详细的评估，以除外结肠癌或直肠癌的可能性。痔疮除了排便时出血外，其他时候也会出血（不常见）。医生需要通过问诊和体格检查获得更多的信息。在这种情况下，体格检查通常包括直肠指诊，以确定患者是否存在直肠肿瘤。布里格斯先生还需要进行血液检查，以确定他是否出现了贫血以及是否有其他疾病。患者很可能还需要转诊至医院门诊进行进一步的检查，包括乙状结肠镜检查和应用更广泛的结肠镜检查。

病例 3

卡罗琳·安德鲁斯是一位 25 岁的年轻女性，在当地的一家艺术工作室从事平面设计工作。她咨询的问题令她非常尴尬：她发现她在排便时会感觉非常疼痛。在问诊中，她告诉你，她这种情况已经出现几天了，并且 2 周来一直有便秘。患者的饮食从她的描述来看似乎膳食纤维含量比较低，并且由于最近工作非常繁忙，饭吃得比平时要少。卡罗琳说她很少做运动。她说她一直在服用避孕药。此外，她没有服用其他任何药物，也没有其他症状（例如直肠出血）。

药剂师的观点

最好建议卡罗琳去看医生，因为她的症状和疼痛很可能是由肛裂引起的，虽然这些症状也可能是由痔疮引起的。

医生的观点

　　卡罗琳的问题最可能是由肛裂导致的。有时，血栓性痔疮或肛周血肿也会导致类似症状。医生应对卡罗琳进行体格检查，以便快速确定她的症状是什么原因引起的。卡罗琳的问题可以通过纠正她的便秘并给出一个预防性饮食建议予以解决。可以建议卡罗琳使用含有局部麻醉药的软膏或凝胶来缓解疼痛。这些药品要在排便前使用。血栓性痔疮或肛周血肿通常几天后就可以痊愈，但有时肛周区域的血凝块也需要做手术去除。在肛裂无法缓解的严重情况下，需要将患者转诊给外科专科医生，以使其痉挛中的某块肌肉松弛以迅速减轻疼痛。局部硝酸甘油软膏的一个适应证就是肛裂。

第3章

皮肤科疾病

湿疹 / 皮炎

湿疹和皮炎常被用作同义词来使用。皮炎一词在存在外部诱发因素时（例如接触性皮炎）更常使用。两者的皮疹具有类似的特征，但它们在体表的分布部位不同且具有诊断意义。特应性湿疹是一种慢性、复发性、瘙痒性皮肤病，可累及高达20%的儿童，但其中很多人的病情会随着年龄的增长而消失或大大改善，至成年时只有2%～10%的人有特应性湿疹。特应性是一个用来描述一组三种疾病——湿疹、哮喘和花粉症——的术语，患者常常同时患有这三种疾病且具有家族聚集性。

湿疹的典型皮疹表现为：皮肤片状干燥，可发生炎症，并可有红色细小斑点（图3.1）。患处皮肤可能会裂开并有液体渗出，有时可出现皮肤增厚。湿疹会导致瘙痒且可能非常痒。如果不痒，可能就不是湿疹。许多轻中度湿疹能在药剂师的支持下由患者自己处置。

你需要知悉的内容

年龄
皮疹分布
职业 / 接触史
既往史
花粉症 / 哮喘病史

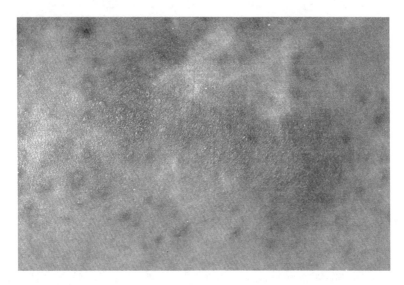

图 3.1（也见彩图） 湿疹的典型皮疹表现［Source: Graham-Brown and Burns (2007). Reproduced with permission of Wiley Blackwell.］

加重因素
目前用药情况

问诊的重要性

年龄 / 皮疹分布

　　特应性湿疹的皮疹倾向于随着患者的年龄不同而不同。在婴儿期，特应性湿疹通常累及面部、头皮和四肢的外侧表面（图3.2）。尿布区通常不受累。

　　在年龄较大的白种儿童，特应性湿疹的皮疹在身体皱褶处最为明显，包括腘窝、肘关节内侧面和腕关节周围，以及手部、踝部、颈部和眼周。在黑人和亚裔儿童，特应性湿疹的皮疹常常出现在关节伸展侧皮肤，并且更容易出现水疱或"粗糙的"外表。

　　在成年人，特应性湿疹的皮疹最常见于颈部、手背以及肘关节、膝关节、踝关节和足部关节的屈曲处。它们常与全身干燥和瘙痒有关。

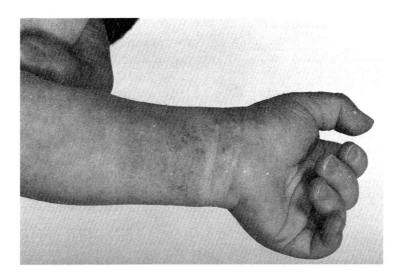

图 3.2（也见彩图）　特应性湿疹

特应性湿疹的症状可能会与接触性皮炎的症状重叠，因为湿疹患者容易过敏，经常对治疗用的乳液或乳霜中的物质过敏。因此，儿童期患过湿疹的人的皮肤在他们余生常常是干燥的。

接触性皮炎最常见累及手，但也能发生在其他部位，取决于触发接触性皮炎的物质。例如，对皮革中铬酸盐过敏的人可能出现足部皮疹，对镍过敏的人可能会在他们的金属皮带扣或胸罩搭扣接触部位出现皮疹。

这些皮疹与真菌性感染引起的皮疹不同，后者多出现在皮肤皱褶处或诸如女性乳房下面、腹股沟或腋窝等湿热散发不畅的部位。

职业 / 接触史

接触性皮炎可以由刺激性物质刺激皮肤或引发过敏反应所致。刺激性接触性皮炎最常见的病因是：长时间暴露在水中（湿法作业），同时接触肥皂或洗洁净；这些会使皮肤上的天然脂肪保护屏障去除。发生接触性皮炎的典型职业包括：清洗业、美容美发业、食品加工业、渔业和金属加工业。其他可刺激皮肤的物质包括：碱性清洁剂、脱脂剂、溶剂和油类。这些物质要么是对皮肤造成直接且快速的损害，要么是在较低浓度下持续接触后对皮肤具有刺激作用。尿布疹（尿布皮炎）是刺激性皮炎的一个典型例子，可因感染——念珠菌性感染——而复杂化。

接触性皮炎也可由过敏反应所致，过敏性物质包括：铬酸盐（存在于水泥和防锈漆中）、镍（存在于带扣、扣子、服饰珠宝和电镀剪刀中）、橡胶和树脂（存在于二段胶和橡皮膏中）、染料、某些植物（例如报春花）、氧化剂和还原剂（例如美发师所使用的烫发剂）以及药物（包括局部皮质类固醇、羊毛脂、新霉素和十六基硬脂醇）。眼部化妆品和头发染色剂也可引起过敏性接触性皮炎。

患者是否存在接触史可以根据皮疹出现的部位、职业、爱好和皮疹起病情况以及使用的药物和患者离开工作岗位或休假时皮疹是否好转等来判断。

既往史

已确诊的湿疹患者可能会咨询药剂师并让其推荐治疗方法。对于轻中度湿疹患者，药剂师可以推荐其使用润肤剂并进行皮肤护理；也可以推荐其使用轻中效度的皮质类固醇，诸如局部氢化可的松、氯倍他松和阿氯米松制剂。然而，如果患者的湿疹严重或出现了感染，则应建议患者去看医生。

有时，患者会按照医生或护士的推荐到药店来买局部氢化可的松、氯倍他松或阿氯米松非处方药。在这种情况下，药剂师可能很难向患者讲清楚，这类药品对于面部、肛门生殖器或严重湿疹是处方药，如果没有医生的处方是不能卖给患者的。药剂师应通过确保当地的全科医生（特别是那些正在接受培训的医生）了解适用于非处方氢化可的松和氯倍他松药品的销售限制，以最大限度减少这种情况发生。

花粉症／哮喘病史

很多特应性湿疹患者伴有花粉症和（或）哮喘。在成年人中，大多数人会在出生后 1～2 年内出现湿疹的首次症状（这被认为是一个诊断特征）。湿疹、花粉症或哮喘患者常常有家族史（约 80%）。药剂师应询问这些过敏性疾病家族史。

加重因素

特应性湿疹在花粉症季节会加重，也可因室内灰尘或动物皮屑而加重。情绪因素、压力和担忧有时也会加重湿疹。激素水平改变是特应性湿疹的加重因素或触发因素。30% 的成年女性会发生经前期特应性湿疹，而妊娠会使 50% 的女性湿疹患者的病情加重。可使皮肤干燥的因素也可加重特应性湿疹，例如使用肥皂或洗洁精以及冷风。某些材质的衣服（例如羊毛）也可刺激皮肤。一小部分特应性湿疹（<5%）与食用牛奶、鸡蛋和色素（柠檬黄）有关。直接接触消毒液或将消毒液添加到洗澡水中也会刺激皮肤。

目前用药情况

特应性湿疹和接触性皮炎都可由局部药物导致或加重。药剂师应询问患者使用过哪些药物。局部应用麻醉药、抗组胺药、抗生素和防腐剂都可加重湿疹或引发接触性皮炎。有些防腐剂可能也会引起过敏。羊毛脂或羊毛脂衍生物有时也会引起过敏，如果疑似是这类物质过敏，应予以更换（新配方羊毛脂发生过敏的风险低，发生皮炎的风险也低）。有关不同制剂及其成分的信息可查询《药品特性汇总》（ the Summary of Product Characteristics ）或药品说明书。《英国国家处方集》（ British National Formulary, BNF ）也是获取这方面信息的一个很好资源，其提供了局部用药中可引起过敏反应的添加剂和辅料信息。

如果药剂师认为患者使用的药物是适当的，但其病情没有减轻甚至恶化了，应建议患者去看医生。

何时转诊

感染的证据（渗出、结痂和扩散）
病情严重：皮肤裂开 / 皲裂，出血
药物治疗无效
没有可识别的病因（除非既往曾诊断为湿疹）
使用局部皮质类固醇 1 周后病情未缓解

治疗时间表

大多数轻中度特应性湿疹、刺激性和过敏性皮炎通过皮肤护理和非处方药治疗病情都会好转。如果治疗 1 周后症状未减轻，应将患者转诊至全科医生诊所。

治疗

皮疹通常会使患者焦虑，这容易理解。皮肤病患者有时也会受到社会歧视。因此，许多患者会直接去看医生。患者最可能是在诊断已经做出或病情刚出现且非常轻微时才找药剂师。

然而，药剂师是可以帮上忙的，因为越来越多的患者已认识到，轻中度湿疹可以自行治疗，只要按照专业建议行事并持续使用润肤剂，需要时可短期使用非处方局部皮质类固醇。如果药剂师能够识别引起刺激性或过敏性皮炎的原因，并且这些原因是可以去除或避免的，则其可以向患者推荐使用非处方局部皮质类固醇。

润肤剂

润肤剂是治疗湿疹的关键，它们是不含药物的乳膏或软膏，可以用来舒缓皮肤，减少刺激，防止皮肤干燥，起到保护层的作用；它们还可以作为肥皂的替代品使用。使用时可以直接将它们涂在皮肤上，也可以将它们加入洗澡水中。

目前，市面上可买到很多不同类型的润肤剂，它们的油脂浓度各不相同。英国的一些地区有使用润肤剂的当地指南。白凡士林等油脂润肤剂常常最有效，特别是对非常干燥的皮肤，但白凡士林常有难闻的气味且使用后令人不舒服。患者的喜好非常重要，在润肤剂治疗依从性中起主要作用。很容易理解，患者是不会使用他们不能接受的润肤剂的。患者在找到一款适合他们的润肤剂之前可能需要尝试使用多种不同类型的润肤剂，他们可能会同时购买多种润肤剂（例如，在浴缸泡澡或淋浴时使用保湿剂作为肥皂的替代物）。向浴缸中添加润肤剂时应使用干净的小勺或小铲，以减少细菌污染。乳液和乳霜最好使用带泵的产品，以减少细菌污染的风险。患者应尽可能经常使用润肤剂以保持皮肤水润，要达到这一效果，他们可能需要每天使用多次或频繁使用。

使用普通肥皂、洗发水和沐浴露会使皮肤干燥而使湿疹病情加重。作为肥皂的替代品，润肤剂可以直接涂抹于皮肤或溶解于热水。有皮肤大面积干燥的人可以选择沐浴添加剂和淋浴产品。2013 年，英国药品和保健品监督管理局（the Medicines and Healthcare Products Regulatory Agency, MHRA）警告称，水性乳霜作为润肤剂使用时有可能引起局部皮肤反应，例如刺痛、灼烧感、瘙痒和发红，尤其是在有特应性湿疹的儿童；因此，水性乳霜不太适合作为润肤剂使用。如果使用乳化软膏，则在将其加到洗澡水中之前应首先将其与水混合（取 1~2 满勺乳化软膏溶于一碗热水中），以确保乳化软膏与洗澡水充分混合。在此要提醒患者、家长或护理人员小心，因为加入乳化软膏后浴缸会很滑！有些湿疹患者错误地以为洗澡会加重湿疹，事实并非如此。实际上，湿疹患者泡澡时只要使用合适的润肤剂并避免使用普通肥皂和带有香味的沐浴产品，洗澡对湿疹是有益的，可去除皮肤碎屑和结痂。

建议

建议包括找到可能的加重因素或诱发因素。如果病史提示为职业相关性接触性皮炎，则将患者转诊给医生是明智的。医生可能会认为应将患者转诊给皮肤科医生。有时皮肤科医生会建议患者进行皮肤斑贴试验以确定接触性皮炎的病因。

有关普通肥皂和洗洁精的使用注意事项（容易使皮肤干燥）及其替代品（肥皂替代品）的使用，药剂师可以提出进一步的建议。如果医生给患者开了皮质类固醇面霜，并且患者需要使用润肤剂，则药剂师的位置有利于其核查患者是否理解应该如何使用它们以及如何确保使用的量是足够的。对于很多患者来说，为了防止湿疹复发，润肤剂应一直使用下去。

局部皮质类固醇

氢化可的松乳膏和软膏、0.05% 阿氯米松和 0.05% 氯倍他松是适用于几种有限适应证的非处方药，它们的类固醇效度分别是轻效（氢化可的松）和中效（阿氯米松和氯倍他松）的。非处方局部氢化可的松的许可的适应证是刺激性和过敏性皮炎、蚊虫叮咬和轻中度湿疹。非处方氢化可的松的禁忌证是皮肤感染（例如脚癣或唇疱疹），包括痤疮以及面部和生殖器区域的感染。10 岁以上的儿童和成年人可使用非处方局部氢化可的松治疗，但疗程均不应超过 1 周。患者只能使用非处方局部氢化可的松制剂进行治疗；药剂师不应推荐患者使用散装制剂。

0.05% 阿氯米松和 0.05% 氯倍他松局部制剂可用于短期治疗和控制 12 岁及以上湿疹和皮炎患者的皮疹（使用时间＜7 天）。它们的适应证包括：特应性湿疹和原发性刺激性或过敏性皮炎，但不包括脂溢性皮炎。

非处方局部皮质类固醇不应用于腹股沟、乳房下皱褶处、生殖器或脚趾间这些真菌性感染的常见部位；也不应用于脸部，因为它们可能会引起口周皮炎和痤疮样脓疱（见图 3.3）。

以上所有局部皮质类固醇药品均应谨慎使用，药剂师应向患者解释指尖单位这个概念。一个指尖单位是从标准包装软管将霜剂挤到成年人示指指尖到第一道折痕处的霜剂的量。半指尖单位则是可以涂抹一个手掌面积的霜剂的量。

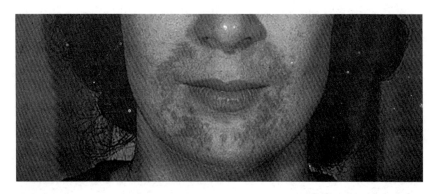

图 3.3（也见彩图）　错误使用强效局部类固醇治疗脂溢性湿疹撤药后发生的口周皮炎
［Source: Weller et al. (2014). Reproduced with permission of Wiley Blackwell.］

止痒剂

止痒剂有时有效，尽管有关其有效性方面的证据不足。湿疹引起的瘙痒与组胺无关，所以抗组胺药的使用是无指征用药。不应使用局部用抗组胺药，因为它们会引起过敏，加重湿疹。可以使用炉甘石或克罗米通乳液或乳霜。患者也可购买含克罗米通和氢化可的松的复方制剂。它们的适应证与局部氢化可的松相同，即可用于治疗接触性皮炎（刺激性或过敏性）、蚊虫叮咬或蜇伤和轻度至中度湿疹。两者的禁忌证也是相同的（参见上文的"局部皮质类固醇"标题下相关内容）。

对患者的支持

患者可通过国家湿疹协会（the National Eczema Society）的网站www.eczema.org、电话服务热线和文本获得信息和支持。

湿疹和皮炎病例

患者的病史陈述

我生下来就患湿疹了。我现在 33 岁。我的父亲也患有湿疹和哮喘，我的三个孩子中最小的一个也患有湿疹。我知道这种疾病带来的痛苦。我明白在我的有生之年我都要努力控制我的湿疹，因为这需要进行大量的试错以找到有效的缓解方法和避开引起它的东西。对于患有湿疹的孩子，父母需要倾听他们，对他们有耐心，因为他们可能很痛苦，就像我小时候一样。

实际上，我的湿疹在我十八九岁时就已经好了，虽然我的皮肤还是很敏感和非常干燥，但基本上是正常的。我经历过我膝盖后、前臂、颈后和背部暴发湿疹的阶段。当我湿疹暴发时，我只要使用更多的润肤霜和非处方类固醇就可以控制。

治疗特应性皮炎就像私家车养护一样。当你的车子出故障时，你要把它送到汽车修理店去修理，这就像湿疹暴发时你要使用局部类固醇进行治疗一样……你的车子修好后，你还需要定期给它更换机油，否则它的引擎就会卡住，这就像你需要经常使用润肤剂或"保湿霜"一样。而且，就像你的车子一样，就算你按时给它更换机油，它仍然会有抛锚的一天。

病例 1

萨米·沙阿因为她的 4 岁女儿阿伊莎的湿疹最近加重了来到药店。她告诉你，她一直以来是用中草药米治疗她女儿的湿疹，并且一直都非常有效直到上一周，她女儿的湿疹突然复发，特别是在她的胳膊和腿上。萨米·沙阿说她希望给她女儿使用安全的乳膏而不是类固醇软膏，因为她听说类固醇软膏有不良反应。阿伊莎没跟她妈妈一起来药店。

药剂师的观点

中草药治疗湿疹目前很受欢迎，一些患者选择使用中草药是因为他们认为中草药"更自然"。然而，中草药的确切成分和活性成分的量难以确定。具有讽刺意味的是，对一些治疗湿疹的中草药进行的分析显示，这些中草药中含有具有皮质类固醇作用的活性成分。阿伊莎的湿疹已经复发了，她应该去全科医生诊所，而且药剂师没有看到患者本人也很难评估其湿疹的严重性。患者母亲的描述和患者的病史都表明患者应该去看医生。

医生的观点

患儿的湿疹复发可能是由感染引起的。干燥片状皮肤是感染原繁殖的理想场所。如果发生了感染，则湿疹会进一步加重。因此，将阿伊莎转诊给全科医生是明智的。有些诊所有专门治疗湿疹等皮肤病的护士。全科医生或护士可能需要为患儿进行皮肤拭子检查，以确认感染的原因并开始进行口服抗生素和局部类固醇软膏的治疗。在这个病例，医生有必要解除患者母亲对类固醇软膏的担忧。通过医生的解释，患者母亲可能愿意让她女儿尝试一下类固醇软膏。类固醇软膏通常只能进行 1～2 周的短脉冲治疗，润肤剂要长期使用，同时要避免使用肥皂和泡泡浴用品。类固醇软膏这样使用是非常安全的。还要向患者母亲说明，中草药不一定有严格的质量控制和监管，并且可能会有肝毒性。

病例 2

雷·廷普森，男，35 岁左右，本地人，经常光顾药店。今天，他因湿疹加重想买一些氯倍他松软膏来治疗。他患湿疹很多年了，他通常是凭医生的重复处方来拿药。廷普森先生从还是一个孩子的时候就患有哮喘，他家的其他一些成员则患有哮喘和花粉症。他刚刚看到一则有关氯倍他松的广告，他说他想以后从你这里买治疗湿疹的药物，以便节省他自己和医生的时间。患者的湿疹已累及脚踝、小腿和手，并且他双手的皮肤有破溃和渗出。

药剂师的观点

应建议廷普森先生去看医生，因为他的手部湿疹已感染。局部类固醇不能用于皮肤感染处，包括氯倍他松，除非同时在治疗感染。

医生的观点

通过病史可知，廷普森先生的特应性湿疹病变范围较广且他的双手皮肤已经感染。虽然他的特应性湿疹发病已很多年了，但将其转诊至全科医生诊所仍是有意义的，特别是考虑到存在感染。全科医生应询问廷普森先生对自己的湿疹及其治疗的想法、担忧和期望，这对医生的后续治疗是有帮助的。全科医生也应询问廷普森先生湿疹加重的因素（例如宠物、肥皂、洗衣粉、工作环境和压力），这也有助于控制病情。另外，医生还应询问廷普森先生使用了哪些润肤剂以及它们的效果如何，会继续使用吗。医生还可以为廷普森先生进行皮肤拭子检查以确认感染原因——最可能是金黄色葡萄球菌感染。如果是这种情况，如果患者对青霉素过敏，可以进行 10 天一个疗程的氟氯西林或克拉霉素治疗。如果患者出现反复感染，可尝试使用含有防腐剂的沐浴油和润肤剂。医生可以给患者开一种强效局部类固醇药物，例如，0.1% 倍他米松，短期使用以控制症状，不要长期使用。廷普森先生的症状得到控制后，将来他复发时可以短期使用非处方类固醇类药物控制，并配合使用他通常使用的润肤剂。应该告诉患者，润肤剂是治疗的基石，应坚持长期每日使用。

3

病例 3

　　罗米奇·米亚，一位年轻男士，因手部出现疼痛、干燥和瘙痒症状来到药店。其手部可见皮屑但没有破溃，未见继发性感染征象（例如渗出或化脓）。他说他的病累及的范围在逐渐扩大，现在他的手臂已经受累。他以前有时也会出现这种情况，但不像这次这么严重。经过进一步询问你发现，患者最近开始在自家的餐馆打工，一直在做洗碗和打扫卫生的工作。

药剂师的观点

　　患者很可能是刺激性皮炎——是他最近手部过多接触水和清洁剂所致。患者没有感染的征象，推荐患者使用局部氢化可的松、阿氯米松或氯倍他松进行治疗是比较合理的。患者的皮肤干燥，可以使用软膏制剂。应建议他工作时戴橡胶手套以保护皮肤。另外，他洗手后应涂抹润肤霜或防护霜，并最好用润肤皂代替肥皂。定期和经常使用润肤剂也是有帮助的。

医生的观点

　　如果患者的皮肤症状在按照药剂师推荐的方法治疗 1~2 周后未缓解，应将其转诊至全科医生诊所。全科医生应询问他对刺激性皮炎的理解、他认为导致这个病的原因以及他可能存在的顾虑。例如，他可能认为他的病只是感染引起的且具有传染性。同样，医生还要询问患者自己对治疗的期待。例如，他可能希望他的病可以完全治愈。有些患者希望使用口服药物而不是局部软膏。医生询问患者的想法、担忧和期望可以促成一个更满意的结果，而且患者可能会更加依从医生的建议和治疗。

　　在此病例中，患者可能需要短期使用强效类固醇软膏（0.1% 倍他米松），并且患者需要更换润肤剂。今后最重要的是，减少手部频繁接触清洁剂以预防皮疹再次出现。

病例 4

　　一位患者通过电话向你咨询她今天早些时候在药店购买的一些软

膏。该患者说，她买了一些治疗湿疹和皮炎的氯倍他松乳膏来治疗她因使用一种新香水导致的皮疹。然而，她回到家后阅读药品说明书时发现，她买的药品是哺乳期女性未经医生允许不能使用的药品。她4个月前刚生下她的第一个孩子，正处于哺乳期。

药剂师的观点

　　我没有注意到药品说明书上关于哺乳期女性未经医生允许不能使用这一点，因此这个电话让我十分为难。我考虑了一下可能的风险，觉得风险很小，因为她只需要使用几天氯倍他松乳膏，而类固醇通过皮肤吸收的量是非常少的。然而，我不想失去她对我的信任。我也有点担心，如果我给出的建议与药品说明书上的说明不一致，我该如何自圆其说。但最后我还是决定遵从我的专业判断。我向她解释了为什么药品说明书上会有如此警告，我给了她我自己的意见，然后看她希望怎么做。我问她是否还愿意使用这个药品，如果她不愿意，则可以使用单纯的润肤膏来治疗她的皮疹。我也告诉她，如果她不方便再来药店，我可以安排我们的送货车给她送润肤膏。

患者的看法

　　我回到家并阅读了药品说明书后我确实很担心。没有人希望因为在皮疹上涂了点东西她就不能哺乳了。我感觉我买的乳膏中可能含有对我的宝宝有害的成分。虽然药剂师花了很长时间向我讲解可以使用，但最后出于安全考虑，我还是决定用润肤膏代替。

医生的观点

　　哺乳期母亲使用皮质类固醇药物不大可能引起婴儿健康问题，尤其是在治疗时间非常短的情况下。*BNF*有关哺乳期患者使用皮质类固醇药物给出的建议是，"哺乳期母亲每日口服泼尼松的剂量在40 mg以下时不会引起婴幼儿的全身效应"。鉴于患者使用这种中效局部类固醇药物后的吸收量会非常少，婴儿出现问题的可能性很小。药品说明书上列出这条警告的原因可能是目前暂无这种情况的研究证据。

痤疮

　　痤疮（或寻常痤疮）是一种常见的皮肤病，是由毛囊和伴随的皮脂腺堵塞或发炎引起的。痤疮在青少年中的发病率非常高，据估计，一半以上的青少年会出现不同程度的痤疮。大多数痤疮患者至少在最初阶段会自行治疗。使用非处方药治疗轻度到中度的痤疮的效果往往很好。然而，痤疮对患者可能会产生非常大的影响。药剂师应谨记，一些青少年即使只是轻度痤疮，也会认为自己难以见人；而中度至重度痤疮对一些患者可能会造成很大的困扰，甚至会导致抑郁症。药剂师对前来寻求帮助的患者应富有同情心，并应要求患者定期复诊并报告其恢复情况，这一点与选择合理的治疗方法同等重要。

你需要知悉的内容

年龄
描述
严重性
累及部位
持续时间
目前用药情况

问诊的重要性

年龄

　　痤疮常发生于青少年时期，通常始于青春期。痤疮可以持续几个月到几年；从青春期开始，痤疮可能会一直持续到十几岁或二十岁出头。

　　痤疮在幼儿和婴儿中极为罕见，如果见到幼儿和婴儿痤疮病例，应将他们转诊给医生，以进行进一步检查，因为他们的痤疮可能是由一种分泌雄激素（产生雄激素）的肿瘤引起的。

　　有时痤疮的出现会晚一些。在 25 ~ 40 岁人群中，大约 5% 的女性和 1% 的男性会持续出现痤疮病变或在青春期后出现痤疮（晚发痤疮）。有些女性患者的痤疮在月经期前或月经期会加重；这被认为是由黄体酮水平变化导致的。对于痤疮开始时间晚于青春期的患者，应考虑其他病因，包括女性雄激素过多症、药物（例如避孕药）和职业因素。有些职业在工作中接触的油脂类物质能诱发痤疮，因此，应询问患者是否曾接触这些物质。

描述

青春期发生的激素变化与青少年痤疮的发生有关，尤其是雄激素的产生。在青春期，角蛋白的增加和皮脂的生成被认为是重要的促成因素；角蛋白的增加可导致毛囊堵塞而形成微小痤疮。微小痤疮可发展成非炎性病变（痤疮），它们可以是开口的（黑头），也可以是闭口的（白头），也可发展成炎性病变（丘疹、脓包或结节：见图3.4）。

皮脂过量可导致细菌过度繁殖，尤其是痤疮丙酸杆菌，它们在炎性病变的发展过程起着重要作用。因此，痤疮在性质上既可以是非炎性病变也可以是炎性病变。

严重性

轻度痤疮主要是非炎性痤疮。中度痤疮则由非炎性痤疮、炎性丘疹和脓疱混合组成。严重痤疮的特征是广泛存在的结节和囊肿以及占优势的炎性丘疹和脓疱。

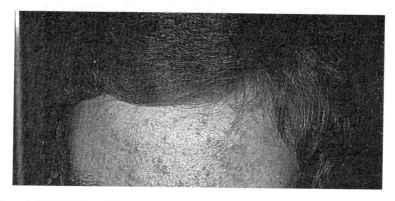

图3.4（也见彩图）　青春期痤疮的皮脂腺、痤疮和散在分布的炎性丘疹［Source: Weller et al. (2014). Reproduced with permission of Wiley Blackwell.］

3

对于轻中度痤疮，建议采用非处方药治疗。轻中度痤疮可以是开口的，也可以是闭口的；闭合性痤疮即皮脂尚未到达皮肤表面。在痤疮毛囊入口处的角蛋白最初是白色的（白头），后来由于黑色素累积而逐渐成为深色的（黑头）。皮脂仍会继续产生，因此患处会发生肿胀，最后会破裂而将内容物排入皮下。皮脂的排出会引起炎症反应；如果炎症并不严重，则会出现小的红色丘疹。

较严重的痤疮可能会出现结节（深部脓疱病变）和囊肿，它们也可能会发红和发炎。这些深部病变可导致瘢痕形成，虽然有时浅表病变也可导致瘢痕形成。如果痤疮是炎性、囊性或结节性的，则可能有瘢痕形成。可能也需要将因轻度痤疮感到特别痛苦的患者转诊去看医生以增强其信心。

累及部位

痤疮主要累及面部（99% 的痤疮患者）、上背部、肩部（60%）和胸部（15%）。这些部位都是有大量皮脂腺分布的区域。重要的是，药剂师应询问那些脸上有痤疮的人，他们的这些部位是否在也有痤疮；这种问题可能会令人尴尬而倾向于"避讳"，但这些痤疮都是可以有效治疗的。

红斑痤疮是一种慢性炎性皮肤病，有时容易与发生在年轻人和中年人以及有时发生在老年人的痤疮混淆。红斑痤疮（图 3.5）只有脸部受累，它们可累及脸颊、鼻部、眼部、下巴和前额。红斑痤疮的特征是变红、丘疹和脓疱。它们可能与反复发作的面部潮红和毛细血管扩张（毛细血管破裂）有关。

持续时间

这里获得的有关信息应与已经尝试过的药物（处方药或非处方药）和正在服用的其他药物结合起来考虑。要想治疗有效果，通常需要坚持治疗数月之久。如果正确使用几种非处方药制剂几个月后，患者的痤疮仍未缓解，应将患者转诊至全科医生诊所。

目前用药情况

药剂师应询问患者已尝试使用过的任何药物及其使用方法。药

3

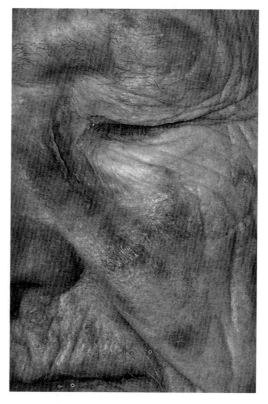

图 3.5（也见彩图） 红斑痤疮

物使用得不恰当可能会影响治疗效果，例如，不经常使用或使用时间短。

　　有关目前治疗所用药物的信息也很重要，因为痤疮有时可能是由药物引起的。锂、苯妥英和孕激素左炔诺孕酮和炔诺酮（例如复合口服避孕药）可能是罪魁祸首。如果怀疑痤疮是由药物治疗引起的，应告知患者与医生讨论这一问题。

何时转诊

严重痤疮

药物治疗无效
怀疑药物引起的痤疮
压力巨大

治疗时间表

　　轻度至中度痤疮患者治疗 8 周无效，应转诊给医生。

治疗

　　目前市面上有几十种治疗痤疮的药品，药剂师可以根据它们的功效进行合理的选择。治疗痤疮的总体目标是：去除毛囊堵塞物，使皮脂能够自由排出，以及减少皮肤上的细菌数量。因此，治疗可减少痤疮的形成。最有效的制剂是乳液、乳霜和凝胶。含乙醇的凝胶会很快干燥，但会有刺激性。水基制剂的变干速度较慢，但一般不会刺激皮肤。如果治疗后皮肤干燥，可使用不引起痤疮的保湿霜。

过氧化苯甲酰

　　过氧化苯甲酰具有抗菌作用和抗痤疮作用，是治疗炎性和非炎性痤疮的一线非处方药。过氧化苯甲酰的疗效非常好，但其使用需要耐心和仔细，其使用时间和剂量应逐渐增加。任何剂量的强度均可达到抗炎效果。过氧化苯甲酰具有溶解角质的作用，可以加快皮肤细胞的新陈代谢，有助于皮肤脱皮。规律用药可使各种严重程度的痤疮的病情减轻。开始使用时，过氧化苯甲酰很可能会使皮肤发红和疼痛，应告知患者这一点。治疗应从 2.5% 或 5% 的浓度开始，如果需要，浓度可以逐步增加到 10%。凝胶制剂适用于油性皮肤，霜剂适用于干性皮肤。使用过氧化苯甲酰之前，应使用温和的肥皂或清洁产品清洁受累部位的皮肤并用清水冲洗干净，这样有助于减少皮肤上的皮脂量。

　　过氧化苯甲酰的作用是防止新痤疮形成，而不是缩小现存的痤疮。因此，应将过氧化苯甲酰涂抹到整个受累区域，而不只是每个痤疮处，并且最好在清洁患处后再将其涂抹到受累部位的皮肤上。在使用的最初几天，使用处皮肤可能会变红并有轻微的疼痛；也可能出现刺痛、干燥和脱皮。应告知患者这样的刺激作用很可能出现，否则患者可能会半途而废。

　　减轻红肿和皮肤疼痛的方法是：治疗从最低浓度制剂开始；在治疗开始的第一周，保守和低频次地应用乳霜、乳液或凝胶制剂；在开始使用过氧化苯甲酰 15 分钟后将其冲洗干净，然后增加过氧化苯甲酰的使用量并在 15 分钟后将其冲洗干净，直到药物耐受时间达到 2 小时或更长；每日 1 次或每日 2 次（通常每日 1 次就足够了）。2 ~ 3 周后，可能就可以使用较高浓度的制剂了。然而，如果即使使用低浓度制剂且使用时间短，患者仍感觉刺激性太强且作用持续时间长，则应停止使用。

致敏性

　　有时，患者可能会对过氧化苯甲酰过敏，使用处的皮肤可出现发红、发炎和疼痛，此时患者应停药。

漂白性

　　应告知患者，过氧化苯甲酰具有漂白作用，可漂白衣物和床上用品。如果患者在晚上用药，最好使用白色的床单和枕套，同时应建议患者穿旧 T 恤或旧衬衫，以免损毁新衣物。患者应避免眼睛、口腔和其他黏膜接触过氧化苯甲酰。

其他角质层剥脱剂

　　其他角质层剥脱剂包括羟基喹啉硫酸钾和水杨酸。它们是二线治疗药物。

烟酰胺

　　局部烟酰胺凝胶制剂具有温和的抗炎作用，每日 2 次。但目前证明其有效性的证据有限。其不良反应可能有皮肤干燥和（或）刺痒。药物可能使用数周后才能达到最佳效果。

防腐剂

　　市面上可买到含防腐剂（例如氯己定）的皮肤清洗剂和肥皂。此类产品可通过去除皮肤表面的油脂和抑制细菌生长而有益于治疗痤疮。然而，目前证明其有效性的证据有限。

各种局部抗菌药物，例如红霉素和克林霉素，可凭处方购买。

临床实用要点

关于青少年痤疮的信息

www.teenagehealthfreak.org 网站是有健康问题的青少年获取有关信息（包括痤疮）的一个有用资源。除了解释痤疮是什么以及可以选择哪些药物来治疗外，该网站还有其他有关青少年痤疮问题的信息。

饮食

虽然人们普遍认为巧克力和高脂肪食物可诱发痤疮或使痤疮加重，但目前没有证据表明饮食与痤疮有关。

阳光

人们普遍认为阳光对痤疮有好处，认为晒太阳有脱皮效果，有助于减少毛囊堵塞，并且晒太阳还有保持皮肤干燥和脱脂效果。一篇系统性综述认为，"目前还缺乏阳光照射对痤疮有积极作用的直接证据"。

抗生素

药剂师在确保痤疮治疗合理方面可以发挥重要作用。口服抗生素是要凭处方购买的，通常包括四环素类抗生素。多西环素和赖甲环素的使用常常是每日 1 次，使用更方便且可与食物一起服用。据报道，多西环素有一个光敏性的特殊问题，建议同时使用防晒霜。如果服用土霉素或四环素，应提醒患者在服用前或服用后 1 小时内不要食用或饮用乳制品，因为乳制品可与这些药物形成螯合物而使药物的吸收率下降。由于潜在的严重不良反应，不再推荐使用米诺环素。孕妇、哺乳期女性以及 12 岁以下儿童应避免口服四环素类抗生素，因为它们会影响骨骼和牙齿的发育。

红霉素也可用于治疗痤疮，但往往是二线药物。现在细菌对红霉素的耐药性很高，因此其使用可能是无效的。

　　局部抗生素的使用可作为口服抗生素的一种替代方法，但可能不如口服抗生素有效。局部使用抗生素对炎性痤疮尤其有效。局部红霉素与过氧化苯甲酰或锌一起使用时诱发的细菌耐药性可能比单独使用口服抗生素要低。

维 A 酸类

　　维 A 酸、异维 A 酸和阿达帕林是医生或皮肤科医生经常开的局部维 A 酸类处方药。应注意的是，这些药物会刺激皮肤，尤其是在湿疹患者，但最重要的是，孕妇禁用这些药物。维 A 酸类药物具有致畸性，会损害发育中的胎儿。

持续治疗

　　众所周知，痤疮治疗见效速度较慢，可能需要 6 个月才能达到最佳疗效。一般认为，角质层剥脱剂最少需要使用 6 ~ 8 周才能见效，例如过氧化苯甲酰。因此，患者无论是使用非处方药还是使用处方药都应坚持长期使用。如果药物使用后没有立即见效，应告知患者不要着急。研究显示，许多青少年对见效时间抱有不切实际的期望，这可能是由一些广告造成的误导。患者也需要了解，痤疮是一种慢性皮肤病，需要持续治疗以保证病情得到控制。

皮肤卫生防护

　　痤疮通常不是不讲卫生或没有充分清洗皮肤引起的。但是，经常用肥皂和温水或抗菌肥皂或皮肤洗液清洗皮肤是有益的，可以减少皮肤表面的油脂和存在的细菌数量。然而，面部清洁在痤疮治疗中的证据大多来自质量不高的研究。

　　由于个人卫生是一个敏感话题，从询问患者目前正在使用哪种肥皂或洗液开始可能是一种引入主题的委婉方式。用磨砂去除皮肤的表层死皮需要轻柔地进行，没有证据表明这种方法对治疗痤疮有效。

局部皮质类固醇非处方药和痤疮

　　对于治疗痤疮，局部氢化可的松、阿氯米松或氯倍他松是忌用的，因为类固醇可以增强雄激素对皮脂腺的作用，最终可导致痤疮加重。

化妆

浓重、油性化妆品很可能会加重痤疮。如果患者必须化妆，最好选用水性粉底而不是油性粉底，并且晚上回家后应彻底卸妆。

框 3.1　关于痤疮的常见误区

信息来自 NHS 网站（NHS Choices）：http://www.nhs.uk/Conditions/Acne/Pages/Causes.aspx

1. "痤疮是由不良饮食引起的"

   到目前为止，还没有研究发现可导致痤疮的食物。推荐健康、均衡的饮食，因为一般而言这对你的心脏和健康有好处。
2. "痤疮是由皮肤不干净和卫生条件差引起的"

   大多数引发痤疮的生物反应发生在皮肤之下而不是皮肤表面，所以皮肤的清洁对痤疮没有影响。每天洗脸超过 2 次只会引发你的皮肤问题。
3. "挤黑头、白头和痤疮是去除痤疮的最好方法"

   这实际上会使症状加重并导致瘢痕。
4. "性行为会影响痤疮"

   性行为或手淫不会使痤疮减轻或加重。
5. "日光浴、日光浴床和太阳灯有助于减轻痤疮症状"

   没有确凿的证据表明长时间暴露在阳光下或使用日光浴床或太阳灯可以减轻痤疮。许多用于治疗痤疮的药物都会使你的皮肤对光线更加敏感，所以暴露在阳光下可能会对你的皮肤造成损害，使你的皮肤疼痛，也会增加你患皮肤癌的风险。
6. "痤疮是传染性的"

   你不能把痤疮传染给别人。

常见真菌性感染

运动员脚病

运动员脚病（足癣）是足部和脚趾处浅表皮肤的一种真菌性感染。

足癣并不像它的名字暗示的那样仅仅发生在运动员身上。足癣非常常见，其发生率为15%～25%，且男性比女性更常见。引起足癣的真菌在温暖潮湿的环境中生长旺盛，而脚趾之间的空隙可为真菌生长提供一个良好的环境，因此，此处真菌性感染具有较高的发生率。足癣患者使用非处方药治疗效果很好。

你需要知悉的内容

持续时间
外观表现
严重性
　皮肤破损
　疼痛
　继发性感染
累及部位
既往史
目前用药情况

问诊的重要性

持续时间

　　药剂师是否应将足癣患者转诊给医生的决定需要结合其病情严重程度和持续时间做出。然而，大多数足癣患者的病情都比较轻微，可以使用非处方药进行有效的治疗。

外观表现

　　足癣通常表现为脚趾之间皮肤出现瘙痒和薄而易剥落的皮片。这些皮片或鳞片受到汗液的浸泡时会发白、湿软和开始脱落。患处皮片脱落后可见其下面的皮肤发红，可伴有瘙痒和疼痛。患处皮肤可以是干燥和鳞状的，也可以是潮湿和糜烂的（见图3.6）。"鹿皮型"皮肤不太常见但也可出现，其特征是弥漫性皮肤鳞屑，累及整个脚底和脚的侧面；有时会出现水泡。

3

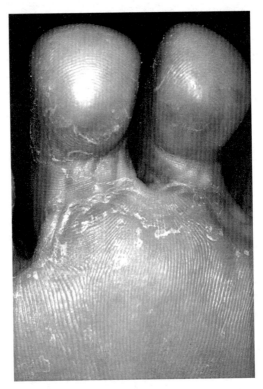

图 3.6（也见彩图） 足癣 [Source: Graham-Brown and Burns (2007). Reproduced with permission of Wiley Blackwell.]

严重性

足癣通常是一种引起瘙痒的轻度真菌性感染，但偶尔脚趾之间的皮肤受到浸渍可导致皮肤破溃并形成深的和疼痛性皮肤裂隙。由此患处皮肤可能会发炎和疼痛。一旦皮肤破损，则有可能发生继发性细菌性感染。如果出现细菌性感染征象（例如渗出、化脓或黄色痂皮），应将患者转诊给医生。

累及部位

足癣的典型累及部位为脚趾，且第四和第五脚趾之间的间隙最常受累。在鹿皮型中，感染可能会扩展到脚底，在某些情况下还会扩展到脚侧面和上面。这种累及范围逐渐扩大的特点可改变足癣的外观表现，最好将这种病例转诊至全科医生诊所以进行进一步的检查。当累及其他部位时，足癣易与过敏性皮炎混淆。两者的鉴别要点为：湿疹或皮炎通常不累及脚趾之间的间隙，而足癣常累及脚趾之间的间隙。

如果患者的趾甲也受到累及，则可能需要将患者转诊至全科医生诊所，取决于有多少趾甲受累及其严重程度。这类患者需要服用全身性抗真菌药物治疗甲床感染，在这种情况下使用非处方药进行治疗是不恰当的。

既往史

许多足癣会复发。因此，药剂师应询问足癣患者的既往发病情况和所采取的应对措施。糖尿病患者出现足癣时最好去看医生。因为糖尿病患者可能会出现足部血液循环或神经受损，他们除了开放性伤口较难愈合外，还易于出现继发性感染。

目前用药情况

患者在来药店之前可能已经尝试使用过一种或多种局部治疗药物。因此，药剂师应询问患者使用过何种药物及其使用方法。有时药物治疗无效可能只是因为没有使用足够长的时间。如果患者在正确使用抗真菌药物后症状仍不缓解，则最好将其转诊给医生，特别是当其发病持续时间很长时（数周）。

何时转诊

病情严重，除了脚趾累及外，还有其他足部部位累及
出现细菌性感染征象
合理治疗无效
糖尿病患者
趾甲受累

治疗时间表

如果足癣治疗2周后仍未见好转，患者应去看医生。

治疗

应建议有足部真菌性感染的患者采取措施以减少传播风险（例如不要刮伤患处皮肤，不要在公共场所赤脚行走）；另外，应保持良好的足部卫生（例如保持足部凉爽干燥、穿棉袜和定期洗袜子）。没有必要让患儿休学。

目前，市面上可买到很多种治疗足癣的非处方药，包括乳膏剂、粉剂、溶液剂、喷雾剂和涂抹剂等剂型。一篇系统性综述评估了局部烯丙胺类（例如特比萘芬）、咪唑类（例如克霉唑、咪康唑、益康唑、酮康唑和联苯苄唑）、十一烯酸和托萘酯治疗足部和皮肤真菌性感染的疗效的临床证据，结果显示，以上所有药物均比安慰剂更有效。对局部烯丙胺类和咪唑类进行的比较发现，这两类药物的疗效相同。然而，特比萘芬在预防疾病复发方面更有效（"持续疗效"）。另外，特比萘芬和酮康唑的治疗周期为1周，一些患者可能更愿意选择这些药物。

药剂师应指导患者如何正确使用这些药物，并应向患者讲授一些有助于预防疾病复发的其他治疗措施（参见下文"临床实用要点"项下相关内容）。患者应按时使用推荐的药品，涂抹药品之前必须保持足部清爽干燥，并且在症状消失之后必须继续进行治疗，以确保真菌被根除。个别治疗药品有明确的治疗时间，一般建议在感染征象消失后再治疗1~2周，因为患处可能存在真菌孢子。

咪唑类药物（例如克霉唑、咪康唑和益康唑）

局部咪唑类药物可用于治疗许多局部真菌性感染，包括足癣。这类药物的作用范围很广，研究显示，它们具有抗真菌作用和一些抗菌活性（后者在患者出现继发性感染时可以发挥作用）。局部咪唑类药物的剂型包括乳膏剂、粉剂和喷雾剂，一般每日应使用2~3次。研究发现，咪康唑、克霉唑和酮康唑有时可引起轻度皮肤瘙痒。酮康唑只适用于成年人。

特比萘芬（成年人专用）

特比萘芬只适用于成年人，有乳膏剂、溶液剂、喷雾剂和凝胶剂等多种剂型（不适用于 16 岁以下的儿童）。其适应证和使用方法如下表所示。有证据表明，特比萘芬在预防疾病复发方面比咪唑类药物要好；因此，有足癣频繁发作的患者可选择此药。特比萘芬可引起皮肤发红、瘙痒和皮肤刺痛，应避免其与眼睛接触。

特比萘芬剂型	乳膏剂（16 岁及以上）	喷雾剂（16 岁及以上）	溶液剂（18 岁及以上）	凝胶制剂（16 岁及以上）
足癣	每日 1~2 次，用药 1 周	每日 1 次，用药 1 周	每日 1 次，患者需将药物用于脚趾间、脚掌和脚两侧，并确保药物与患处接触 24 小时	每日 1 次，用药 1 周
腹股沟癣（股癣）	每日 1~2 次，用药 1~2 周	每日 1 次，用药 1 周	—	每日 1 次，用药 1 周
癣	—	每日 1 次，用药 1 周	—	每日 1 次，用药 1 周

灰黄霉素

含有 1% 灰黄霉素的喷雾剂可用于治疗足癣，每日 1 次，最长治疗时间为 4 周。

托萘酯

患者可购买到托萘酯的粉剂、乳膏剂、气溶胶剂和溶液制剂，它们治疗足癣的效果很好。托萘酯只具有抗真菌作用，不具有抗细菌作用，但有关其有效性的证据有限。托萘酯的使用为每日 2 次，用药时间应达到 6 周。当将托萘酯施于患处时，患者可能会有轻微刺痛。

十一碳烯酸类（例如十一碳烯酸锌、十一碳烯酸、甲基十一碳烯酸和丙基十一碳烯酸）

十一碳烯酸是一种抗真菌药，十一碳烯酸锌还具有收敛作用。有限的证据显示，托萘酯在治疗足癣方面比安慰剂更有效。用药时间应持续 4 周。

局部皮质类固醇及其复方药品

氢化可的松有非处方药，可用于治疗过敏性和刺激性皮炎、昆虫叮咬或蜇伤以及轻度至中度湿疹。阿氯米松和氯倍他松皮肤制剂也有非处方药，可用于治疗湿疹和皮炎。人们经常将这些局部皮质类固醇药物施于足癣患处，但这是一个错误做法。不能单独推荐它们去治疗足癣，因为它们虽然可以减轻炎症，但单独使用时并不能对抗真菌性感染，甚至可能会使病情加重。

有一些含有氢化可的松和抗真菌药物的复方药品是非处方药，可以用于治疗足癣和念珠菌性擦烂（在一些药品包装上和说明书上也称为"汗疹"）。这些复方药品在治疗感染的同时有助于缓解瘙痒，它们的最长使用时间为 7 天。

临床实用要点

鞋子

足部出汗可产生适于真菌生长的那种闷热、潮湿环境。鞋带系得太紧或合成材质制成的鞋子均不利于汗液蒸发。如果可能的话，患者应穿透气的皮鞋。在夏季，露趾凉鞋对缓解病情有帮助，患者在条件允许的情况下应尽可能脱掉鞋子。另外，穿棉袜可促进汗液蒸发，而穿尼龙袜则相反。

足部卫生

患者在使用抗真菌药物之前，应先将脚洗干净并彻底擦干，尤其是趾间部位。

3

足癣的传播

　　足癣是很容易传播的，可以通过赤脚走路（例如患者在公共场所、学校和体育俱乐部的更衣室地板上赤脚走路）传播给他人。但患者也没有必要因此不参加运动，患者运动时可穿上其他类型的鞋子（例如橡胶凉鞋）。

再感染的预防

　　患者应注意避免鞋袜受到真菌污染。患者应经常换洗袜子，并可在鞋子内喷洒抗真菌的粉剂以杀灭真菌。在脚上和鞋子里使用抗真菌的粉剂是一种有用的预防措施，并且它们还有助于吸收水分，防止浸渍。药剂师应提醒患者在所有的鞋子内使用抗真菌的粉剂，因为可能存在真菌孢子。

癣（皮肤真菌病）

　　位于体表的癣（体癣）是一种真菌性感染，通常首先表现为一个小的红色丘疹，而后皮损逐渐扩大呈环状。体癣常常只有一个病灶，其特征为病灶中心有一个透明的区域，伴有一个红色的边缘（图3.7）。体癣通常是通过与感染者或感染动物（例如狗、猫、豚鼠和牛）的直接接触传播的，但有时也可通过衣物等间接接触而传播。药剂师应建议患者经常清洗毛巾、衣物和床单以消除真菌。使用咪唑类局部药物（例如咪康唑）治疗体癣有效。

　　位于腹股沟的癣（股癣）表现为生殖器区域的一个红色发痒区域，往往蔓延到大腿内侧。股癣被认为是由于抓挠而将足部或趾甲的真菌性感染（足癣）传播到腹股沟区导致。股癣男性比女性更常见，在美国常被称为"乔克痒"。应建议患者不要与他人共用毛巾，并应经常清洗毛巾。患者应穿宽松的棉质衣服或可防止皮肤潮湿和有助于皮肤干燥的材质的衣服。治疗包括使用局部抗真菌药物；其中，粉末剂由于其可吸收汗液可能特别有价值。

　　位于头皮的癣（头癣）最常见于青春期前的儿童，但也可见于青少年和成年人。应将疑似病例转诊至全科医生诊所，这点很重要。头

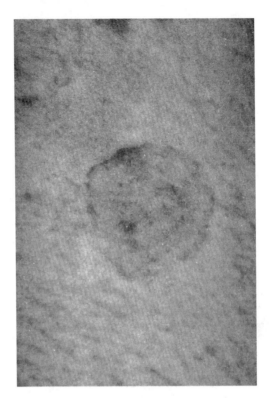

图 3.7（也见彩图） *体癣*

癣相对少见，但过去常常发生城市地区的小规模暴发。头癣患者可能会伴有脱发，且患处的头发很容易脱落（见图 3.8）。全科医生通常会再将儿童患者转诊给皮肤科医生。头癣的确定诊断通常需要在治疗前进行头皮刮片和头发的显微镜检查和培养。治疗使用口服抗真菌药物。应建议患者丢弃或消毒可能传播真菌孢子的物品（例如帽子、梳子、枕头、毯子和剪刀）。

指甲真菌性感染（甲癣）

　　指甲真菌性感染（甲癣）是导致患者指甲畸形的一个常见原因。甲癣可累及指甲的所有部分：甲板、甲床或甲根部。指甲真菌性感染

3

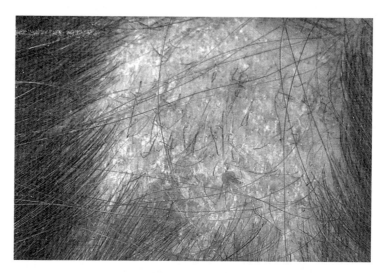

图 3.8（也见彩图）　头癣［Source: Graham-Brown and Burns (2007). Reproduced with permission of Wiley Blackwell.］

进展缓慢；随着进展，指甲会变色，甲板会变形，甲床和邻近组织可能会增厚（见图 3.9）。图 3.10 显示了一个患有甲癣的指甲。对于一些尚未受到感染指甲困扰的患者或希望避免药物治疗可能产生的不良反应的患者来说，除了修剪指甲以外，其他疗法均不适合。然而，有些患者可能会对指甲的外观感到非常苦恼或不适。

　　一种含有 5% 阿莫罗芬的非处方指甲油可以用于治疗 18 岁以上患者的 1~2 个指甲受累的轻度感染，每周 1 次涂在受累的指（趾）甲上。手指甲甲癣的治疗时间为 6 个月，脚趾甲甲癣的治疗时间为 12 个月。阿莫罗芬不应用于妊娠期或哺乳期女性。报告的不良反应包括指甲变色、指甲断裂或易碎（这些也可能是感染本身导致的）。患者很少有皮肤烧灼感，阿莫罗芬也很少引起接触性皮炎。

　　如果患者甲癣严重，行走不舒服，或指甲外观异常导致患者有明显的心理困扰，则应将患者转诊。如果患者有诸如糖尿病、周围循环系统疾病和免疫抑制等会使甲癣易感性增高的疾病，也均应将患者转诊。在这些疾病情况下，患者可能需要口服抗真菌药进行治疗（通常是特比萘芬）。

3

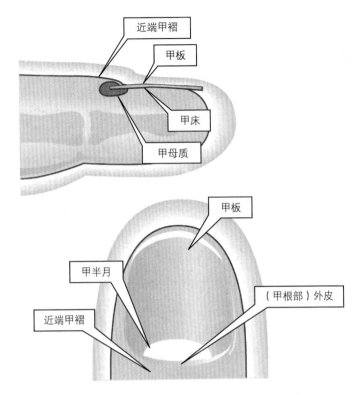

图 3.9（也见彩图） 指甲 [Source: Graham-Brown and Burns (2007). Reproduced with permission of Wiley Blackwell.]

擦烂（念珠菌性皮肤褶皱处感染）

擦烂（有时称为"汗疹"）是皮肤褶皱处发生的一种真菌性感染，通常与念珠菌性感染有关。这些感染更有可能发生在皮肤与皮肤摩擦处（例如肥胖之人的皮肤皱褶之间）以及高温和潮湿导致皮肤浸渍和发炎的地方。诊断通常是根据典型的皮疹特征以及疼痛和瘙痒的部位（例如腹股沟、乳房下、腋窝和臀部褶皱处）做出。受累皮肤通常发红和潮湿。随着病情的进展，可以出现边缘不规则的、水泡或丘疹状卫星病变。

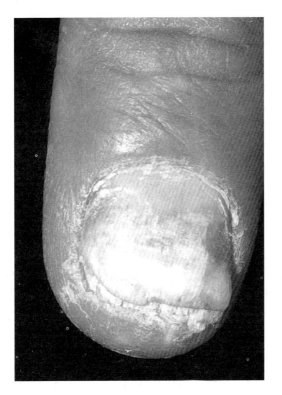

图 3.10（也见彩图）　甲癣［Source: Graham-Brown and Burns (2007). Reproduced with permission of Wiley Blackwell.］

　　除了肥胖这个因素外，还应考虑潜在原因。如果皮肤念珠菌性感染广泛或反复发生，应将患者转诊至全科医生诊所进行进一步的检查和治疗。最常见的相关疾病是糖尿病，尤其是当血糖控制不佳时。其他常见的相关因素包括全身使用皮质类固醇或抗生素以及有使皮肤屏障受损的疾病（例如银屑病和湿疹）。还要考虑免疫损害的可能性（例如人类免疫缺陷病毒感染、化疗和使用免疫抑制药物）。缺铁性贫血也与此病有关。

　　如果肥胖是原因之一，应建议患者减肥。应建议患者在可能的情况下尽量让皮肤透气（例如，避免穿紧身衣服和使用不透气的面料制作的衣服）。患者应定期用肥皂替代品（例如乳化软膏）清洗皮肤，并确保皮肤充分干燥，特别是皮肤皱褶处。如果感染范围不广，药剂师可以建议成年患者使用局部咪唑类乳膏（克霉唑、益康唑、咪康唑或酮康唑）或特比萘芬治疗。对儿童患者可以建议使用局部克霉唑、益康唑或咪康唑治疗。如果患者炎症或瘙痒特别严重，可以考虑 1% 氢化可的松和咪唑类联合使用。不要单独使用皮质类固醇制剂进行治疗。

如果治疗 7 天后病情无好转，应将患者转诊至全科医生诊所。

真菌性感染病例

病例 1

约翰·陈，20 岁出头，是当地的水管工，也是当地足球队的队长，他每周日早晨都要踢一次足球。今天他来药店是要买一些治疗他的足癣的药物，他说他的足癣无法完全根除。几天前，他的女朋友曾给他买过一些软膏，但似乎没起任何作用。他的足癣主要在第三和第四脚趾之间以及第二和第三脚趾之间。约翰说他的患处皮肤有瘙痒且看起来有表皮剥脱，他之前一直患有足癣，这一次是又复发了。他大部分时间会穿运动服（他现在也正在穿着这种服装），并且他大多数时间会使用他女朋友给他买的那种软膏。

药剂师的观点

根据约翰的回答，他好像是足癣。药剂师应询问患者使用的是哪种乳膏制剂，应建议患者使用咪唑类或特比萘芬中的一种。药剂师还需要就患者保持足部卫生、穿什么样的鞋子以及规律性使用药物给出建议。告诉约翰在不工作时穿凉鞋晒脚可能会有帮助。如果用药后 2 周约翰的问题还没有解决，应将他转诊给医生。

医生的观点

约翰可能确实是足癣，虽然足癣患者的第四和第五脚趾之间的皮肤不受累很少见。足癣通常始于第四和第五脚趾之间的皮肤。药剂师的建议是适合的。如果按照药剂师的治疗和护理建议治疗后约翰的症状仍未减轻，应将他转诊给全科医生。全科医生可以确定诊断。全科医生应询问约翰是否有其他皮肤病病史，例如湿疹或皮炎，这对诊断有帮助。如果对诊断有任何疑问，则需要进行皮肤拭子或刮片检查以确定是否是由真菌性感染引起的。

病例2

琳达·格林来药店想买一些治疗足癣的药物。她告诉你她的脚趾、脚掌和脚背有足癣，并且非常痒。当你询问她的脚趾之间的皮肤状况时，她说她的脚趾之间没有受累。琳达说她的足部皮肤干燥且发红，几天来一直是这个样子。格林女士尚未使用任何药物治疗。

药剂师的观点

从琳达·格林描述的症状来看，她不像是足癣。她的脚趾之间的皮肤未受累，因此她可能是湿疹或皮炎。在无法确定问题原因的情况下，药剂师与其推荐药品，不如推荐格林女士去看医生。

医生的观点

从药剂师已获得的病史信息来看，患者不像是足癣，因为足癣通常会累及第四和第五脚趾之间的皮肤。因此，明智的做法是将患者转诊至全科医生诊所。患者可能是汗疱疹和（或）湿疹。全科医生应询问患者现在或既往是否有其他皮肤疾病，例如银屑病或湿疹，了解这些信息对诊断有帮助。汗疱疹也被称为水泡样或出汗障碍性湿疹，通常好发于手部和足部。汗疱疹的早期特征是：手指、手掌或脚趾出现表皮深处的小水疱。这些病变进一步进展可出现脱屑、水泡破裂或结痂。大约一半的患者有过敏或湿疹病史。汗疱疹在高温、潮湿的气候和紧张等容易引起出汗的状况下更为常见。汗疱疹往往反复发作，但其持续时间往往不是很长。汗疱疹的治疗与普通湿疹类似，治疗药物包括润肤剂、局部类固醇类药物以及局部或全身性抗生素（汗疱疹出现感染时）。

银屑病也可累及脚底，可导致脚底皮肤干硬而出现较深处的疼痛性皲裂。如果患者也有其他部位的银屑病表现，例如膝盖和肘部周围出现皮肤增厚、发红，则汗疱疹和银屑病的鉴别诊断会更容易。

唇疱疹

唇疱疹是由单纯疱疹病毒（herpes simplex virus, HSV）引起的。唇疱疹通常是一种疼痛性、自限性病毒性感染，常累及嘴唇、脸颊、鼻子或口咽黏膜（龈口炎）。HSV 主要有两种亚型：HSV-1 型和 HSV-2 型。90% 以上的唇疱疹是由 HSV-1 型引起的。唇疱疹很少是由 HSV-2 型引起的，HSV-2 型是引起生殖器疱疹的常见原因。

你需要知悉的内容

年龄
持续时间
症状和外观表现
　刺痛
　疼痛
累及部位（目前和以前）
诱发因素
　阳光
　感染
　压力
既往史
目前用药情况

问诊的重要性

年龄

虽然 HSV 的初次感染或原发性感染（通常是亚临床的和容易被忽视的）多发生在儿童期，但唇疱疹最常见于青少年和年轻人。HSV 的初次感染发生后，HSV 并没有被完全清除，病毒颗粒会蛰伏在神经根中，直到后来被激活而导致"继发性"症状。虽然儿童期原发性 HSV 感染几乎是普遍存在的，但并不是所有感染者后来都会出现唇疱疹，其原因还未完全弄清楚。在所有成年人中，高达25%的人会出现反复的唇疱疹，且其复发频次随着年龄的增长而下降。尽管唇疱疹可以发生在所有年龄的患者中，但女性唇疱疹的发病率略高于男性。

许多儿童发生原发性HSV感染时只有轻微症状。儿童期有活动性原发性HSV感染的患者的典型表现是：发热，伴有疼痛性口腔溃疡和淋巴结肿大。疱疹性病变的持续时间为3~6天，可累及口腔内侧皮肤（龈口炎）和外侧皮肤。应将这样的患儿转诊给医生。

持续时间

唇疱疹的症状持续时间很重要，因为如果在感染早期（前驱期）使用阿昔洛韦治疗则疗效最好。唇疱疹一般在1~2周之内痊愈。病程持续时间较长时需转诊治疗。

症状和外观表现

患者在唇疱疹出现之前6~24小时内可能会感到不适，有刺痛或刺激症状（前驱期），然后其发炎、发红和隆起的皮肤上会出现唇疱疹，即出现小水疱。小水疱中充满白色物质。小水疱在出现后的第4天左右会破溃，形成一个有渗出和结痂的凹凸不平的病变区。大多数病变大约1周时都会愈合。

唇疱疹的疼痛是剧痛，这是诊断的要点之一。有时，口腔癌与唇疱疹有类似的外观表现。然而，口腔癌病变常常是无痛的，且持续时间长，由此可以与唇疱疹区分开。另外一个可以导致无痛性溃疡的疾病是口腔原发性梅毒硬下疳。梅毒硬下疳通常发生在生殖器区域，但也可以发生在口唇上。近几年来，英国的梅毒发病率一直在上升。

唇疱疹第一次出现时可能会与小的脓疱疮混淆。脓疱疮的累及范围通常更广泛，一开始并不是小水疱，且有蜜黄色痂皮。脓疱疮倾向于扩散，形成进一步的"卫星"斑块，并不一定是从靠近嘴唇的位置开始的。脓疱疮比唇疱疹少见，且多见于儿童。因为脓疱疮需要使用局部或口服抗生素进行治疗，所以脓疱疮不能由药剂师进行治疗。如果药剂师对患者症状的原因有疑问，应及时将其转诊给医生。

累及部位

唇疱疹最常发生在口唇或面部，累及口腔内侧、接近或累及眼部时需要转诊治疗。

诱发因素

大多数有复发性唇疱疹的患者都能发现其唇疱疹的触发原因。唇疱疹可以由阳光、风、发热（例如感冒和流感）、月经、体弱和局部皮肤创伤等因素诱发。身体和精神压力也可以诱发唇疱疹。虽然完全避免这些因素通常不可能，但让患者了解这些诱发因素还是有帮助的。

既往史

唇疱疹是反复发作的这一点有助于诊断。如果一个病变在同一个部位反复发生且发病方式类似，那么这个病变有可能就是唇疱疹。大多数唇疱疹患者每年都会复发 1～3 次。唇疱疹全年都可发生，冬季几个月的发病率略有增加。尽管唇疱疹通常是由药剂师来治疗的，但将患者转诊给医生时将有关患者的唇疱疹的发生频率和严重程度的信息告知医生有助于患者的治疗。

在特应性湿疹患者中，随着病毒在受感染的皮肤的传播，唇疱疹会更加严重，累及范围会更广，严重时可危及生命。如果怀疑是这种情况，必须将患者转诊给医生。免疫功能低下患者有发生严重感染的风险，例如，使用细胞毒性药物进行化疗的患者或艾滋病患者，应将他们转诊至全科医生诊所。

应建议妊娠期唇疱疹患者去看医生或助产士，特别是近期妊娠的患者。

目前用药情况

药剂师应仔细询问患者到目前为止使用了那些软膏和洗液，以及既往发作时使用了哪些软膏和洗液，以及上一次有效的软膏和洗液，如果有的话。

在开始使用药物之前，应将正在进行癌症化疗的患者或使用药物治疗人类免疫缺陷病毒（HIV）感染的患者转诊给医生。这也适用于口服皮质类固醇的患者，因为他们也容易发生严重感染。

何时转诊

婴儿和幼儿
治疗失败
严重的或病情加重
反复发作史
疼痛持续时间＞2 周
无痛性疼痛
特应性湿疹
累及眼部
免疫功能低下
妊娠期

治疗

阿昔洛韦和喷昔洛韦

　　使用阿昔洛韦乳膏和喷昔洛韦乳膏这些抗病毒药可将唇疱疹的愈合时间缩短 0.5～1 天，并可减轻病变带来的疼痛。患者一旦感觉到有症状，在病变出现之前就应该开始进行治疗。因为病变一旦出现，治疗效果就会变差。因此，对于那些有反复发作的、知道什么时候会出现唇疱疹的患者来说，这是一个有用的建议。应告知这类患者，当他们感觉到唇疱疹出现之前特有的刺痛或瘙痒时就应该立即进行治疗。

　　成年患者和儿童患者均可使用阿昔洛韦乳膏，其使用方法是在患者醒着的时候将其直接涂抹于患处皮肤，每 4 小时涂抹 1 次（大约每日 5 次），持续 5 天。如果病变愈合不完全，治疗可持续 5 天以上。如果在这之后唇疱疹还没有治愈，应将患者转诊给医生。

　　12 岁及以上的患者也可使用喷昔洛韦乳膏，其使用方法是在患者醒着的时候将其直接涂抹于患处皮肤，每 2 小时涂抹 1 次（大约每日 8 次），持续 4 天。一些患者在使用这种软膏后会有短暂的刺痛感或灼烧感。治疗后患处皮肤可能会变得干燥、薄弱而易于剥落。

有严重感染的患者或免疫功能低下患者通常是由医生开口服抗病毒处方药进行治疗。一些经常出现严重唇疱疹的患者要么应长期口服抗病毒药（预防），要么应在症状出现时就开始服用抗病毒药。

镇痛软膏

对乙酰氨基酚或布洛芬可能有助于减轻唇疱疹的不适和疼痛。保持唇疱疹患处皮肤湿润（例如用润唇膏或白色软石蜡）可以防止其干燥和破裂；患处皮肤干裂易继发细菌性感染。对于那些只是偶尔患唇疱疹的患者，一种简单的软膏，也许含有防腐剂，也有助于缓解不适。

亲水凝胶贴片

唇疱疹患者一旦出现症状，应立即应用亲水凝胶贴片并根据需要更换。这种薄的亲水凝胶贴片可促进病变愈合。在治疗唇疱疹方面，有关这种亲水凝胶贴片的疗效证据有限。

辅助疗法

唇疱疹患者局部涂抹薄荷膏和茶树油可能有助于减轻患处皮肤疼痛、干燥和瘙痒。尚无足够的证据来评估它们是否对愈合和结痂的时间以及发作的严重程度或复发率有影响。红外光谱中的低能量、非热窄波段光可能对唇疱疹有影响，尽管目前还没有足够的证据。

临床实用要点

防止交叉感染

唇疱疹患者应意识到，HSV-1 型感染具有传染性，可通过直接接触传播。应告知唇疱疹患者，在治疗后要洗手。女性唇疱疹患者在做眼部化妆时应当小心防止眼部感染。明智的做法是：在唇疱疹愈合之前，患者不要与他人共用餐具、毛巾，也不要亲吻他人，直到唇疱疹消失。唇疱疹患者与性伴侣口交会使他们生殖器疱疹的发病风险增高，所以在唇疱疹愈合之前应该避免。后一种建议可能最好通过书面说明来传达。

防晒霜的使用

当唇疱疹患者暴露于阳光下的时间要增加时（例如滑雪和海滩度假时），如果患者已认识到晒太阳是唇疱疹的诱发因素，则在嘴唇周围涂上防晒霜（防晒指数为 15 或以上）是一个有效的预防措施。

压力

唇疱疹患者可以尝试降低生活中的压力，应建议患者与医生讨论一下。

疱疹样湿疹（卡波西水痘样疹）

特应性湿疹患者非常容易发生疱疹感染，表现为对此病毒的异常反应而出现广泛病变，并且有时会累及中枢神经系统。因此，特应性湿疹患者应避免与任何有活动性唇疱疹的患者接触。如果怀疑患者有严重疱疹感染，应立即将其转诊给医生或去非工作时间医疗（OOH）中心。

脓疱疮

在英国的一些地区，药剂师现在是按照患者分组指南（patient group direction, PGD）对脓疱疮做出诊断并使用氟氯西林或克拉霉素治疗。局部结痂的脓疱疮通常需要局部涂抹夫西地酸乳膏。患者涂抹软膏之后要用肥皂水洗手，不要与他人共用毛巾，以防止传播。

疣

皮肤疣是一种小而粗糙的皮肤凸起，由皮肤细胞感染人乳头状瘤病毒（human papillomavirus, HPV）的某些毒株引起。它们可以出现在皮肤的任何地方，但最常见于手部和足部。跖疣（也称为足底疣）是指足底上的疣，在儿童中的发病率很高。虽然一旦机体对病毒的免疫力升高，这种病变就会消失，但许多患者和患儿的父母往往会选择主动治疗。市面上可以买到多种治疗疣的非处方制剂，使用者应掌握其正确用法，即应去掉病变上较硬的皮痂后再涂抹药物，以减少药物对周围皮肤的侵害。

你需要知悉的内容

年龄
  成年人，儿童
病变的外观表现和数量
累及部位
持续时间和既往史
目前用药情况

问诊的重要性

年龄

儿童和成年人均可发生疣，但儿童更常见。疣的发病高峰年龄为12~16岁，其原因是：这个年龄段的人群在学校和运动场所接触病毒的次数更多。疣是由皮肤HPV感染引起的，但感染的外观表现会因部位不同而不同。

外观表现

疣表现为皮肤上的肉色突起病变，表面粗糙（图3.11）；最常见的类型是菜花样病变。疣的外观表现差异很大，与其发生的部位密切相关。足底疣发生在脚底和脚跟等承重部位，与身体其他部位的疣的外观不同，因为来自身体重量的压力会将足底疣病变向内推，且有时行走时施加的重量会使患者感到疼痛。疣病变内有毛细血管网，削除时可见到栓塞或变黑的毛细血管和出血点。这些病变内毛细血管的存在是区分足底茧和足底疣的一个有用特征：如果是茧，则削除时不会见到黑点，见到的是一层一层的白色角质层。患者有时会以为形成血栓的病变内毛细血管是疣的根部，其实不是。药剂师可以在解释治疗目的和方法时纠正这种误解（下文讨论）。

多发疣

疣可以是单发的，也可以是多发的。如果疣是多发的，则病变可能会很难看并引起痛苦。

3

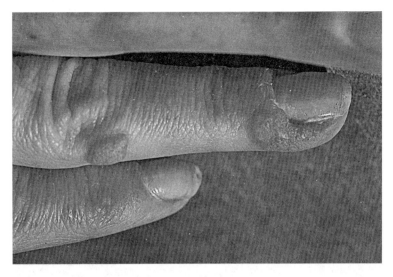

图 3.11（也见彩图） 手指皮肤上典型的寻常疣［Source: Weller et al. (2014). Reproduced with permission of Wiley Blackwell.］

　　传染性软疣是一种病变类似于疣的皮肤病，是由另一种病毒——痘病毒——感染皮肤引起的。传染性软疣多见于婴儿和学龄前儿童；其病变为粉红色或珍珠白色丘疹，中央有浅凹，直径可达 5 mm（见图 3.12）；据说它们就像粘在皮肤上的小贝壳，很容易从一个孩子传播给另一个孩子，因此得名传染性软疣。传染性软疣的病变发生部位与疣也不同，可以位于眼睑、面部、腋下和躯干。其病变是无害的，通常几个月内就会消退，不会留下瘢痕。对传染性软疣一般不进行治疗，但如果患儿父母担心，应将患儿转诊至全科医生诊所以使他们安心。传染性软疣很少会成为人类免疫缺陷病毒（HIV）感染者或免疫抑制患者的严重问题。

累及部位

　　手掌或手背是疣的常见部位，指甲周围也是。有咬指甲或抠指甲癖好的人更容易长疣，因为这种癖好会导致指甲周围皮肤的病毒接种。有时疣长在脸部，此时最好将患者转诊给医生。由于使用非处方

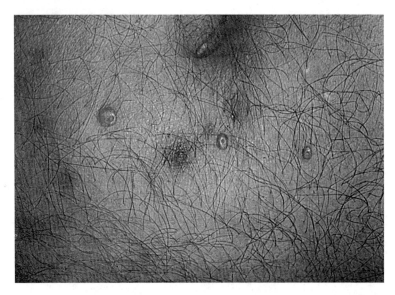

图 3.12（也见彩图） 脐周围的传染性软疣［Source: Weller et al. (2014). Reproduced with permission of Wiley Blackwell.］

药治疗本质上具有破坏性，自行治疗面部疣可能会导致瘢痕形成，永远不应做这种尝试。

　　皮肤易受创伤或摩擦的部位更容易感染疣，因为受损皮肤有助于病毒侵入。足底疣（跖疣）可以单发或多发，有时负重时疼痛会引起对病变的注意。

肛门 - 生殖器疣

　　肛门 - 生殖器疣可由不同类型的 HPV 感染引起，需要将患者转诊给医生以进行体格检查、诊断和治疗。肛门 - 生殖器疣是性传播性疾病，患者应尽早自行去当地诊所的泌尿生殖科就诊。对儿童的肛门 - 生殖器疣应引起有关性虐待的关注，必须将所有患儿转诊至全科医生诊所。

持续时间和既往史

　　大多数疣一般会在 6 个月至 2 年内自行消失。患者越年轻，对病毒的免疫力发展得越快，疣消失得就越快。

患者的疣的任何异常形态变化都应引起重视，并应将患者转诊给医生。患者有时会误以为疣会发展为皮肤癌。药剂师应询问患者的病变持续时间及其发生过何种变化。与皮肤癌有关的征象见下文"临床实用要点"中有关内容。

目前用药情况

如果没有来自护士或医生的建议，糖尿病患者不宜使用非处方药治疗疣，因为如果患者存在末梢循环受损，则其病变可能会延迟愈合、出现溃疡甚至坏疽。此外，如果患者有周围神经病变，则即使其有大面积的皮肤损伤可能也不会感觉到疼痛。

如果患者的免疫系统因疾病［例如人类免疫缺陷病毒（HIV）感染和淋巴瘤］或药物（例如应用环孢素抑制移植排斥反应）而处于抑制状态，则疣可能会成为一个主要问题。

药剂师应询问患者是否已尝试过任何药物，如果尝试过，则应询问是何种药品及其使用方法。一个常见的问题是，患者希望快速治愈，但其药品使用时间不够。

何时转诊

病变变化：大小和颜色
出血
瘙痒
肛门 - 生殖器疣
面部疣
免疫功能低下

治疗时间表

使用非处方制剂治疗 3 个月内应有明显疗效；如果未见效，应将患者转诊给医生。

治疗

　　许多疣最好不要去管它们，因为它们会自动消失，正如一句老话，"最好的治疗是不治疗"。如果患者对疣的外观感到苦恼，或者感觉其是疼痛性的，尝试治疗也是合理的。许多患者会选择做一些事情。疣的治疗目标是通过逐渐破坏患处皮肤使病变变小。治疗可能需要使用选定制剂进行数周或数月，因此，应提前向患者解释清楚，告诉患者只有坚持治疗才能达到预期目标。在治疗过程中，患者还要注意对患处周围的健康皮肤加以保护（见下文"临床实用要点"）。

　　重申一下，不要在脸上使用任何非处方除疣药品。也不应将它们用于皮肤皱褶处（例如腹股沟或腋窝）。非处方除疣药品也不能用于痣或胎记或有红色边缘或有不寻常颜色的病变；开放性伤口、发炎或发红的皮肤或任何似乎感染的区域都不得使用它们。

水杨酸

　　可以考虑用水杨酸来治疗疣；其作用机制是通过化学烧灼软化和破坏病变，从而机械地去除受累的组织。有各种强度的水杨酸制剂，有时它们是胶体型碱或涂料——有助于保持疣与水杨酸的接触。一些制剂中含有乳酸，目的是提高水杨酸的效果。含有水杨酸的软膏、凝胶剂和膏药均可用于治疗疣。用药应远离眼部并用棉签或其他消毒棉涂抹，忌用手指涂抹。

冷冻疗法

　　二甲醚丙烷可用于冷冻治疗疣，目前已有在家使用的方法，适用于成年患者和 4 岁以上的患者。相比于医生使用的方法，几乎没有证据可以判断在家使用的方法的有效性。应用这种疗法冷冻后 10 天左右，疣会自动脱落。

临床实用要点

治疗方法

　　水杨酸制剂的使用是每日 1 次，通常在晚上使用。使用前应先用温水浸泡有疣的手或脚 5～10 分钟，以软化和滋润患处皮肤，这样有助于增强水杨酸的作用。在疣上涂抹水杨酸的主要目的是软化和去除角质过度生长的硬角质。当足底疣患者负重时，这种角质会深入脚底部（内推）而引起症状。涂抹水杨酸制剂后，可以用磨脚石或磨指板轻柔地摩擦疣的表面，去除疣体表面的死皮，以确保药液到达病变表面，这样也有助于进一步涂抹水杨酸制剂时药液到达疣体下层而起作用。最后，用胶布包住疣，这样有助于保持患处皮肤湿润，使水杨酸的药效最大化。

使用水杨酸制剂的主要风险是引起化学烧伤和刺激未受累的皮肤。因此，要注意保护疣周围健康皮肤，可以在周围健康皮肤上涂抹凡士林以阻止药液接触健康皮肤。使用消毒棉签涂药有助于将药液局限在病变本身。

足病医生（手足科医生）经常会见到有疣的患者，如果适用，可以给患者建议和进行治疗。

疣和皮肤癌

有时患者可能会误以为疣是皮肤癌或癌前病变。皮肤癌有很多种不同类型。应将所有疑似癌症的患者都转诊至全科医生诊所。皮肤癌分为两大类型：无色素型（即肉色）和有色素型（即棕色）。

无色素型。 这一类皮肤癌易发生于老年人，临床上可能表现为一个持续时间长的小溃疡，溃疡面积会慢慢扩大，且似乎永远不会愈合。有时溃疡表面会结痂，但当痂脱落时，病灶仍然存在。鳞状细胞癌是这一类皮肤癌的主要类型，常见于头部和颈部或手背，与长期晒伤有关。基底细胞癌（溃疡边界不清）也是这一类皮肤癌，其典型病变开始为溃疡性结节，然后形成一个圆形、隆起和卷边的边缘。

有色素型。 皮肤色素性病变或痣可以转化为恶性皮肤癌。与无色素型相比，这一类皮肤癌常发生在年轻患者，很难将它们与常见的良性痣区分开。英国国家卫生与临床优化研究所（the National Institute for Health and Care Excellence, NICE）的指南（NG12, 2015）推荐根据色素沉着病变皮肤的性质或外观来决定是否转诊，即使用一个含七个特征的检查单进行评分，评分为 3 分或以上即需要转诊以进行进一步的紧急检查。

病变的主要特征（各 2 分）为：

大小的变化

不规则的形状

不规则的颜色

病变的次要特征（各 1 分）为：

最大直径为 7 mm 或以上

炎症

渗出

感觉改变

另一个可告知"危险征象"的有用方法是 ABCDE 方法：

A（Asymmetrical moles）：不对称的痣——形状不规则

B（Border of a mole）：痣的边缘——模糊或有锯齿状的边缘

C（Colour of a mole）：痣的颜色——如果有不止一种颜色

D［Diameter（width）］：直径（宽度）——不规则的痣通常 > 7 mm

E（Evolving）：进展——黑色素瘤痣经常变化（进展）

图 3.13 和 3.14 显示了一个黑色素瘤和一个表面扩散的黑色素瘤。

需要长期治疗

疣的治疗通常需要持续长达 3 个月时间。应提前告诉患者，治疗持续时间较长，他们不能期望治疗初期即可见效或很快痊愈。药剂师应嘱咐患者定期回药店报告治疗情况，这样有助于药剂师监控治疗情况。如今如果患者愿意，他们可以很容易地拍一张数码照片发给药剂师以监控病情进展。

如果治疗 3 个月后患者的疣仍未痊愈且疣引起了症状或不适，可考虑使用烧灼、刮除或液氮疗法进行去除治疗。一些足科医生开展了这些服务项目。不是所有的全科医生都开展冷冻疗法这种服务项目的。

疣与游泳池的关系

与干燥皮肤相比，病毒更容易穿透潮湿皮肤，因此，高频次去游

3

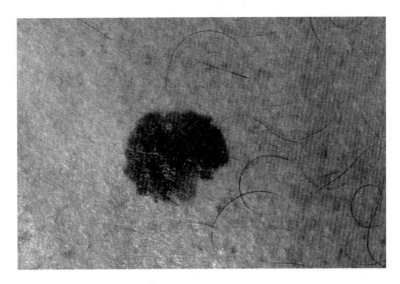

图 3.13（也见彩图） 恶性黑色素瘤

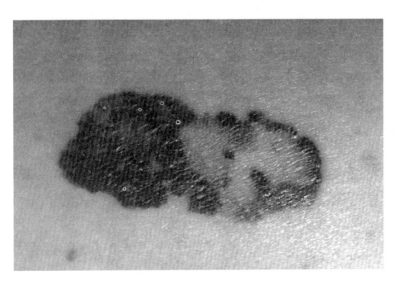

图 3.14（也见彩图） 一个表面扩散的黑色素瘤［Source: Graham-Brown and Burns (2007). Reproduced with permission of Wiley Blackwell.］

泳池游泳被认为是疣高发的一个原因。从理论上讲，患者赤脚走在游泳池的磨砂地面上或更衣区域的地板上都可以将所感染病毒摩擦到它们表面而导致其他人感染。一直以来，人们对穿橡胶袜子是否可以防止疣的传播存在争议。此外，穿戴这种显眼的袜子本身可能会给感染患儿招致旁人歧视的目光。业余游泳协会对此提供了进一步的指导，参见 http://www.swimming.org/learntoswim/swimming-and-verrucas-the-facts/。

他们的观点是，不鼓励使用橡胶袜子之类的用品，游泳时可使用防水贴将疣遮蔽一下。

疥疮

疥疮是由人类寄生虫——疥螨——寄生在人体皮肤表皮层内引起的接触性传染性皮肤病。疥疮的瘙痒可能会很严重，尤其是在晚上，抓挠可能会导致皮肤外观发生变化。因此，一定要询问患者的接触史。疥疮的流行有高峰和低谷，每 15～20 年出现一个高峰，药剂师需要留意何时出现高峰。

你需要知悉的内容

年龄
  婴儿，儿童，成年人
症状
  瘙痒，丘疹
  出现隧道
既往史
感染征象
目前用药情况

问诊的重要性

年龄

疥疮可以发生在从婴儿开始的任何年龄。最近，疥疮在居家老人和养老机构的老人中越来越常见。如果怀疑婴幼儿有疥疮，药剂师可能会觉得最好将他们转诊给医生。如果怀疑学校或疗养院暴发疥疮疫情，药剂师应通知当地全科医生或公共卫生／卫生防护部门。

症状

疥螨可在皮肤上打洞而寄生在宿主表皮之下。疥螨的存在可引起皮肤过敏反应，后者被认为是由疥螨的分泌物和排泄物所致，可导致患者感到奇痒难忍。疥疮的一个独有特征是：患者夜间瘙痒更严重，可能严重影响睡眠。

疥螨在皮肤内钻洞，有时会逐渐形成一些与皮肤表面平行的隧道，在皮肤表面可表现为一些细长的灰色线。这些线呈波浪状，长5～10 mm。常见的受累皮肤包括手指之间和脚趾之间、手腕、腋下、乳头周围、臀部和生殖器区域的皮肤。患者的阴茎和阴囊皮肤上出现的发痒丘疹和结节通常是性传播性疥疮指征。患者可能还会出现皮疹，但后者并不总是与受累皮肤区域对应。患者的皮疹可呈斑片状，可为弥漫的或致密的，也可为红斑样。它们更常出现在上腹部、腋下、臀部、大腿内侧和脚踝周围的皮肤。

在成年人，疥疮很少累及头皮和面部皮肤；在 2 岁或以下婴幼儿和老年人，头皮和面部皮肤受累则更常见，尤其是耳后皮肤皱褶处。

疥螨在患者皮肤内钻的洞可能并不明显，或可能会因患者抓挠弄破皮肤而分辨不清。疥疮还可能不出现典型特征而与其他皮肤病非常相似。此时，患者的瘙痒倾向于是身体大面积瘙痒而不是上述常见受累皮肤的瘙痒。在免疫功能低下或体弱的患者（例如老年人），疥疮的表现有所不同。其受累皮肤可以变厚、结痂，类似于银屑病，这种疥疮被称为结痂疥疮或挪威疥疮。这是一种由数百万疥螨造成的"过度侵染"，被认为是免疫反应低下造成的。因为疥螨寄生在皮肤表皮内，所以如果脱落皮肤表皮内有活的疥螨或虫卵，均可借此传播给他人。

既往史

在首次感染者，患者数周（6～8 周）后才会出现瘙痒。疥疮可以通过密切接触传播，因此，药剂师应询问患者身边有无其他人有类似症状，例如，患者的家庭成员以及男朋友和女朋友。

如果疥疮是通过性接触传播的或被怀疑是生殖器损伤，则将患者直接转诊至性健康诊所以排除其他性传播性疾病是明智的。

感染征象

患者搔抓皮肤可能导致皮肤表皮剥脱，引起皮肤继发性感染，例如出现脓疱疮。当皮肤有黄色脓性渗出物或结痂时，应将患者转诊至全科医生诊所。

目前用药情况

药剂师应询问患者是否已经尝试过什么治疗方法，如果患者已尝试过，应询问患者使用了何种治疗方法，因为方法不正确也会导致治疗失败。即使采用了正确的治疗方法，疥疮的瘙痒也可能会持续数天甚至数周，因此，瘙痒没有消退并不一定意味着治疗失败。

何时转诊

婴儿和幼儿
结痂性疥疮
机构内（学校、疗养院）疥疮暴发
通过性接触传播
皮肤感染
治疗失败
诊断不明确

治疗

一篇有关疥疮治疗临床试验研究的系统性综述显示，氯菊酯治疗非常有效。马拉硫磷治疗有效的证据不够充分。氯菊酯乳膏是治疗疥疮的一线药物，在氯菊酯不适合使用的地方可以使用马拉硫磷。相对于含乙醇的洗液，水性洗液更合适，因为前者会刺痛和刺激有表皮剥脱的皮肤。

在成年患者，氯菊酯乳膏适用于全身皮肤，包括颈部、面部、头皮和耳部，但用于指（趾）蹼、脚底和指（趾）甲末端时需要加以小心。氯菊酯通常在晚上使用，第二天早晨再清洗（马拉硫磷 24 小时后再清洗）。药剂师可推荐这两种治疗方法，间隔 7 天。药剂师还可推荐用局部杀虫剂/杀螨剂治疗患者所有家庭成员、密切接触者和性接触者（即使没有症状）。

　　在第一个治疗日，用洗衣机清洗（水温 50℃或以上）所有衣服、毛巾和床上用品。

氯菊酯

　　当使用氯菊酯乳膏治疗疥疮时，成年人的使用量为每次 30～60 g（1～2 管，每管 30 g）。氯菊酯乳膏适用于全身涂抹，涂抹后 8～12 小时再冲洗干净。如果手上涂抹氯菊酯乳膏 8 小时内曾用肥皂或水洗手，则应重新涂抹。对于 2 岁以下儿童和 70 岁以上老年人，氯菊酯乳膏的使用应遵医嘱。注意，氯菊酯本身会导致皮肤瘙痒和发红。

马拉硫磷

　　马拉硫磷可有效治疗疥疮和虱病（头虱）。在成年人，马拉硫磷洗液每次最多用量不应超过 100 ml。疮面和全身均可使用，其中，疮面要使用不含乙醇的洗液。患者可以先把马拉硫磷洗液倒入一个碗中，然后用干净的刷子或棉球将其涂抹在凉爽、干燥的皮肤上。药液留置在皮肤上的时间应至少 24 小时，之后才可用水冲洗干净。如果 24 小时内曾用肥皂液或水洗手，则应重新涂抹。注意，患者使用马拉硫磷洗液时有时会有皮肤刺痛感。在 6 个月以内的婴儿使用马拉硫磷洗液应遵医嘱。

临床实用要点

1. 在治疗的头几天，瘙痒会持续并可能变得更糟。其原因被认为是疥螨死亡后释放了过敏原。因此，药剂师应告诉患者，瘙痒不会因治疗而立刻消失。如果皮肤没有严重破损，可用克罗米通乳膏或洗液来缓解瘙痒。如果瘙痒严重，可考虑口服抗组胺药。
2. 虽然传统上是在洗热水澡后使用杀螨剂，但其实没有必要；甚至有证据显示洗热水澡后使用杀螨剂可能会增加其血液吸收，使其从作用皮肤上去除。因此，治疗时应保持皮肤凉爽、干燥。建议睡前涂抹（以留出时间让乳膏吸收或洗液干燥）。因为手容易感染疥螨，所以手敷药后不要洗手；如果中途曾经洗手，则应重新涂抹软膏或洗液。

3. 所有家庭成员都应接受治疗，最好在同一天进行，无论他们是否出现症状。因为疥疮的瘙痒可能需要几个星期时间来发展，所以无明显症状的人可能已经感染。一般皮肤感染后最多不超过 8 周即会出现症状。疥螨的潜伏期为 3 周，因此，患者可以通过与其他家庭成员接触再次感染。

4. 疥螨离开宿主后只能存活一天左右。疥疮几乎都是通过密切接触传播的，也可以通过污染的床单或衣物再次感染，后者可以通过用 50℃以上的水洗涤来阻断。

跳蚤

另一个可能的感染原因是通过宠物身上的跳蚤。这种情况很常见，患者皮肤上可能会出现小而发红的肿胀点，常出现在跳蚤跳上的小腿和脚踝周围，这些跳蚤通常来自地板或地毯。药剂师可询问患者是否有宠物，或者最近一段时间内有无对其宠物进行杀虫消毒。应告诉宠物主人，应定期检查宠物身上是否有跳蚤，如果有，则应使用杀虫剂清除宠物身上的跳蚤以防感染。市面上有一系列专利产品可用于宠物、床上用品和地毯的杀虫消毒。对于杀除房子里和宠物身上的跳蚤，可以听取兽医的建议。注意，首次杀虫消毒 2 周后应再次进行彻底的杀虫消毒，以杀除第一次消毒后孵化的新跳蚤。治疗宠物跳蚤叮咬可以用局部氢化可的松，超过 10 岁的患者都可以用。另外，还可以使用一些止痒剂，例如克罗米通（含有或不含有氢化可的松）或炉甘石乳膏。

头皮屑

头皮屑是头皮的一种慢性复发性疾病，对治疗有反应，但当停止治疗时经常会复发。头皮屑通常出现在青春期，在成年早期达到高峰。据估计，在 20～30 岁的人群中，有 1/2 的人受到头皮屑困扰；在 30～40 岁的人群中，有多达 4/10 的人受到头皮屑困扰。头皮屑被认为是一种轻度的脂溢性皮炎，与糠秕马拉色菌的过度生长有关。头皮屑的诊断很简单，患者可在药店买到治疗头皮屑有效的非处方药。

你需要知悉的内容

外观表现
　　是否存在鳞屑
　　鳞屑的颜色和质地
累及部位：头皮、眉毛、鼻唇沟和其他部位
严重性
既往史
　　银屑病
　　脂溢性皮炎
加重因素
目前用药情况

问诊的重要性

外观表现

　　头皮屑的特点是：头皮上出现灰白色片状或鳞片状皮屑，并且可由于过度的脱屑导致头皮瘙痒。头皮屑也可影响胡须部位。头皮屑患者的表皮细胞的周转率是没有头皮屑人群的 2 倍。严重的头皮屑可能需要与细胞更替速度更快的银屑病进行鉴别。银屑病的皮屑外观和出现部位通常是不同的。在较严重的脂溢性皮炎患者，皮屑呈黄色，看起来油腻，通常有一些炎症，受累皮肤可发红和结痂（图3.15）。而在银屑病患者，皮屑呈银白色，伴有块状红斑和炎症（图3.16）。

累及部位

　　在头皮屑，头皮（有时还有胡须部位）是唯一的受累部位。脂溢

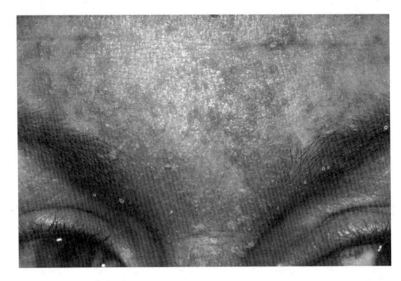

图 3.15（也见彩图） 脂溢性皮炎［Source: Graham-Brown and Burns (2007). Reproduced with permission of Wiley Blackwell.］

性皮炎累及的范围更广，可累及皮脂腺分泌旺盛的部位，包括眉毛、睫毛、胡须、鼻唇沟、耳部后面、颈背部、前额和胸部。

在婴儿，脂溢性皮炎常见，呈乳痂样，可于出生后 12 周内出现。

银屑病既可累及头皮，也可累及其他部位。膝盖和肘部是常见累及部位，但面部很少受累。而在脂溢性皮炎，面部往往受累，这一点可用于两者的鉴别诊断。

另一种看起来可能类似头皮屑的疾病是头皮的皮炎，是对洗发水成分或染发剂成分等过敏引起的。

严重性

头皮屑一般是轻微疾病。然而，头皮屑患者头皮发痒时抓挠会导致其头皮被抓破，引起疼痛和继发性感染。如果患者有头皮疼痛难忍或感染征象（结痂或渗出），应将患者转诊给医生。

3

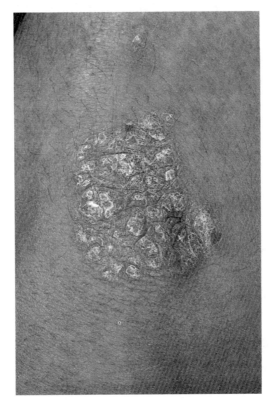

图 3.16（也见彩图）　寻常型鳞屑病

既往史

　　由于头皮屑是一种慢性复发性疾病，患者通常会有症状反复发作病史。头皮屑的症状有季节性变化。在夏季，中波紫外线（B 段）照射后，头皮屑的症状通常会有所改善。糠秕马拉色菌通常不会受长波紫外线（A 段）的影响。

加重因素

　　染发和烫发均可刺激头皮。洗头时洗发水未充分漂洗干净会导致洗发水残留，也会导致头皮刺激和瘙痒。

3

目前用药情况

头皮屑患者可能已经尝试过很多种治疗药物。因此，药剂师应询问患者已经使用过哪些药物以及是如何使用的，这点很重要。头皮屑的治疗需要将药物涂抹到头皮上至少保持 5 分钟以取得最佳效果。然而，如果患者正确使用合理药物之后症状仍未减轻，应将患者转诊给医生。

何时转诊

怀疑银屑病
严重病例：脂溢性皮炎
感染征象
合理治疗后症状不减轻

治疗时间表

头皮屑治疗开始后 1~2 周内症状应减轻。

治疗

头皮屑的治疗目标是减少头皮上糠秕马拉色菌的数量；因此，使用具有抗真菌作用的药物是有效的。酮康唑、硫化硒、吡啶硫酮锌和煤焦油都是有效的。一些有关脂溢性皮炎的研究结果显示，酮康唑最有效，煤焦油最无效。大多数药物需要涂抹在头皮上（或胡须部位）并停留 5 分钟以达到最佳效果（参见产品使用说明）。

酮康唑

头皮屑患者可使用 2% 酮康唑洗发水进行治疗，每周 2 次，持续使用 2~4 周，之后可根据需要减少至每周 1 次或每 2 周 1 次，以防止复发。酮康唑被认为是治疗中度至重度头皮屑的一线药物。

这种洗发水也可用于脂溢性皮炎患者。可将其产生的泡沫涂布到受累部位，停留一段时间后漂洗干净。

酮康唑不通过头皮吸收，因此，其不良反应极其罕见。但偶尔也有酮康唑引发过敏反应的报道。

吡啶硫酮锌

吡啶硫酮锌是几种"祛头皮屑洗发水"的活性成分，在祛头皮屑方面是有效的。在开始使用的头2周应每周2次，然后可根据需要调整为每周1次。

2.5% 硫化硒

硫化硒治疗头皮屑已被证明是有效的。在开始使用的头2周，每周2次；在接下来的2周，可改为每周1次；然后可以根据需要使用。建议使用时按摩头皮2~3分钟。如果接触时间更长，则可导致烧灼感（很少会起泡）。硒可能会使珠宝变色，因此，使用时应摘掉珠宝。患者使用含有硫化硒的洗发水后应彻底冲洗头发和头皮，否则金黄色、灰色或染过的头发会变色。染发或烫发后48小时内不能使用含有硫化硒的洗发水。偶尔也有使用硫化硒洗发水导致接触性皮炎的报道。注意，硫化硒洗发水不应使用到正在发炎或有破损的皮肤上。

煤焦油

有一些研究结果显示，煤焦油对脂溢性皮炎的效果最差。煤焦油可能对并不严重的头皮屑有用，患者个人的使用效果和偏好可能决定他们是否选择使用它。虽然煤焦油现代配方的气味比传统配方的气味好闻一些，但有些患者仍不能接受。煤焦油也可引起皮肤过敏，并且它是一种光敏剂。

临床实用要点

坚持治疗

患者需要明白，头皮屑是不太可能通过这些治疗永久性治愈的，因此，正确的做法是，在较长时间内以较低的频率维持这些治疗，以防止头皮屑加重。

头皮治疗

头皮屑患者需要治疗的是头皮而不是头发。因此，应将治疗用的洗发水涂抹到头皮上并轻轻按摩。使用所有这些洗发水时均应将其涂抹在头皮上并停留 5 分钟（含硒洗发水 2～3 分钟），然后冲洗干净以达到最佳效果。

普通洗发水

头皮屑是否是患者洗发次数较少造成的在专家之间还存在争议。然而，基本一致的意见是，经常洗发（至少每周 3 次）是治疗头皮屑的一个重要方法。在应用祛头皮屑洗发水治疗间期，患者可以继续使用普通洗发水洗发。有些患者可能希望在使用祛头皮屑洗发水治疗之前，先用普通洗发水清洗头发，这是可以的。

美发产品

头皮屑患者仍可使用发胶、摩丝和定型喷雾等美发产品——它们不会对头皮屑的治疗产生不利影响。

银屑病

银屑病是一种慢性炎症性疾病，主要表现在皮肤。其特征是皮肤鳞状病变，可以以斑片、丘疹或斑块的形式出现。关节炎有时也与银屑病一起出现，可能会没有被注意到。银屑病常常伴有瘙痒。

银屑病在全球范围内均有发病，只是不同种族间的发病率不同。欧洲白人的发病率约为 2%。虽然银屑病的病因涉及遗传因素，但环境因素被认为也很重要。

银屑病患者通常会去看医生而不是药剂师。在首次就诊时，医生是最适合的一线帮助，药剂师应将所有疑似银屑病或未确诊的相关关节炎病例转诊给医生。银屑病的诊断并不总是容易的，需要进行多项检查才能确诊。对于已确诊的、患病时间相对较长的患者，药剂师可以为其提供持续的非处方药治疗；这种治疗现在包括卡泊三醇软膏。

　　许多银屑病患者学会了自己处理自己的银屑病，但会不时寻求帮助。在这种情况下，由药剂师给予持续支持和监督是合理的。当患者的病情加重时，药剂师应将患者转诊给医生或专科护士，或让患者进行定期复查。在此，药剂师和医生共同商定治疗指南是有价值的。

你需要知悉的内容

外观表现
心理因素
诊断
关节炎
目前用药情况

问诊的重要性

外观表现

　　银屑病的最常见表现为肘关节和膝关节伸展侧皮肤有突起的、大块、红色、鳞状斑块（见图 3.16）。这些斑块上通常还覆盖着银色的鳞片，它们通常对称出现，有时在腰部也可出现一片斑块。头皮常受累（图 3.17）。银屑病也可以累及脚底和手掌，指甲的凹陷和隆起也很常见。

心理因素

　　有些银屑病患者的斑块存在了很长时间且没有变化，有些则是来来去去；还有一些患者的皮肤病变会恶化并扩散到身体的其他部位，有时这是由应激引起的。尤其是后一种情况对患者的打击非常大，因为他们一方面要面对银屑病复发带来的压力，另一方面又要处理突发事件带来的压力。

　　不能低估银屑病这种慢性皮肤病给患者带来的心理影响。患者会因患有这种皮肤病而有明显的羞耻感。银屑病可能会被误以为是传染性的。患有银屑病的人也不愿意去健身房、游泳池或日光浴；他们还要承受时装界和媒体定义的所谓拥有完美身材这种文化上的压力。处

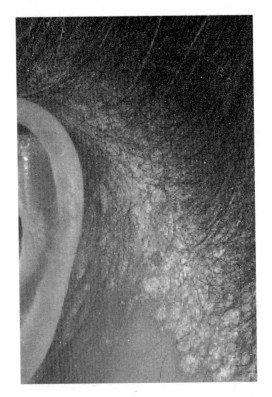

图 3.17（也见彩图）　头皮银屑病［Source: Graham-Brown and Burns (2007). Reproduced with permission of Wiley Blackwell.］

理掉落在衣服上的皮肤鳞屑也会让人感到尴尬和耻辱。

　　因此，银屑病患者很容易产生屈辱、尴尬和沮丧的情绪。然而，每个人的反应是不一样的，一些人可能会因相对较小的斑块而受到心理影响，而另一些人即使有范围广泛的斑块也能安然面对。在英国要想获取更详细的有关信息和心理支持可以访问 https://www.psoriasis-association.org.uk/。

诊断

　　银屑病的诊断有时很有难度，因为其易与其他皮肤病混淆。在如上所述的典型情况下，诊断起来很简单。银屑病除了累及关节的伸侧皮肤外，通常还累及头皮（参见"头皮屑"章节中的相关内容，本章稍前部分）。患者指甲上常可见点状凹陷，这点对诊断很有帮助。然而，银屑病可以有不同的表现方式而很容易与其他皮肤病混淆。点滴状银屑病的主要表现为：小的块状鳞屑突然出现，可累及身体的广泛区域；发病者通常是儿童或年轻人，可能是由链球菌性喉痛触发的。一般情况下，点滴状银屑病的鉴别诊断是玫瑰糠疹。玫瑰糠疹是自限性皮肤病，通常在 8 周内缓解。

银屑病有时还累及关节屈侧、腹股沟区、手掌、脚掌和指甲。在这些情况下，最常见的其他诊断可能是湿疹或真菌性感染。皱褶部位的银屑病治疗起来非常困难，往往需要皮肤科医生介入。

关节炎

一些银屑病患者还伴有疼痛性关节炎，通常累及手部、脚部、膝部、颈部、脊柱和肘部关节。它们的表现可能类似于类风湿性关节炎（RA），但它们往往是不对称的。手指的关节炎会导致手指的"香肠状"肿胀。有时只有少数关节受累是以不对称的形式出现，由此可导致诊断的不确定性。还有一种变异表现是有严重的背部疼痛和僵硬。值得关注的是，这些类型的关节炎症状在银屑病患者中很难识别，应提高警惕。

目前用药情况

药剂师应询问患者是否正在服用的药物，诸如锂、β 受体阻断剂、非甾体抗炎药（NSAID）和抗疟药等药物可以加重银屑病。

治疗

银屑病的治疗取决于许多因素，例如，银屑病的性质和严重程度，过去的经验，患者对治疗目的的理解，患者正确涂抹药膏的能力，以及患者是否处于妊娠期（因为有些药物是致畸的）。尤其重要的是，首先要询问患者的想法、顾虑和期望，以评估银屑病对患者生活的影响，以便给患者相应的、可以理解的解释，最终对是否治疗、怎么治疗等达成共识。

局部治疗

医生或专科护士很可能会建议患者进行局部治疗，通常是采取一种润肤剂加积极疗法相结合的方法。润肤剂在治疗银屑病方面很重要，但这一点可能没有得到广泛重视，也可能没有得到充分利用。润肤剂可以软化皮肤、减少龟裂和干燥、防止瘙痒以及帮助去除鳞屑。还有一些证据表明，润肤剂可以抑制银屑病，在许多银屑病患者应长期使用，如同在湿疹患者。药剂师可以询问患者是何时以及如何使用润肤剂的，并且应强调润肤剂的重要性。药剂师还可以帮助患者找到最适合他们的润肤剂。

卡泊三醇、骨化三醇或他卡西醇

局部维生素 D 制剂——卡泊三醇、骨化三醇或他卡西醇——有属于处方药的软膏剂、凝胶剂、头皮溶液剂和洗液制剂。卡泊三醇软膏在某些情况下是许可的非处方药，可作为药店药品出售。这些药品没有任何气味，也不易弄脏衣物，易于使用，已成为治疗轻度至中度银屑病的主流药品——因为它们可以有效地清除病变。它们的主要问题是，许多患者使用后会出现皮肤刺激症状，包括灼烧感、瘙痒、水肿、脱皮、干燥和发红。也有使用后出现对阳光过度敏感的报道。这些药品如果过度使用则有引起高钙血症的风险。

卡泊三醇

卡泊三醇 50 μg/g 软膏是目前唯一注册为药店药品的局部维生素 D 制剂。在药剂师的监督下，这种卡泊三醇非处方药可以用于治疗医生已诊断、18 岁及以上成年人、轻度至中度、斑块型银屑病。斑块型银屑病包含累及躯干和（或）四肢的病变界限清楚、增厚、鳞状和红色病变（见图 3.16）。受累皮肤的表面积不超过身体表面积的 10% 的银屑病被认为是"轻度至中度"银屑病。举例来说，手臂的表面积大约是身体表面积的 9%。

卡泊三醇 50 μg/g 软膏的使用方法为每日 1 次，最长使用时间为 12 周，最大包装量为 60 g。不应将其用于面部、头皮以及生殖器或皮肤皱褶处的皮肤，例如腋窝或乳房下，在这些地方使用会造成损害。治疗期间应小心避免过度暴露于太阳光、人造光或紫外线灯（例如日光浴床）光下。卡泊三醇 50 μg/g 软膏可与润肤剂同时使用。

　　药剂师应告知患者如何判断治疗疗效。如果病变在 4 周内没有开始愈合或变得更糟，则应将患者转诊给全科医生（或专科护士）。如果病变已经清除或明显改善，并且患者对 12 周内的治疗结果感到满意，则可以停止治疗。如果银屑病复发，可以重新开始治疗。一个"满意"的治疗结果被认为是在 12 周内银屑病病变面积的减少超过50%。

何时转诊

更广泛的皮肤受累

指甲受累

关节疼痛和（或）关节肿胀

4 周内无好转

12 周内银屑病病变面积的减少＜50%

　　发生高钙血症——使用卡泊三醇软膏的不良反应——的报道比较"罕见"（≥1/10 000～＜1/1 000）。值得注意的是，报道的高钙血症的发生率在大量使用卡泊三醇软膏的患者中更高。药品生产者建议的卡泊三醇软膏使用量为每周不应＞100 g（按处方使用时）。儿童和青少年发生高钙血症的风险更高。因此，这种非处方药仅适用于18 岁及以上的成年人。如果患者正在服用钙或维生素 D 补充剂或增强全身钙可利用性的药物，则不应使用卡泊三醇软膏。用封闭绷带覆盖治疗过的皮肤会增加高钙血症的风险，应建议患者不要这样做。

　　如果银屑病患者已经在使用其他银屑病治疗药物，包括其他包含卡泊三醇的局部药品、局部皮质类固醇、局部维 A 酸、钙调神经磷酸酶抑制剂或全身抗银屑病疗法，则不应在没有医生建议的情况下使用卡泊三醇软膏这种非处方药。

局部皮质类固醇

　　局部皮质类固醇单独使用时一般仅限于屈曲处皮肤或头皮或局部

银屑病的小斑块。它们是针对这一治疗目的的处方药，而不应用作非处方药。使用局部皮质类固醇可以使斑块变薄或消除斑块和减少皮肤炎症。一个重要问题是，当单独使用局部皮质类固醇时，它们可以破坏银屑病的稳定性而导致更严重的银屑病突然发作。停止使用局部皮质类固醇后，银屑病加重也很常见。大量使用高效局部皮质类固醇可导致严重的类固醇不良反应（萎缩纹、皮肤萎缩和肾上腺皮质受到抑制）。药剂师应提醒可能只使用局部皮质类固醇（例如根据重复处方）的患者保持警惕，如果患者有顾虑，应建议他们去全科医生诊所。

结合使用皮质类固醇和维生素 D 制剂

现在对斑块型银屑病的最佳治疗方法是：要么联合使用局部维生素 D 和局部皮质类固醇药品，要么交替使用它们（两者每天在不同的时间使用，均为每日 1 次）。在 2012 年的有关银屑病的 NICE 指南中，两者交替使用是首选的一线方法。其原因是：使用局部皮质类固醇可以抑制使用局部生素 D 制剂引起的刺激，反过来，使用局部维生素 D 制剂可以抑制使用局部皮质类固醇导致的银屑病加重。这种方法的目的是清除斑块。

煤焦油制剂

煤焦油制剂用于治疗银屑病已有 100 多年的历史，它们具有一定的疗效。市面上煤焦油制剂的种类繁多，其中大多数是非处方药；包括软膏、洗发水和沐浴添加剂。各种煤焦油制剂都是要联合其他治疗银屑病的局部药品使用的，例如水杨酸——有助于分解角蛋白。目前还没有充足的试验证据显示一种煤焦油制剂比另一种更有效。因此，煤焦油制剂的选择取决于药品注册的适应证和患者的偏好。非品牌的煤焦油制剂含有粗煤焦油（煤焦油 BP），有比品牌煤焦油制剂更难闻的气味，且使用起来更难处理。NICE 建议，对于斑块型银屑病，如果基于维生素 D 的局部治疗不能清除斑块或使其得到满意的控制，可以使用煤焦油制剂。

地蒽酚

地蒽酚一直是治疗银屑病的安全有效的传统药物，有专用的霜剂和软膏制剂（0.1%～2.0%），可采取短程接触疗法每天短时间（30分钟）使用一次，使用后用润肤剂或沐浴清洗干净即可。它们有些是非处方药，可以在药店买到。NICE 指南建议使用它们治疗难治性银屑病。有些患者对地蒽酚非常敏感，因为它们可以引起相当严重的皮肤刺激症状。因此，通常让患者从最低浓度开始使用，逐渐增加浓度到可耐受的最大浓度。患者使用后应立即洗手。地蒽酚的一个主要缺点是：它们可将皮肤、头发、床单和衣服染成棕黄色；因此，建议患者使用时穿旧衣服和使用旧的床上用品。地蒽酚不能用于面部、皮肤屈曲处或生殖器处。另外，也存在完全无法耐受地蒽酚的患者。

二线治疗

　　当诊断不确定、药物治疗失败或患者的病情非常严重时，全科医生或专科护士应将患者转诊给皮肤科医生。二线治疗包括光疗（PUVA）或服用甲氨蝶呤、阿维A或环孢素进行的全身性治疗。遗憾的是，以上这些药物均有潜在的严重不良反应。随机试验研究显示，甲氨蝶呤是有效的，但通常在停药6个月内病情会复发；而且长期应用甲氨蝶呤有肝损害的风险。在同时存在关节炎时使用甲氨蝶呤治疗尤其有效。另外，对于光疗或全身性治疗无效的患者，也许可以给他们开生物制剂（例如依那西普、阿达木单抗、英夫利昔单抗或优特克单抗）进行治疗，以阻断引起炎症反应的部分免疫系统。

第 4 章

疼痛性疾病

头痛

头痛是一种常见症状。药剂师在社区药店遇到的最常见的头痛类型包括紧张性头痛和偏头痛。鼻窦炎引起的头痛也很常见。药剂师应警惕的另一种头痛类型是与药物滥用有关的头痛。详细询问病史可以将这些头痛与由更严重的疾病引起的头痛区分开,以便将有需要的患者转诊给医生。

你需要知悉的内容

年龄
  成年人,儿童
持续时间
疼痛的性质和部位
发作频率和时间
既往史
  癫痫发作、晕倒、黑矇和偏头痛
相关的症状
  恶心,呕吐,畏光
诱发因素
  食物,饮酒,压力,激素
最近创伤或损伤
跌倒

近期眼部检查

目前用药情况

问诊的重要性

年龄

药剂师应将任何有头痛的儿童转诊至全科医生诊所或非工作时间医疗中心，尤其是有头部损伤或创伤史的患者，例如，患者有跌倒史。应立即将出现头后部剧烈疼痛和颈部僵直的儿童转诊。老年患者有时在跌倒头部受重击后数天才出现头痛；这种情况可能是患者大脑缓慢出血导致的结果——硬膜下血肿，需要立即转诊治疗。

患者在 40 岁以后第一次出现偏头痛发作很罕见，因此，应将这类患者转诊。女性第一次出现偏头痛发作的平均年龄为 18 岁，男性则为 14 岁。偏头痛的发病率在成年早期呈上升趋势，在 45～55 岁呈下降趋势。

持续时间

任何头痛患者服用非处方镇痛药后一天内仍未缓解均应转诊。

疼痛的性质和部位

紧张性头痛是最常见的头痛类型。在紧张性头痛，患者通常描述他们的疼痛部位位于颅底和颈上部，并且双侧是相同的。有时紧张性头痛会向头顶部蔓延，甚至会累及眼眶上部。紧张性头痛不伴有任何形式的颈项强直，患者的颈部和头部后面的肌肉摸起来是柔软的。紧张性头痛患者也可能会描述他们的头痛像是头上缠了一圈带子，即有紧箍感。紧张性头痛通常是钝性疼痛，而不是与偏头痛类似的搏动性或悸动性疼痛。然而，单独从疼痛的性质还不足以判断患者所述的头痛是由轻微疾病引起的还是由较严重的疾病引起的。

需要将有深在的、严重的、平卧时可加重的持续性、钝性头痛的患者转诊，因为这种疼痛可能是由脑肿瘤、感染或其他原因导致的颅内压升高引起。这类患者通常罕见，他们通常也会伴有其他症状，例如意识改变、站立不稳、协调性差；存在感染的患者还会出现体温升高。

有先兆偏头痛（典型性偏头痛）通常是单侧头痛，影响头部的一侧，尤其是前额上方。

偶尔会见到一个突然的剧烈头痛——头痛强度迅速达到顶峰（即从几秒钟到 5 分钟），这可能意味着蛛网膜下腔出血（subarachnoid haemorrhage, SAH）。在普通人群中，SAH 的发病率约为 6/100 000。SAH 是指颅内大脑基底部小血管的血液渗漏到脑组织或脑周围脑脊液中。SAH 可能与血压升高有关。这种情况需要立即转急诊进行治疗。有时，突发性头痛与运动（运动性头痛）或性交（"性交性头痛"）有关；这些头痛都不是危险的，但可能需要去医院进行进一步的检查，以便与出血性疾病鉴别开。

发作频率和时间

药剂师应把头痛早上加重而白天缓解的患者视为病情严重的患者，因为这些头痛可能是颅内压增高的征象。丛集性头痛是另外一种头痛类型，它们通常每天发生（大约在白天或晚上的同一时间），可持续 2~3 个月，每次发作持续时间可达 3 小时（参见下文"相关的症状"标题下"丛集性头痛"标题下相关内容，本章稍后部分）。应将头痛发作频率增加或程度加重的患者转诊。

既往史

患者如果知道其当前经历的头痛与其通常发生的头痛在类型上是一样的则总归还是安心的，因为这说明患者的头痛不太可能是由一个严重的疾病导致的。这样的头痛在疼痛的性质和部位上有相似的特征，但在疼痛的严重程度上不一定相同。然而，新出现的头痛或不同类型的头痛（特别是在 45 岁以上的患者）可能是一个较严重疾病的征兆。偏头痛患者通常会出现反复发作的头痛。在某些情况下，偏头痛会以丛集性头痛的形式出现。这种头痛可以在 2~3 周内每天都出现，然后数月数年内不再出现。

相关的症状

儿童和成年人出现与头痛相关的站立不稳或行动笨拙时应立即转诊。

偏头痛

偏头痛很常见，一项对英国 4 000 多人进行的调查显示，7.6% 的男性和 18.3% 的女性在过去一年内都经历过某种类型的偏头痛。偏头痛有两种常见类型：无先兆偏头痛（以前称为普通偏头痛），发生率为 75%；有先兆偏头痛（以前称为典型性偏头痛）。

有先兆偏头痛在发作开始之前，即在所谓的偏头痛前驱期，常会出现视力相关改变。患者可能会描述看到了闪光的亮光或锯齿形线闪光（闪光幻觉）。在偏头痛前驱期，患者也可能经历单侧的嘴唇、手指、脸或手的刺痛或麻木感，患者偶尔也会有说话困难（语言障碍）。前驱期持续时间很少超过 1 小时，随之而来的是偏头痛。无先兆偏头痛没有前驱期（没有先兆）。

所有类型的偏头痛还常常伴有恶心，有时还伴有呕吐。偏头痛的头痛常常是剧烈的和搏动性的，可因体力活动而加重。患者在黑暗的房间里平卧后其偏头痛常常可以缓解。在偏头痛发作时，患者还可能会说是明亮的光线刺激了他们的眼睛。这些头痛可能会持续几个小时；它们偶尔会持续 72 小时。

有先兆偏头痛女性患者的数量是男性的 3 倍，这被认为是雌激素引起的，因为女性患者的偏头痛通常发生在月经前 1～2 天和月经后 3 天。有先兆偏头痛的女性患者或有特别严重的无先兆偏头痛的女性患者不应使用复合避孕药药片、贴片或环，因为这样会增加其脑卒中的发生风险。如果使用复合避孕药药片、贴片或环的女性出现了严重的长期头痛或偏头痛，应立即停止使用这些避孕药，并应立即将她们转诊至全科医生诊所或性健康 / 计划生育诊所进行评估。

国际头痛协会的偏头痛的诊断标准

无先兆偏头痛（普通偏头痛）

头痛发作持续 4～72 小时（未治疗或未成功治疗时）

头痛至少有以下四个特征中的两个：

    1. 单侧性

    2. 搏动性

    3. 中度或重度疼痛

    4. 可因日常体力活动（例如步行或爬楼梯）加剧，或可通过回避

日常体力活动避免

头痛期间至少出现下列一种症状：

1. 恶心和（或）呕吐

2. 恐光症（厌恶光线）和恐声症（厌恶噪声）

有先兆偏头痛（典型性偏头痛）

有以下一种或多种完全可逆的先兆症状：

1. 视觉

2. 感觉

3. 发音和（或）语言

4. 运动

5. 脑干

6. 视网膜

至少有下列四项特征中的两项：

1. 至少有一种先兆症状逐渐扩散≥5分钟，和（或）两种及以上先兆症状连续发生

2. 每个先兆症状持续5~60分钟

3. 至少有一种先兆症状是单侧的

4. 先兆伴有头痛，或在60分钟内伴有头痛

来源：Adapted from The International Classification of Headache Disorders 3rd edition, 2018. https://www.ichd-3.org/ (accessed 28 February 2018).

紧张性头痛

最常见的头痛类型是紧张性头痛，据估计，1/3的成年人会频繁受到紧张性头痛的影响；它们在儿童中也相当常见。紧张性头痛最常与心烦意乱或压力有关。它们的特征是：反复发作的头痛，通常是双侧的，是一种轻度到中度的压迫感或紧张性（非搏动性）头痛。这种疼痛常从颈部开始，有时与颈部肌肉骨骼问题有关。这种疼痛与其他更为严重的头痛类型区别的重要特征是：它们在日常体力活动（例如走路或爬楼梯）中不加重，与恶心、呕吐、恐光症或声音恐惧症不相关（但压力大的人可能会发现持续不断的噪声或闪光会让他们感到压力增加）。

慢性紧张性头痛和慢性每日头痛

　　有些类型的"良性"头痛可能频繁发生，而且可能会非常麻烦。如果头痛平均每月发生 15 天或以上，并且每次持续 3 个月以上，则称为慢性紧张性头痛。这种情况的一个类型是慢性每日头痛（chronic daily headache, CDH），它们可以是每天持续的。这些类型的头痛通常见于成年人（患者平均年龄为 40 岁），但有时也见于儿童和老年人。有一些慢性头痛病例可能是由于频繁使用简单的镇痛药、偏头痛治疗药物或含有可待因的药物导致的或加重的。应将所有频繁发生头痛的患者转诊至全科医生诊所。

药物过度使用性头痛

　　识别药物过度使用性头痛很重要，因为这类患者在过度使用急性药物时很少对治疗有反应，所以如果没有识别，会导致疾病持续下去。药物过度使用性头痛是一种慢性头痛（每月发生 > 15 天），可发生在因紧张性头痛或偏头痛而频繁使用各种治疗头痛的药物的人，也可发生在使用镇痛药物治疗其他疼痛性疾病的人。药物过度使用性头痛最常见于每月服用 10 天或以上曲坦类药物、阿片类药物、麦角或联合镇痛药的人；有时也可见于每月服用 15 天或以上对乙酰氨基酚、阿司匹林或其他某种非甾体抗炎药（nonsteroidal anti-inflammatory drug, NSAID）的人，无论是单独服用还是任意组合服用。这些人的症状类似于慢性紧张性头痛或偏头痛患者的慢性偏头痛。药物过度使用性头痛的主要治疗方法是停止服用镇痛药，同时辅以细心的支持和鼓励；其缓解可能需要 2 个月的时间，虽然"最初"的头痛可能仍会发生。如果是偏头痛，也许可以用预防偏头痛来替代频繁的镇痛。如果怀疑是药物过度使用性头痛，重要的是，应询问患者已使用的治疗头痛的药物是什么，剂量和使用方法为何，特别是对那些经常购买非处方药的患者。如果患者似乎是药物过度使用性头痛，应将其转诊至全科医师诊所讨论这个问题。

　　英国国家卫生与临床优化研究所（the National Institute for Health and Care Excellence, NICE）指南（CG150）中有"头痛：年轻人和成年人的诊断和治疗"，如下所述：

　　建议患者停止服用所有过度使用的急性头痛药物至少一个月，应是突然停止而不是逐渐停止。告诉患者他们的头痛症状在好转之前在短期内可能会加重，并且可能会出现相关的戒断症状，应根据他们的需要提供密切的随访和支持。

丛集性头痛

　　顾名思义，丛集性头痛（以前称为偏头痛性神经痛）是指一连串的头痛。其典型表现为：在2~3个月内每天出现疼痛发作，之后会有一个长达2年的缓解期。这种疼痛可能是折磨人的，起病常常非常迅速。在典型病例，头痛常使人在入睡后2小时内醒来，但头痛也可能发生在其他时间。每次头痛发作可持续0.5~3小时，且疼痛通常发生于头部一侧的眼部、脸颊或太阳穴。丛集性头痛患者常常有同侧眼结膜充血、流泪、眼睑水肿或鼻塞流涕等。如果患者出现反复发作的、持续性的或严重的这种类型的头痛，均需去看全科医生以明确诊断。

鼻窦炎

　　鼻窦炎可合并呼吸道病毒感染（例如感冒）或过敏症（例如花粉症），可导致患者鼻窦黏膜发炎和水肿（参见第1章"呼吸系统疾病"中"感冒和流感"章节中"症状"标题下"面部疼痛/前额疼痛"标题下相关内容）。如果患者鼻窦内黏液产生增多而不能排出，则会导致其鼻窦压力增高，进而导致其出现头痛。偶尔还会发生继发性细菌性感染而使问题复杂化。患者通常会出现眼后和眼周疼痛或脸颊疼痛，且其疼痛可放射至其前额，常常只有单侧受累。患者可能还伴有流涕或鼻塞。按压患侧鼻窦时，患者常感到疼痛。患者的症状在其弯腰或平卧时通常会加重。

颞动脉炎

　　颞动脉炎（也被称为巨细胞动脉炎）通常发生在60岁以上的人群，是由流经太阳穴的动脉发炎导致。受累动脉可出现发红、有疼痛和触诊时发现增厚。然而，这些体征并不总是存在，只有大约一半的患者有头皮触痛。颞动脉炎是一种与风湿性多肌痛密切相关的疾病，可导致患者双上臂僵硬并伴有压痛，大腿和骨盆区域也可有类似累及。如果老年患者出现额部或颞部持续性头痛并伴有全身不适（有时伴有发热、疲劳、厌食、体重减轻和抑郁），均应立即转诊，因为他们有发生视网膜血液供应不足而导致失明的风险。有时视力障碍是一个早期征象。上臂或大腿的症状可能也是一种提示。颞动脉炎是一种可治愈的疾病，重要的是，要避免延误诊断和治疗。如果诊断足够早，则采用高剂量的类固醇激素治疗通常非常有效。

诱发因素

紧张性头痛和偏头痛常常是由压力引起的，例如工作压力或家庭争吵。有些患者的偏头痛会在一段有压力的工作之后的放松时发作，例如，在假期或周末（所谓的周末偏头痛）。据报道，有些食物也会使偏头痛发作，例如巧克力和奶酪。偏头痛也可由于激素水平变化引起。对于女性患者，偏头痛的发作可能与月经周期有关，也可能与复合激素避孕药（药片、贴片或环）有关（参见上文"相关的症状"标题下"偏头痛"标题下相关内容）。

最近的创伤或损伤

应立即将所有近期有头部创伤或损伤而伴有头痛的患者转诊给医生，因为他们可能会发生颅内血肿或出血而导致颅内压升高。药剂师应注意患者是否存在嗜睡或意识障碍的体征。如果患者在头部创伤或损伤后出现持续性呕吐，则后者也是颅内压升高的体征。

近期眼科检查

与长时间的阅读、写作或其他近距离用眼工作有关的头痛可能是由视力下降引起的，药剂师应建议患者进行视力检测以判断患者是否需要佩戴眼镜。

目前用药情况

药剂师应询问患者使用的所有处方药的性质，因为头痛可能是由所使用药物的不良反应引起的，例如，治疗心绞痛的硝酸盐类药物可引起头痛。

头痛还可因过度使用药物而发生（参见上文"相关的症状"标题下"药物过度使用性头痛"标题下相关内容）。因此，确定患者已使用的治疗头痛的药物及其剂量和用法非常重要。

其他需要考虑的事情

正在使用复合激素避孕药（药片、贴片或环）的女性如果出现了严重的、持续时间较长的偏头痛性头痛，无论是首次发作还是偏头痛的症状加重，均应将其紧急转诊至全科医生诊所或性健康/计划生育诊所，因为这可能是脑血管异常的早期预警症状，患者有脑卒中的风险。在头痛的原因确定之前，应停止使用含有激素的避孕药。

有时，头痛也可由**高血压**引起；但与普遍的看法相反，这种头痛并不常见，因为高血压引起的头痛只有当血压非常高时才会发生。然而，药剂师应仔细询问患者使用的药物，因为当同时使用的药物均可导致患者的血压升高时，例如，同时使用诸如伪麻黄碱的拟交感神经药物和某种单胺氧化酶抑制剂（近来很少使用）时，它们之间的药物相互作用很可能会引起头痛——作为血压高的一个症状。

患者可能已经服用了 NSAID 或其他镇痛药等处方药，因为重复治疗可能会产生毒性，应避免重复用药。如果患者已使用了非处方药且症状未减轻，则应将患者转诊给医生。

何时转诊

头痛与创伤/损伤相关
头痛与发热（体温＞38℃）相关
剧烈头痛持续时间＞4 小时
头痛疑似由药物不良反应引起
12 岁以下儿童的头痛
严重的枕部头痛（累及整个枕部）
头痛晨起加重，然后减轻
头痛伴有嗜睡、站立不稳、视力障碍或呕吐
颈项强直
经常出现偏头痛需要预防性治疗

频繁和持续性的头痛

治疗时间表

如果服用非处方镇痛药一天，患者的头痛仍未缓解，应将患者转诊治疗。

治疗

药剂师可选择的口服镇痛药主要包括三类：对乙酰氨基酚、布洛芬和阿司匹林。阿司匹林现在很少用于镇痛，并且不应该用于 16 岁以下的儿童和青少年。这些药物也许可以与可待因、双氢可待因、多西拉敏和咖啡因等联合使用。患者可买到的非处方镇痛药的剂型有很多种，除了传统的片剂和胶囊剂外，有些药物还有糖浆、可溶性片剂和缓释剂。不同剂型的镇痛药达到血药浓度峰值的时间是不同的，分散剂为服用后 30 分钟，而传统的镇痛药阿司匹林片剂为服用后 2 小时。对于偏头痛患者，把握服药时机非常重要，因为胃肠道蠕动在头痛发作过程中会减慢，药物的吸收会延迟，所以患者应在出现头痛发作的首个征象时立即服用镇痛药，首选剂型为溶液剂型。有时，患者也许还需要联合用药，例如，鼻窦炎引起的头痛可能需要同时使用镇痛药和减充血剂（全身或局部）。

对于"确诊的偏头痛"患者，患者可服用舒马曲坦 50 mg 片剂，以快速缓解有先兆偏头痛或无先兆偏头痛。

对乙酰氨基酚

对乙酰氨基酚有镇痛和解热作用，但无或只有很小的抗炎作用。尽管已对对乙酰氨基酚进行了广泛研究，但目前对其发挥镇痛作用的确切机制仍不清楚。毫无疑问，对乙酰氨基酚在镇痛和解热方面是有效的。与阿司匹林相比，对乙酰氨基酚对胃的刺激性较小，因此，对于无法服用阿司匹林的患者可推荐其服用对乙酰氨基酚。根据对乙酰氨基酚的药品说明书，对乙酰氨基酚适用于 2～3 个月月龄起的幼儿。药剂师应仔细核查药品包装规格剂量，以使其与患儿的年龄匹配。可为患儿推荐儿科剂型的药品，包括无糖糖浆。目前有关对乙酰氨基酚治疗偏头痛的有效性的证据有限。

肝毒性

高剂量服用对乙酰氨基酚可引起肝毒性，且这种损害可能在服药数天后才显现。因此，对任何过量服用对乙酰氨基酚均应认真对待，并将患者转诊至医院看急诊。

布洛芬

布洛芬有镇痛、抗炎和解热作用，其对胃的刺激和损害也比阿司匹林小。布洛芬发挥镇痛作用所需的剂量为 200~400 mg，而发挥抗炎作用所需的剂量为 300~600 mg（每日总剂量为 1 600~2 400 mg）。允许使用的非处方布洛芬的每日最大剂量为 1 200 mg，且不应将布洛芬片剂或胶囊剂给予 12 岁以下的儿童服用。规格为 5 ml 含 100 mg 的布洛芬混悬液也是可以买到的非处方药。布洛芬药品的许可使用之间也存在着差异，有些布洛芬混悬液可用于 3 个月月龄以上的患儿。药剂师应仔细核查每种布洛芬药品的详细规格信息。

消化不良

同其他 NSAID 一样，布洛芬可刺激肠胃，引起消化不良、恶心和腹泻，但服用布洛芬出现这种情况的概率比服用阿司匹林要小。另外，布洛芬也可能引发胃肠道出血。由于可出现这些不良反应，药剂师应告知患者，NSAID 最好与食物同服或饭后服用，并且所有有消化性溃疡或消化性溃疡病史的患者都应避免服用 NSAID。NSAID 还会损害肾功能。老年患者似乎特别容易出现这些不良反应。由于有抗血小板作用，NSAID 可增加出血时间，但这种不良反应在布洛芬停药后 24 小时内可以逐渐缓解（而在阿司匹林可能需要数天才能缓解）。

虽然布洛芬似乎对全血凝血或凝血酶原时间没有影响或仅有很小的影响，但仍不建议正在服用抗凝血药的患者服用布洛芬（因为出血风险高），对于这类患者，对乙酰氨基酚是更好的选择。

4

过敏

阿司匹林和其他 NSAID 之间存在交叉过敏情况，因此，对于以前出现过阿司匹林过敏的患者，药剂师不要推荐其服用布洛芬和其他 NSAID。由于哮喘患者更容易出现这种不良反应，哮喘患者应慎用 NSAID。

禁忌证

布洛芬和其他 NSAID 可能会引起水钠潴留，因此，有充血性心力衰竭或肾功能损害的患者最好避免服用它们。处于妊娠期的女性也应避免服用它们，尤其是在妊娠期的最后 3 个月。母乳喂养的母亲可以服用布洛芬，因为其在母乳中只有微量排出。

药物相互作用

有证据表明，布洛芬和其他 NSAID 与锂之间可发生药物相互作用。NSAID 可能会抑制前列腺素在肾的合成并降低锂的清除率。血清锂浓度可能会因此升高而产生毒性作用。锂中毒的表现为胃肠道症状、多尿、肌无力、嗜睡和震颤。

如果患者在服用血管紧张素转换酶（ACE）抑制剂或血管紧张素受体阻滞剂的同时服用 NSAID，则会加重肾功能障碍，这类患者需要给予更多的关注。如果患者同时还在服用利尿药，则这三种药物的联合使用对肾尤其有害——所谓的三重打击。这些问题在疾病交加时最成问题，可以导致急性肾损伤。

注意事项 / 警告

对阿司匹林过敏的患者最好避免服用其他 NSAID，哮喘患者也应谨慎服用 NSAID。在老年患者，诸如胃肠道出血和肾损害等不良反应可能更容易出现，在这种情况下，对乙酰氨基酚可能是更好的选择。

阿司匹林

阿司匹林有镇痛和解热作用，如果对成年人给予每次 600～900 mg、每日 3～4 次的剂量，则其还有消炎作用。阿司匹林作为镇痛药的使用已经减少，因为它比对乙酰氨基酚或布洛芬更容易引起胃刺激症状，并且它还会影响凝血。大约有一半的偏头痛患者的头痛在服用阿司匹林 2 小时后可以显著减轻。但不应让 16 岁以下的儿童和青少年服用阿司匹林，因为它被怀疑与瑞氏综合征（Reye syndrome）有关。阿司匹林不应用于有痛风或痛风病史的患者。有报告指出，一些家长仍不知阿司匹林对 16 岁以下的儿童和青少年是禁忌的。镇痛药通常是为家庭使用而购买的，因此，药剂师应提醒家长们阿司匹林使用的最低年龄。有人认为，阿司匹林除了可用于头痛的对症治疗外，其隔日用药对偏头痛可能还能起到预防作用，但这方面的证据非常有限。

消化不良

有时，患者服用阿司匹林后会出现胃刺激症状（消化不良、胃灼热、恶心和呕吐），因此，阿司匹林最好与食物同服或饭后服用。然而，服用阿司匹林分散片不太可能引起胃刺激症状。另外，最好避免局部使用阿司匹林，例如，在疼痛的牙齿周围使用阿司匹林可溶性片剂，因为其溶解可能会导致牙龈溃疡。

胃肠道出血

阿司匹林可引起胃肠道出血，因此，不应推荐任何有消化性溃疡或消化性溃疡病史的患者服用。阿司匹林还可影响血小板和凝血功能而增加出血时间，因此，不应推荐将其用于拔牙前后疼痛的镇痛治疗。阿司匹林服用后其抗血小板作用可以持续数天。阿司匹林可增强抗凝药物的抗凝作用，因此，永远不应建议正在服用抗凝药物的患者服用该非处方药。

饮酒

饮酒会增强阿司匹林对胃的刺激作用及其对出血时间的影响。因此，服用阿司匹林期间禁止饮酒。

妊娠期

孕妇应避免服用阿司匹林。

过敏症

有些人对阿司匹林过敏；据估计，4% 的哮喘患者会有这个问题，因此，任何有哮喘病史的患者通常都应避免服用阿司匹林。当这样的患者服用阿司匹林时，他们可能会出现皮肤反应（皮疹和荨麻疹），有时也可能会出现呼吸急促、支气管痉挛甚至哮喘发作。

可待因

可待因是一种麻醉性镇痛药；一篇有关临床试验证据的系统性综述认为，可待因至少需要 15 mg 的剂量才可起到镇痛作用。可待因往往与阿司匹林、对乙酰氨基酚或两种成分组合成的复方制剂一起使用。便秘是其一个公认的不良反应，在老年患者和其他容易出现便秘的人中更容易出现。可待因还会引起嗜睡和呼吸抑制，在一些人还会引起恶心和呕吐，尽管在非处方药剂量下不太可能出现。含可待因的药品仅限于治疗 12 岁以上患者的急性中度疼痛，且仅限于对乙酰氨基酚或布洛芬不能缓解的急性中度疼痛。可待因也不应用于正在进行母乳喂养的母亲，因为它可通过母乳传给婴儿，有可能对婴儿造成伤害。

双氢可待因

双氢可待因的结构与可待因类似，它们的镇痛效果也类似。一种含对乙酰氨基酚和双氢可待因的复方制剂每片含双氢可待因的规格剂量为 7.46 mg。该复方制剂仅适用于 12 岁以上的儿童和青少年以及成年人。其不良反应包括便秘、嗜睡、恶心和呕吐。与可待因一样，服用高剂量该复方制剂也会引起呼吸抑制。

咖啡因

一些镇痛药复方制剂也含有咖啡因，可引起失眠和增加心理活动。但要产生这种作用可能至少需要 100 mg 的咖啡因，而每片非处方镇痛药中仅含有 30 ~ 50 mg 的咖啡因。一杯咖啡或一杯茶可能也有同样的作用。最好避免在睡前服用含咖啡因的药品，因为它们有兴奋和利尿作用。有人称，咖啡因有助于增强镇痛药的效果，但有关这种说法的证据并不是决定性的。咖啡因对胃可能也有刺激作用。

4

多西拉敏

　　多西拉敏是一种抗组胺药，其具有的镇静和放松作用很可能是治疗紧张性头痛有效的重要原因。与其他前几代抗组胺药类似，多西拉敏也可引起嗜睡，药剂师应告知患者这一点。药剂师不应向 12 岁以下的儿童推荐含多西拉敏的药品。

氯苯丁嗪

　　氯苯丁嗪是一种抗组胺药，因其具有止吐作用，也会被加入治疗偏头痛的非处方镇痛药复方制剂中。

舒马曲坦

　　舒马曲坦 50 mg 片剂可作为非处方药用于缓解急性有先兆或无先兆偏头痛以及"有明确诊断的偏头痛"。该药品适用于 18 ~ 65 岁的人群。患者偏头痛发作后应尽快服用一片这种舒马曲坦片剂。如果患者的症状再次出现，则应在首次服药至少 2 小时后再次服药。只有在首次服药对缓解偏头痛有效的情况下才可再次服药。

　　英国皇家药学会（RPS）的临床实践指南建议，如果患者以前曾凭处方在药店购买过舒马曲坦且药店可查到患者的用药记录，则在患者的病情没有变化的前提下，药剂师可以将舒马曲坦按非处方药卖给患者。如果患者没有服用过舒马曲坦，则药剂师需要确定患者是否适于使用该药品。患者必须有明确的偏头痛特征，且药剂师需要询问患者是否有任何其他症状或相关的疾病以及患者的目前用药情况。

　　药剂师应将以下患者转诊给医生以进行进一步的评估：

- 年龄在 18 岁以下或 65 岁以上的患者
- 年龄在 50 岁或以上且第一次出现偏头痛发作的患者。如果患者的偏头痛已由医生确诊，则可推荐患者使用非处方药舒马曲坦
- 在过去的 12 个月内首次出现偏头痛发作的患者
- 在过去一段时间内偏头痛发作＜5 次的患者
- 每月偏头痛发作 4 次及以上的患者。虽然这类患者可能比较适于服用舒马曲坦，但仍应将这类患者转诊给医生以进行进一步的评估和

4

治疗

- 偏头痛持续时间＞24 小时的患者。虽然这类患者可能比较适于服用舒马曲坦，但仍应将这类患者转诊给医生以进行进一步的评估和治疗
- 对治疗无反应的患者
- 每月出现头痛（无论何种类型）10 天或以上的患者
- 有偏头痛的女性服用复方口服避孕药后发生脑卒中的风险会增加，因此，如果患者的偏头痛发作出现在服药后的前 3 个月内，或患者的偏头痛发作加重，或患者出现有先兆偏头痛，应将患者转诊给医生
- 偏头痛在两次发作间期不能完全恢复的患者
- 妊娠期或哺乳期出现偏头痛的患者
- 有 3 个或以上心血管疾病危险因素的患者

来源：Practice Guidance – OTC Sumatriptan. RPSGB (2006).

注意事项 / 警告

　　有如下 3 个或以上心血管疾病危险因素的患者不适于服用非处方舒马曲坦：40 岁以上的男性；绝经后的女性；有高胆固醇血症的人；经常吸烟者（每天吸 10 支或以上）；肥胖的人，即体重指数（BMI）＞30 kg/m^2 的人；有糖尿病的人；有早期心脏病家族史的人，即其父亲或兄弟在 55 岁前有心脏病或心绞痛发作，或其母亲或姐妹在 65 岁前有心脏病或心绞痛发作。

禁忌证

　　舒马曲坦不能用作预防用药，也不能用于已知有高血压、心肌梗死病史、缺血性心脏病、周围血管疾病、冠状血管痉挛 / 变异型心绞痛（Prinzetal's angina）、心律失常（包括预激综合征）、肝或肾损害、癫痫或癫痫发作病史以及脑血管意外病史或短暂性脑缺血发作的人。

不良反应

　　舒马曲坦的常见不良反应包括：恶心和呕吐，感觉紊乱（包括刺

痛），头晕，嗜睡，面部潮红，发热，乏力，疲劳感和沉重感，以及身体出现疼痛感或压迫感。

药物相互作用

可以与舒马曲坦发生药物相互作用的药物包括：单胺氧化酶抑制剂（MOI）（正在服用或过去 2 周内服用过）、麦角碱和圣约翰草（可能会增加 5- 羟色胺水平）。有人指出，舒马曲坦和选择性 5- 羟色胺再摄取抑制剂或 5- 羟色胺去甲肾上腺素再摄取抑制剂之间可能会发生药物相互作用，由此可导致"5- 羟色胺综合征"，美国已有少量这类病例报道。

小白菊

小白菊是一种用于预防偏头痛的草药。虽然已有一些对其有效性进行验证的临床试验，但它们的结果是矛盾的。已报道的使用小白菊的不良反应包括：累及口腔黏膜和舌的口腔溃疡（似乎发生在约 10% 的患者），腹部绞痛，胃灼热，以及皮疹。摄入小白菊叶子成分和含草药成分的胶囊均可导致这些不良反应。小白菊这种草药有苦味，一些患者不能耐受。小白菊过去是作为堕胎药使用的，不应给有偏头痛的孕妇推荐。

头痛局部治疗

头痛局部治疗方法具有清凉作用，可用于 12 岁以上的儿童和青少年以及成年人。这些方法主要应用于前额、后颈部和太阳穴。

头痛病例

患者的陈述

到现在我的偏头痛大约已有 14 年了。一开始，我并没有去寻求很多的建议或医学上的帮助，但我从一开始就一直在努力寻找引发我偏头痛发作的原因。我发现我必须按时吃饭，否则我就会经常有偏头痛发作。我每天至少要喝 1.5 升的水，夏季需要喝得更多。咖啡因对我来说也是一个诱发因素，我现在已经停止喝咖啡和茶了，虽然我很喜欢喝草本茶。哪些因素是诱发因素真的是值得试验的，因为你最终肯定能找到适合你的东西！我通过把各种食物（例如奶酪、红酒）从我的饮食中剔除一段时间来看看它们是否有问题，幸运的是，只有奶酪会引发我偏头痛发作。我也知道，缺乏睡眠和浓烈的香水味可诱发我偏头痛发作。

大多数人一听到偏头痛这个词就会想到头痛。但是，有偏头痛的人都知道偏头痛并不是普通的头痛。偏头痛导致的疼痛及其相关的其他症状会使人虚弱甚至残疾，但包括卫生保健专业人员在内的很多人仍然都不明白这一点。有时候，我真希望那些认为偏头痛只是严重头痛的人能遇到自己也有偏头痛的医生和药剂师，那样他们就会知道他们犯了多么大的错误，他们才会懂得如何治疗偏头痛。

病例 1

桑德拉·布朗是一位年轻母亲，几年来她每隔几个月就会来药店购买治疗她的偏头痛的复方镇痛药。桑德拉·布朗从小有偏头痛。今天她又来药店了，她问你有无强效的镇痛药，因为她目前使用的复方镇痛药似乎不起作用了，她的偏头痛发作得更频繁了。她没有服用任何处方药（你问她是否在服用避孕药，她说没有）。桑德拉告诉你，她的偏头痛现在每个月都会发作 2~3 次，这使她的生活痛苦不堪；似乎并没有什么能触发她的偏头痛，发作时疼痛也不比以前更严重。她了解到小白菊可缓解偏头痛，她想知道她能否试一试。

药剂师的观点

这位女士长期以来使用非处方药就成功治疗了她的偏头痛。当然，许多偏头痛患者都认为非处方镇痛药可以缓解他们的症状。现在桑德拉的偏头痛在没有明显诱因的情况下发作得更加频繁了，应将她转诊给医生，因为在考虑进一步的治疗前需要排除引起她头痛的更严重的病因。此外，她可能可以受益于防止她偏头痛发作的药物（预防）。

医生的观点

由于患者的头痛发作得更加频繁，使其生活痛苦不堪，将她转诊给全科医生是有道理的，这将有助于医生更详细地了解她的头痛和相关症状；例如，发作前是否出现了视觉症状，头痛的性质、部位和持续时间；其他有用信息包括：她对偏头痛的理解，她担心的具体问题，她准备尝试何种治疗方法。有一些证据表明，如果患者的期望和担心在问诊中得以充分表达，则其头痛会缓解得更快。发现患者所承受的压力也会很有用。患者通常也需要做一些检查，例如，血压和眼底镜检查，以寻找她是否存在颅内压增高的征象。

目前偏头痛已有预防性治疗方法（例如普萘洛尔和托吡酯），对于报告每个月发作 4 次以上的患者值得考虑。虽然预防性治疗可以减少偏头痛发作的频率，但其不良反应可能会使一些人无法接受。托吡酯与胎儿畸形发生的风险有关并可减弱激素类避孕药的有效性。目前尚无确凿的证据支持小白菊可作为偏头痛的预防用药。虽然有证据表明阿米替林和丙戊酸钠在预防偏头痛中有良好的疗效，但它们都还未获准用于此适应证。有生育能力的女性患者禁止使用丙戊酸钠，因其对胎儿有极高的致畸风险且子宫内暴露对胎儿神经发育有影响。英国药品和保健品监督管理局（the Medicines and Healthcare Products Regulatory Agency, MHRA）有一个确保女性患者了解其在妊娠期间服用丙戊酸盐药物的风险的工具包——"丙戊酸盐使用指南"可以在 Gov.uk 网站上浏览。

5- 羟色胺 1（5-HT$_1$）受体激动剂或"曲坦类药物"（例如舒马曲坦、佐米曲坦、依立曲坦、利扎曲坦和那拉曲坦）是治疗偏头痛的有效药物，可快速缓解偏头痛，许多患者的头痛通常可在服药后 1 小时内缓解，但有缺血性心脏病或控制不住的高血压患者禁止服用这些药物（对舒马曲坦非处方药的限制适用于所有高血压患者）。研究显示，在大约每 3 名口服舒马曲坦治疗的患者中有 1 人的头痛能迅速缓解。患者可以尝试不同的曲坦类药物和制剂，以便找到最适合自己的药物。例如，鼻喷雾剂或皮下注射剂可以帮助有呕吐问题的人。

病例 2

魏琳是一位大约 30 岁的女士，她问你能否给她推荐一些药物来缓解她最近出现的头痛。你让她描述一下她的头痛症状。她说，她的头痛位置是在额头和头后部周围且双侧相同。她的头痛通常在白天发生，一周可发作数次，已经持续了几周。她没有胃肠道相关症状，也没有鼻塞症状。她除了一直服用一种含阿司匹林的非处方复方制剂治疗她的头痛外，没有服用任何其他药物。当你问她最近的生活方式是否有改变时，她告诉你，她是最近搬到这个地区的，并于上个月开始有了一份新工作。过去她偶尔也会发生头痛，但不经常。这位女士不戴眼镜，她说她过去没有任何视力问题。她坦承，她一直担心她的头痛可能是由某种严重疾病导致的。

药剂师的观点

从获得的病史信息来看，这位女士似乎是紧张性头痛，这个结论是通过她的头痛位置以及无相关症状得出的。这位女士的头痛发生时间表明，她的头痛频繁发作可能与其最近搬家和换工作有关。药剂师应把患者当前的头痛信息与既往的头痛信息联系在一起。这名患者担心她的头痛可能预示一个严重疾病，但从病史信息来看，这种可能性不大。药剂师可以建议患者服用对乙酰氨基酚、布洛芬或双氯芬酸。如果她的头痛在 1 周内未好转，则应将她转诊给医生。

医生的观点

药剂师的评估是有道理的。紧张性头痛是最可能的诊断。如果这位女士的症状在 1 周内未缓解，则将她转诊给全科医生是再合理不过的。全科医生进行评估时最重要的一点是：确定她对她头痛的担心是什么；例如，许多有头痛的患者担心他们有脑肿瘤或高血压。应该对这位女士进行相关检查并提供适当的信息和解释，这些有助于她理解和治疗她的头痛。

病例 3

莫诺瓦尔·艾哈迈德是你药店的常客，她是一位年轻母亲，大约 25 岁。今天她来药店是为了她最近出现的头痛。她的头痛属于偏头痛类型，相当严重，影响到一侧头部。艾哈迈德夫人几个月前生了她的第二个孩子。当你询问她是否正在服用任何药物时，她告诉你，她最近开始服用医生开的复方口服避孕药。过去她也有偏头痛型头痛，但只是偶尔发作，从来没有像在过去几周那样么严重。她的头痛在过去 2 周内每周发作 1~2 次。她的头痛在服用对乙酰氨基酚后可有一定的缓解，但艾哈迈德夫人想换一种更有效的药物。

药剂师的观点

应立即将艾哈迈德夫人转诊给医生。艾哈迈德夫人的偏头痛病史与她服用复方口服避孕药相关，这是一个值得关注的问题；另外，你已经知道她过去有偏头痛发作。

医生的观点

药剂师是对的，应立即将患者转诊给医生。艾哈迈德夫人应停止服用任何复方口服避孕药；应告知服用复方口服避孕药后有第一次偏头痛发作的人立即停药。如果患者服用复方口服避孕药之前已有偏头痛，则其也许有时可以继续服用该药，但如果患者服药后偏头痛的发作频率增加或加重（特别是出现局灶性神经症状），应立即停止服药。提出这样的建议的原因是：这些改变可能预示着脑血管意外（脑卒中）的到来，而这些是可以通过停止服用该药来预防的。

病例 4

本·琼斯是一位 35 岁的男士，他来药店是想买一些治疗他的偏头痛的更强效的药物。他告诉你，他从十几岁起就有偏头痛；虽然他的偏头痛发作并不频繁，但一旦发作就会让他相当失能。他特别担心的是，作为一名信息技术顾问，他经常出差，而当他出差在外时他不能请假休息。去年他去看过全科医生，医生建议他继续服用溶液剂型的对乙酰氨基酚进行治疗，并给他开了多潘立酮来减轻他的恶心症状。为他看病的全科医生也提到，如果他服用以上这些药物的疗效不太好，他可以改服"曲坦类"药物。

本描述，他的偏头痛发作时，首先他的视野中心会出现一小块波状视觉区域，大约半小时后他的左眼上方会出现搏动性头痛并伴有恶心和呕吐。他说，这种感觉非常糟糕以至于他不得不躺在黑屋子里；然后他通常 1 小时左右就会睡着，但睡得断断续续的，一直到第二天情况好转。

除此之外，他身体健康，经常运动，不吸烟，也没有服用任何其他药物。

他问，"我是应该买曲坦类药物治疗，还是应该去看医生？"

药剂师的观点

通过本的偏头痛病史可知，他的头痛具有明确的特点且是服用非处方舒马曲坦的适应证。由于本还不具备转诊给全科医生的指征，建议他尝试服用舒马曲坦进行治疗是合理的。应告知患者一段时间后再来药店，以便药剂师了解他服用舒马曲坦的疗效。

医生的观点

药剂师的建议是合理的，因为患者身体健康，他的偏头痛已有很长时间且其性质没有改变。

肌肉骨骼疾病

经常有人来药店向药剂师咨询有关肌肉损伤、扭伤和拉伤问题。事实上，简单实用的建议配合局部或全身非处方药用药治疗是有价值的。有时，正在使用处方药治疗肌肉骨骼疾病的患者也会来到药店寻求药剂师的建议。在这种情况下，认真评估患者使用处方药的依从性以及是否需要转诊很重要。

你需要知悉的内容

年龄
　儿童，成年人，老年人
症状
　疼痛，肿胀，部位，持续时间
既往史
　损伤
　相关的疾病
目前用药情况

问诊的重要性

年龄

患者的年龄会影响药剂师对治疗的选择，但结合患者当前的年龄考虑其他可能的病因也很重要。在老年患者，跌倒可能更容易导致骨折；而在老年女性，这种风险会因骨质疏松症更高。对于这类患者，将其转诊至当地急诊部进行 X 线检查可能是最好的做法。

症状和既往史

损伤常常会在患者跌倒或遭遇其他创伤以及在提举重物或参加体育锻炼等体力活动中出现。药剂师应询问患者其损伤是如何发生的。

扭伤和拉伤

扭伤。扭伤是指韧带和（或）关节囊过度拉伸导致的损伤，有时也会伴发撕裂伤。最常见的扭伤是踝关节外侧韧带扭伤。将扭伤患者转诊是最佳选择，这样全科医生诊所、非工作时间医疗中心和急诊科的医生就可以检查患者的受累部位是否发生了韧带完全撕裂，特别是膝关节和踝关节扭伤时。膝关节韧带部分撕裂经常会出现患处肿胀，患者活动时会出现患处剧烈疼痛。膝关节韧带的完全撕裂可能涉及关节囊本身的撕裂。如果发生这种情况，则患处血液或组织液可能会渗漏到周围组织间隙，而膝部肿胀可能并不明显。

拉伤。拉伤是指肌纤维过度拉伸和撕裂导致的损伤。有时，肌鞘内的肌纤维也会撕裂；有时肌鞘本身也会发生破裂和出血。拉伤最常见于连接两个关节的肌肉，例如腘绳肌。当拉伤的肌纤维愈合时其可发生纤维化而变短。这种肌纤维容易发生再次损伤。

无论是在扭伤后还是在拉伤后，均应鼓励患者尽早活动，加强锻炼并进行协调训练，这些都非常重要。但恢复正常活动需要循序渐进。

肌肉疼痛

肌肉僵硬和疼痛可能仅仅是由做费力的和不熟悉的事情导致的，例如做园艺、装修或锻炼，这种不适可通过使用非处方药来减轻。

瘀血

损伤后往往有瘀血表现，患者可以在药店买到一些减轻瘀血的非处方药。如果患者出现无明显诱因的瘀血，或者患者自述其现在比以前更容易出现瘀血，则应引起药剂师的警惕，因为患者可能有更严重的疾病。患者出现自发性瘀血可能是因为其有血液系统疾病，例如血小板减少症（血小板缺乏）或白血病，也可能是由药物不良反应或其他原因导致。

头部损伤

对于因头部损伤而出现疼痛的患者，应永远保持警惕，最好将这类患者转诊以进行进一步的检查，尤其是儿童患者。

滑囊炎

患者可能会寻求药剂师建议的其他肌肉骨骼疾病包括滑囊炎。顾名思义，滑囊炎是指滑囊的炎症（滑囊是指位于骨与骨之间关节附近的软组织。滑囊的主要作用是减少软组织与骨组织的摩擦和压迫）。滑囊炎的常见发病部位在家庭主妇为膝关节，在学生为肘关节。

纤维肌痛

纤维肌痛是指影响肌肉但不影响关节的广泛的慢性疼痛，其特点是在肌肉中可以发现压痛点，且患者往往伴有睡眠障碍。纤维肌痛患者的脑电图常常显示患者缺乏深度睡眠。纤维肌痛可能是由心理压力和身体创伤诱发的。其症状可能与慢性疲劳综合征（也称为肌痛性脑炎或脑脊髓炎）相似。因此，明智的做法是将患者转诊至全科医生诊所进行进一步的评估。对于纤维肌痛，同理心很重要，因为许多患者感到被拒绝或他们的问题没有得到卫生专业人员的认真对待。需要指出的是，对于纤维肌痛患者，药物（例如三环类药物、NSAID 和加巴喷丁）治疗效果通常有限，而像认知行为疗法这样的"谈话疗法"可以提供更多的帮助。

肩周炎

　　肩周炎是一种常见疾病，其主要表现为肩部僵硬和疼痛。肩周炎在老年人中较为普遍。肩周炎的肩部疼痛有时可向手臂放射且常在夜间加重。患者有时可能会认为肩周炎与外伤、劳累或受寒有关，但实际上肩周炎可能没有明显的原因。肩周炎在糖尿病患者中更为常见。肩周炎患者的肩部疼痛和活动受限通常非常严重，因此，药剂师将患者转诊至全科医生诊所进行进一步评估和治疗（例如物理治疗）是可取的。

关节疼痛

　　关节疼痛（关节痛）可能是由关节炎引起的，但可引起关节炎的疾病有很多种。关节疼痛可能伴有关节肿胀、浅表性炎症、僵直、活动受限和畸形。引起关节炎的一个常见病因是骨关节炎，后者既可由关节退化引起，有时由磨损和撕裂引起，也可与遗传易感性有关。骨关节炎常常累及膝关节和髋关节，尤其是在老年人群中。引起关节炎的另一种更常见的疾病是类风湿性关节炎（RA）——主要是由自身免疫导致，患者可出现关节滑膜发炎和肿胀，特别是在手脚部位。痛风或关节感染也可引起其他形式的关节炎，患者通常伴有浅表性炎症和肿胀。需要指出的是，关节感染比较罕见，但其病情十分危重，有时甚至是致命的。另外，引起关节炎的不同病因之间通常很难区分，因此，除非患者的病情十分轻微，否则均应将患者转诊给医生。

类风湿性关节炎

　　重要的是，我们要意识到类风湿性关节炎（rheumatoid arthritis, RA）的症状，如果怀疑是RA，则要迅速将患者转诊至全科医生诊所。不幸的是，RA患者经常延迟就医，且越来越多的证据显示，延迟接受抗关节炎药物治疗可以导致永久性关节损害和残疾。RA是一种常见疾病，女性患者多于男性患者，患病率占人口的1%。RA最常见于 31～50 岁的人群，但有时也在老年人中首次出现。RA 可以在几天内迅速发生。

对于任何有关节肿胀的人都应怀疑 RA。RA 通常会引起手和脚的小关节的对称性关节炎（滑膜炎），尽管其他关节也可能受累。滑膜炎的临床特征包括受累关节的疼痛、肿胀和发热，这些症状在休息或不活动时更为严重。由于肿胀，关节（而不是骨头）触诊时会给人以一种"沼泽"的触感，并有触痛。患者关节僵直在早晨和不活动时最为明显，通常持续 30 分钟以上。

应将第一次出现这些症状的人以及有 RA 病史出现这些症状（突然发作）的人转诊至全科医生诊所进行紧急评估。如果诊断是确定的，则要让患者早期使用抗风湿药物以及镇痛药和 NSAID。

腰部疼痛

60%～80% 的人在其人生的某个阶段会受到腰部疼痛的影响，并且其腰部疼痛常反复发作。非严重的急性背部疼痛需要及早治疗，对于预防慢性腰部疼痛，活动和锻炼被认为是特别重要的。急性背部疼痛的持续时间通常少于 6 周，亚急性背部疼痛的持续时间为 6～12 周，慢性背部疼痛的持续时间＞12 周。引发腰部疼痛的主要病因是与椎骨相连的肌肉或其他软组织（例如韧带和腱）有拉伤。有时是骨和骨之间的缓冲垫（椎间盘）有拉伤或膨出（突出）和附近的神经受到压迫（例如坐骨神经痛）。在腰部疼痛不太严重或不需要卧床的患者，或在进行园艺工作、搬运重物或弯腰后出现症状的患者，腰部疼痛可能是由于肌肉劳损（也称腰痛病）导致的，这类患者可能可以由药剂师给予适当的建议予以治疗。

虽然过去提倡患者卧床休息，但现在对单纯的腰部疼痛患者不但不推荐卧床休息，而且要避免卧床休息。现在强调的是，要动员患者保持活动，同时辅以减轻疼痛的药物。随机对照试验的证据表明，与卧床休息相比，保持活动能更快恢复、减轻疼痛和行动障碍以及减少病休时间。如果药剂师已经给出这种建议，但患者在 1 周内没有好转，则明智的做法是将患者转诊给医生。

如果患者出现非常严重的疼痛，导致行动困难，或其疼痛沿其背部向下放射至单腿或双腿，则是转诊至全科医生诊所的指征。椎间盘突出可以压迫坐骨神经（可引起坐骨神经痛）而引发疼痛，有时患者腿部也可出现针刺感和麻木感。腰部疼痛患者伴有任何肛门或生殖器区域感觉改变或膀胱症状时均应将其紧急转诊至急诊科或非工作时间医疗中心，因为这些表明控制肠道或膀胱的神经受到损害。

　　感觉背中部至背上部疼痛的患者不太常见，如果患者是这种情况并已经出现了数天，则最好将患者转诊给医生。肾脏疼痛也可以感觉是背部疼痛，但其疼痛部位正好是在胸腔下（腰部）的左侧或右侧。如果患者的腰部疼痛伴有排尿异常（尿液变色、排尿疼痛或尿频），则患者更可能是肾脏疾病。

背部疼痛反复发作的预防

　　良好的姿势、用正确的方式搬运物品、有一个舒适的床垫以及适当减肥均有助于预防背部疼痛反复发作。教会患者注重姿势和保持良好体态非常重要，建议患者参加一些可以帮助其保持良好姿势的课程对其是有益的（例如使用亚历山大健身技术）。NICE 认为，小组锻炼项目（生物力学、有氧运动、身心合一或多种方法结合）会有所帮助，目前许多英国国民健康服务机构的理疗科都已开设了"背部训练"项目。体重超标对脊柱造成的额外压力可能会导致脊柱结构性变形和损伤（例如骨折和坐骨神经痛），因此，应建议超重患者减肥。腰部尤其容易受到肥胖的影响，而缺乏锻炼会导致柔韧性差和背部肌肉无力。

重复性拉伤

　　重复性拉伤包括几种手臂疾病，主要累及前臂。腱鞘炎是用来描述手腕区疾病的一个术语，有时可见于计算机键盘操作员。腱鞘炎主要表现为前臂背面肿胀，当手腕区活动时可能会出现摩擦音（发出吱吱声或捻发音）。有时症状会随着工作停止而消失，但一旦开始工作，症状又会出现。

挥鞭样损伤（颈椎过度屈伸损伤）

　　车祸之后出现颈部疼痛常见。急性颈椎挥鞭样损伤可能发生在颈部突然或过度弯曲或旋转之后，也可能发生在潜水受伤之后。其症状

通常持续几周，但偶尔可以持续很长一段时间——在有些病例持续
2 年以上。鼓励患者早期恢复正常活动和早期动员对于加快康复非常
重要，有时还需要进行物理治疗。使用对乙酰氨基酚或 NSAID 可能
也有帮助。在大多数病例最好不要鼓励患者卧床、制动和使用软项圈。
如果患者带着颈椎挥鞭样损伤来到药店，应首先将他们转诊至全科医
生诊所进行评估，而且在许多病例，如果是发生了车祸，患者是需要
一份交给保险公司的报告的。有长期症状的患者很难治疗，他们的治
疗通常是由专家和疼痛诊所负责。这种情况常与焦虑和抑郁有关。

目前用药情况

处方药

患有诸如 RA 或慢性背部疼痛的患者很可能正在服用医生开的处
方镇痛药或 NSAID。虽然医生开的局部镇痛药不会有药物相互作用
方面的问题，但是，如果患者在使用局部镇痛处方药后其疼痛仍然非
常明显或频繁出现，或者加重，则应将患者转诊回全科医生诊所。

不良反应。药剂师应记住，在老年人，跌倒造成的损伤以及跌倒
的风险有时是治疗的结果。作为风险的一部分，药物使用可以导致体
位性低血压、头晕、站立不稳或意识模糊。对所有因跌倒而受伤或有
不明原因跌倒的老年人均应仔细询问其目前用药情况；如果怀疑有不
良反应或有进一步跌倒的风险，药剂师应联系医生。这对于身体虚弱
的人尤其重要。

自我用药

药剂师还应询问患者为减轻症状自行服用了哪些药物及其效果
如何。

何时转诊

疑似骨折
可能是药物的不良反应引起的：跌倒或挫伤
头部损伤
颈椎挥鞭样损伤

药物治疗失败

疑似关节炎

严重的或长期的背部疼痛

背部疼痛［和（或）针刺感／麻木感］放射至腿部

中上部背部疼痛（特别是在老年患者）

治疗时间表

肌肉骨骼疾病治疗应在数天内见效。最长的建议治疗时间应为5天，5天后，如果症状未减轻，应将患者转诊给医生。

治疗

患者可买到的含全身和局部镇痛药成分的制剂种类繁多（参见"头痛"章节中"治疗"项下对全身镇痛药的相关讨论，本章稍前部分）。如果患者没有使用镇痛药的禁忌证，则口服镇痛药通常选择的是 NSAID，例如对乙酰氨基酚或布洛芬。但最近有研究提示，对乙酰氨基酚对腰部疼痛的治疗效果相对较差。为了达到最佳治疗效果，规律服药很重要，药剂师应告知患者这一点。局部镇痛药包括乳膏剂、软膏剂、洗剂、贴剂和喷雾剂。

局部镇痛药

局部镇痛药有很好的疼痛缓解作用。这可能是因为在患处用药可以通过按摩使药物吸收并增加血液流动和神经刺激，从而减轻患处疼痛。

抗刺激剂和发红剂

抗刺激剂和发红剂可使血管舒张，在应用区域可引起暖暖的感觉。抗刺激剂可产生轻微的皮肤刺激；而发红剂，顾名思义，可使皮肤发红和发热。使用局部镇痛药的原理是：它们可以刺激神经系统的其他感觉（例如温觉和刺激）而不会刺激痛觉，这被认为可以分散患者对疼痛的注意力。轻轻按揉或按摩患处可使患处产生暖暖的和压力上升的感觉，可减轻疼痛。众所周知，按摩可以让肌肉放松。也有研究表明，按摩可通过增加血流量来分散一些可引起疼痛和炎症的化学物质。因此，局部镇痛药的作用方式是双重的：一重是依赖皮肤对药物的吸收，而另一重是依赖按摩的好处。目前尚无发表的证据证实抗刺激剂和发红剂的有效性。这并不奇怪，因为许多药物的活性成分和制剂已经使用很多年了。

另外，患者还可以买到许多专利药品，这些配方制剂通常是包含不同性质成分的混合物。大多数药剂师和患者也都有自己喜欢的药品。对于独自居住且药物使用需要进行背部和肩部按摩的患者，药剂师可为其推荐不需要按摩的喷雾制剂。一般情况下，药剂师可建议患者根据需要使用局部镇痛药，每天最多使用 4 次。

水杨酸甲酯

水杨酸甲酯是应用最广泛的抗刺激剂之一。冬青是其天然存在的形式；患者也可以买到其合成制剂。一篇系统性综述显示，水杨酸可有效地缓解急性疼痛，但有关临床试验研究的质量并不好。在局部镇痛制剂中，水杨酸甲酯的使用浓度通常为 10%～60%。

烟酸酯

烟酸酯（例如烟酸乙酯和烟酸己酯）可通过皮肤吸收而使皮肤发红并使流经皮肤的血流量增加而使患处的温度升高。烟酸甲酯的产生抗刺激剂和发红剂作用的浓度为 0.25%～1%。但偶尔有烟酸酯吸收后出现全身不良反应的报道，诸如眩晕或头晕，这些可能是由于血管舒张导致血压下降所致。然而，其全身性不良反应罕见，似乎只发生在易感人群，并且通常发生在大面积使用该药品的患者。

薄荷醇

薄荷醇应用到皮肤表面时有清凉作用并具有轻度抗刺激作用。使用<1% 的局部制剂时，薄荷醇主要有止痒作用；而在较高浓度时，薄荷醇主要有抗刺激作用。当在患处使用局部薄荷醇止痛制剂时，薄荷醇会在给人以暖暖的感觉后给人以凉爽的感觉。

辣椒素 / 辣椒

吃辣椒产生的辣味是由皮肤、身体器官和呼吸道的神经末梢受到一种叫做辣椒素的化学物质产生的刺激所致。辣椒制剂（例如辣椒素和辣椒油树脂）当应用到皮肤表面时可产生暖暖的感觉。由于它们不作用于毛细血管或其他血管，它们不会引起皮肤发红。辣椒素（处方药中可含有此成分）是否可作为缓解带状疱疹疼痛的镇痛药已经进行了临床试验并已显示有一些有效性。其在关节炎患者的治疗研究中也显示出有一些有效性。辣椒素只需要少量通过按摩进入患处即可。患者在使用辣椒素后应立即洗手；否则，患者在不经意间揉眼时可能会将其带入眼内而引起烧灼痛和刺痛。

局部镇痛药的刺激作用

含局部镇痛药成分的制剂应避免接触眼睛、口腔和黏膜，且不应接触破损的皮肤。因为如果这些部位接触到，会出现剧烈疼痛和刺激性反应。这是因为具有刺激性的局部镇痛药可通过黏膜表面进入或经破损的皮肤直接渗透。另外，当将这种制剂用于比较薄的皮肤和更敏感的部位时，患者感觉到的刺激性也会增加。因此，一些制药商建议禁止将其生产的局部镇痛药用于幼儿身上。因此，应仔细查看局部镇痛药制药商的药品使用和禁忌证说明。患者使用抗刺激剂后仍可出现过敏反应；如果患者用药后皮肤出现水泡或强烈的皮肤瘙痒，应立即停止用药。

局部抗炎药

在英国，含有 NSAID 的局部凝胶剂、乳膏剂和软膏剂在被广泛使用。有关的临床试验表明，与安慰剂相比，含有 NSAID 的局部制剂和口服制剂在缓解肌肉疼痛方面同样有效。目前尚无比较它们与抗刺激剂和发红剂的临床试验研究。

局部 NSAID（例如，布洛芬、联苯乙酸、酮洛芬和吡罗昔康）有一系列乳膏剂和凝胶制剂。由于这些药物可少量进入血液而引起全身作用，局部 NSAID 制剂不应用于因服用阿司匹林而出现不良反应（例如哮喘、鼻炎或荨麻疹）的患者。由于哮喘患者出现阿司匹林过敏的可能性较高，在给患者推荐一种局部 NSAID 时应慎重考虑。已有几例使用这些药品后出现支气管痉挛的病例报道。胃肠道不良反应也时有发生，主要包括消化不良、恶心和腹泻。

类肝素和透明质酸酶

类肝素和透明质酸酶均属于酶类，它们可能有助于消散肿胀部位的水肿液，由此可使肿胀和挫伤得到缓解。含有类肝素或透明质酸酶的药品可以用于治疗挫伤、拉伤和扭伤。

葡糖胺和软骨素

一些有限的证据表明，"营养品"葡糖胺硫酸盐和软骨素可以减轻膝关节骨关节炎症状，并且葡糖胺对关节的结构性功能的恢复可能是有益的。然而，很多有关这类药品的研究的质量都很差。葡糖胺和软骨素的不良反应不常见，包括腹部不适和压痛、胃灼热、腹泻以及恶心。然而，目前有关这类药品的质量和药品中葡糖胺的实际含量的信息不详，药剂师无法在现有药品中做出合理选择。另外，这类药品有些是天然来源的（来自蟹的甲壳和其他甲壳类动物的壳），也有些是由谷氨酸和葡萄糖合成的。NICE 的 2007 年最初的骨关节炎指南建议，尝试这类药品的患者应根据该指南看看他们的疼痛是否得到了缓解；NICE 的 2014 年最新的骨关节炎指南建议，"不要提供葡糖胺或软骨素药品来治疗骨关节炎。"

针灸

多年来，针灸一直被用于治疗各种肌肉骨骼疾病，包括骨关节炎和腰部疼痛。然而，有关临床试验的证据很难解释其作用，因为其中存在着很强的安慰剂效应，而且很难对临床试验中的对照组进行盲法比较（有时使用"假针灸"）。NICE 已不再建议将针灸疗法用于骨关节炎或腰部疼痛的治疗。因此，英国国民健康保险通常不覆盖针灸疗法，尽管其不太可能造成伤害。

临床实用要点

扭伤和拉伤的急救

在治疗扭伤和软组织损伤时，首要的是立即对患处施压和冰敷并抬高患肢，这几项应至少保持 48 小时。治疗目的是防止患处组织肿胀。如果患处组织肿胀严重，则由此产生的疼痛和肿胀会导致患者患肢活动受限，导致肌肉长期废用或疼痛和恢复延迟。患处用冰袋进行冰敷本身可降低组织的代谢需求，减少血流量，从而减轻组织肿胀和损伤程度，但不能防止出血。市面上可买到专用的冷敷袋，但在紧急情况下，很多种物品都可以派上用场；例如，一袋冷冻豌豆可以是一个很好的膝盖或脚踝冷敷袋，因为可以很容易地将其应用和包裹在患处关节周围。

如果可能的话，在应用简单的弹性绷带或弹性管状绷带（舒适但不紧）控制患处肿胀和支撑损伤部位之后，应抬高患肢，以减少在重力作用下流入损伤区域的血流量，进一步减轻水肿引起的肿胀。最后，应让患肢休息以利恢复。

在扭伤和拉伤的治疗中，可采用首字母缩略词 PRICE 帮助记忆。

P（Protection）——保护
R（Rest）——休息
I（Ice/cooling）——冰敷 / 冷敷
C（Compression）——施压
E（Elevation）——抬高

热敷

热敷可有效减轻疼痛。然而，绝对不要在损伤发生后立即进行热敷，因为在急性期进行热敷会使血管扩张而增加患处的血流量，这与我们需要的效果相反。在急性期结束后（即损伤后的 1 ~ 2 天）进行热敷是有效的。热敷对背部疼痛等慢性疾病是既舒适又有效的。

患者可以在患处使用热水袋、专用热敷袋或红外线灯照射。热敷袋含有许多化学物质，这些物质可相互反应而释放热量，这种热敷袋是一次性使用的。另外，患者注意保暖对缓解症状也是有益的，穿着保暖衣物是很有价值的，特别是防止热量散失的衣物。

临床知识摘要——扭伤和拉伤（https://cks.nice.org.uk/sprains-and-strains）

在初级卫生保健中如何处置扭伤或拉伤

建议人们：

- 使用 PRICE 方法处置他们的损伤：
  - 保护——预防进一步的损伤（例如，使用一个支持物或高帮系带鞋）。
  - 休息——在受伤后 48～72 小时内避免活动。
  - 冰敷——受伤后 48～72 小时内每 2～3 小时用湿毛巾包裹冰块冰敷 15～20 分钟。患者睡着时除外。
  - 施压——用一个简单的弹性绷带或弹性管状绷带——应舒适不紧绷——控制患处肿胀并支撑受伤部位。患者睡觉前应去掉绷带。
  - 抬高——将患肢放在枕头上抬高，直到肿胀得到控制。如果是腿部受伤，应避免长时间不抬高腿。

- 在受伤后第一个 72 小时内要避免 HARM：
  - H：Heat——加热，例如，热水澡、桑拿浴和热敷袋
  - A：Alcohol——饮酒，会增加出血和肿胀，使愈合速度减慢
  - R：Running——跑步，或任何其他形式的锻炼，有可能造成进一步的损害
  - M：Massage——按摩，可能会增加出血和肿胀

肌肉骨骼疾病病例

病例 1

查兰·戈尼亚是一位近 30 岁的经常光顾药店的患者，今天他又来到药店。他周末参加了一场足球赛，之后出现了腰部疼痛，他希望你给他推荐一些药物来缓解他的症状。他认为他一定是肌肉拉伤了，并且说他之前同一部位也有过类似的症状。通过问诊，你了解到，他没有服用过任何镇痛药，也没有进行过任何治疗。他目前也没有服用其他药物。

药剂师的观点

　　戈尼亚先生可按时服用口服镇痛药直到他的症状缓解。也可建议他使用局部镇痛药并轻轻按摩患处促进吸收。因为腰部按摩较难，所以可以推荐他使用喷雾剂。有证据表明，卧床休息并不能加快恢复，并且带来的坏处可能多于好处，因此，应告知戈尼亚先生继续进行他的日常工作。

医生的观点

　　这种情况很常见。患者的腰痛过几天就会好的。由于他有反复发作的腰部疼痛，应建议他去运动理疗师（如果有的话）或全科医生诊所复查。医生应仔细询问有关他的职业的更详细的病史信息，并对他进行体格检查，这些信息和结果有助于明确诊断。他的姿势和运动方式可能不太理想，可能会导致他未来处于腰疼复发的高风险中。应考虑预防进一步事件发生的方法；在这方面，理疗师和整骨师可以帮助他，或者他还可以参加英国国民健康保险体系（NHS）开设的"腰背训练"项目。

病例2

　　一位中年男士走进你的药店。他穿着运动服和运动鞋，他向你咨询背部疼痛有什么好的治疗方法。通过问诊，你发现，事实上他是为他妻子咨询的。他妻子昨天由于天气好做了一些园艺，结果出现了腰背部肌肉僵直和疼痛。她的疼痛部位是在腰部，活动时加重。他妻子目前没有定期服用任何药物，但昨天晚上服用了2片对乙酰氨基酚片以缓解疼痛。

药剂师的观点

　　在这种情况下，药剂师很容易想当然地认为来药店的男士是患者，而实际上他是代他妻子来咨询的。这里需要强调的是，药剂师一定要确认患者的身份，这点很重要。通过病史描述可以知道，这是一个常见的问题：在进行不习惯的或费力的工作（本例为园艺）后出现了腰背部肌肉僵直。药剂师可以建议患者采取全身和局部治疗相结合的方式进行治疗。如果患者家里有足够的对乙酰氨基酚片，患者可以按照每次至多服用 2 片、每日 4 次服用，直到疼痛缓解。或者，可以建议患者使用 NSAID，口服或局部使用，或使用局部含有抗刺激剂的膏剂或喷雾剂。如果患者的症状在 5 天内没有减轻，应建议其去看医生。

医生的观点

病史提示，患者是单纯性肌肉拉伤，在药剂师建议的治疗下，患者的症状应该可以在几天内得到缓解。当然，药剂师也应询问患者之前是否出现过腰背部疼痛，如果患者有腰背部疼痛既往史，应询问她以前的疼痛是如何出现的以及是如何缓解的。另外，医生也应确认患者是否有放射到其腿部的疼痛或针刺感。如果患者存在这些症状，那么患者可能是椎间盘突出，应将其转诊至全科医生诊所进行进一步的评估。然而，放射到腿部的疼痛或神经症状也可能是肌肉痉挛和神经根刺激的结果，常常会很快消失。

病例 3

一位经常光顾你们药店的年长女性又来到你们药店，她向你咨询治疗风湿性疼痛的最好方法，因为随着天气越来越冷，她的风湿性疼痛更严重了。她的疼痛主要在关节处，尤其是手指关节和膝关节。在进一步的询问中，你发现，她已经患有这种疾病好多年了，她经常去看她的医生，她还有其他各种各样的问题。你查看了她的用药记录，发现她每天都在服用五种不同的药物，包括利尿剂、安眠药和治疗关节炎的镇痛药（醋氢可待因和一种 NSAID）。她的关节疼痛在最近的恶劣天气里似乎加重了。

药剂师的观点

最好建议这名患者去看医生或执业护士。她已经同时在服用几种药物了，包括治疗关节炎的镇痛药。考虑到可能有药物相互作用或不必要的重复，药剂师不应再向患者推荐进一步服用全身抗炎药或镇痛药。因为患者最近出现症状加重，明智的做法是建议患者去看医生。但是，也许这名患者并没有服用她应该使用的所有药物；因此，药剂师在将她转诊回全科医生诊所之前可以先询问一下她的服药依从性问题。

医生的观点

　　将患者转诊给医生是合理的。患者可能有骨关节炎、RA 甚或其他类型的关节炎，医生是可以结合患者的实际情况做出下一步治疗决策的最好人选。全科医生很可能已经对她的关节疼痛进行过评估。骨关节炎最常累及手指的末端关节，而 RA 可累及手指的末端关节和指关节的其他小关节。对于这位患者，可进行挤压这些关节的压痛检查。骨关节炎和 RA 均可累及膝关节，而如果有髋关节累及，则更可能是骨关节炎。RA 的一个特征是早晨关节僵直。血液学检查和 X 线检查有助于诊断。让患者去全科医生诊所就诊也可以给医生一个回顾她的用药情况的机会，因为她有可能没有按时服用开给她的药物。因此，去医生处就诊将有助于查明她的症状是否是由药物不良反应所致，并有助于医生重新制订她的治疗方案。

膀胱炎

　　膀胱炎是一个用来描述一组泌尿系统症状的术语，包括排尿困难、尿频和尿急。这些症状是由膀胱炎症引起的，可能是由感染所致；但在 50% 的病例中没有发现细菌。当感染出现时，最常见的致病菌是大肠埃希菌，后者来源通常是胃肠道。即使没有治疗，大约一半的病例也会在 3 天内痊愈。膀胱炎常见于女性，而男性少见；据估计，一半以上的女性一生中都会患过膀胱炎。药剂师应该了解预示着更严重的疾病的特征。虽然市面上可买到治疗膀胱炎的非处方药，但药剂师应当只有在患者的症状轻微或看过医生或护士之后才建议其使用。

你需要知悉的内容

年龄
　　成年人，儿童
男性，女性
症状
　　尿道刺激
　　尿急，尿频
　　尿痛（排尿疼痛）
　　血尿（尿中带血）
　　阴道分泌物
相关的症状

背部疼痛

下腹部（耻骨上）疼痛

发热，寒战

恶心／呕吐

持续时间

既往史

目前用药情况

问诊的重要性

年龄

应将所有出现膀胱炎症状的儿童都转诊给医生，以进行进一步的检查和治疗。儿童发生尿路感染时可能会导致肾或膀胱损害，特别是在反复感染后。

性别

膀胱炎更常发生在女性而不是男性的原因有两个：

1. 当细菌沿着尿道进入膀胱并在膀胱内繁殖时就会发生膀胱。由于女性的尿道比男性的尿道短得多，细菌更容易通过女性尿道进入膀胱。此外，性交也会导致细菌进入女性尿道。
2. 有证据表明，前列腺液具有抗菌作用，这也为男性尿道抵抗细菌性感染提供了一道保护伞。

转诊

应将所有出现膀胱炎症状的男子都转诊给医生，因为这提示更严重的疾病，例如肾结石、膀胱结石或前列腺问题。

妊娠期

如果孕妇出现膀胱炎症状，则需要转诊，因为妊娠期出现菌尿（尿液中可查到细菌）可导致肾感染和其他疾病。

症状

　　膀胱炎患者经常报告其膀胱炎发病起始阶段出现的第一个症状是尿道瘙痒或刺痛感。膀胱炎患者会频繁想要排尿，而女性患者可能会感到迫切需要排尿，但患者排尿时通常只排出少量灼热、疼痛性尿液。患者白天和夜间都可出现尿频。尿痛（排尿疼痛）也是膀胱炎的典型症状。排尿后，患者可能也不会有膀胱排空感，但即使患者再用力排尿也没有尿流。膀胱炎患者的尿液可能是浑浊的并有强烈的气味；这些可能是细菌性感染的征象。

衣原体感染

　　衣原体感染是一种性传播性疾病，最常见于 16～24 岁的女性。大约 1/10 的 25 岁以下女性曾患过衣原体感染。但不幸的是，大多数感染的女性患者（约 80%）没有任何症状。少数有症状的患者可能会出现膀胱炎的症状或有阴道分泌物的性质改变或下腹疼痛。衣原体感染可导致盆腔炎和不孕症。因此，检测感染者并予以治疗非常重要。目前针对衣原体的筛查计划已广泛开展。在英格兰，英国国家衣原体筛查计划（the National Chlamydia Screening Programme, NCSP）可为到卫生保健诊所（避孕诊所、全科诊所、青年服务机构、产前检查诊所等）就诊的 25 岁以下的男女提供衣原体筛查服务。作为 NCSP 的一部分，英国一些地区的社区药店也提供这种筛查服务（有时也提供治疗）。建议适龄者每年进行一次筛查，或在更换性伴侣时进行一次筛查。男性衣原体筛查是进行尿检。女性衣原体筛查是进行尿检或进行外阴阴道拭子检查（样本需要患者提供）。受检者可以选择如何接收他们的检查结果，例如，通过电话、邮件。检查结果呈阳性的患者需要治疗，通常是给予阿奇霉素或多西环素，并建议患者告知其性伴侣（们），后者也应进行检查。患者治疗后 3 个月需要再次进行检查。使用避孕套可以防止衣原体感染的传播。

尿中带血

　　出现肉眼可见的血尿（尿液中有明显的血液）是将患者转诊至全科医生诊所的指征。血尿常可见于膀胱炎有大面积的膀胱黏膜炎症和尿道黏膜炎症而导致出血时。这种情况的血尿并不严重，而且对抗生素治疗反应迅速。较轻的出血可以通过尿样浸渍检查或显微镜检查检测到，这被称为"显微镜下血尿"。有时患者尿中带血也可能预示着患者有其他疾病，例如肾结石。当患者为肾结石时，患者的主要症状为腰部疼痛或腰部和腹股沟之间疼痛。当患者出现无痛性血尿时，应将患者转诊给专科医生以排除膀胱或肾肿瘤的可能性；应将所有报告有无痛血尿（红尿）的人尽快转诊给他们的全科医生。

阴道分泌物

出现阴道分泌物可提示局部真菌性感染（通常为念珠菌感染）或细菌性感染，需要转诊。

相关的症状

当处理涉及泌尿系统的症状时，药剂师最好将其分为两部分，即上尿路（肾和输尿管）症状和下尿路（膀胱和尿道）症状。药剂师应注意鉴别下尿路感染伴随的症状和提示更严重疾病的上尿路感染（例如肾盂肾炎）伴随的症状，以便在适当的时候将患者转诊给医生。

上尿路感染的症状

上尿路感染的症状会累及全身，如果患者出现发热、恶心、呕吐、腰部疼痛和压痛，则表明有更严重的感染，例如肾盂肾炎，应将有这些症状的患者紧急转诊。这些感染是严重的，存在发生败血症的风险。

其他症状

膀胱炎可以伴有耻骨上（下腹部）疼痛和压痛。

持续时间

在没有其他症状或问题的情况下，对于持续时间短（少于2天）的轻度膀胱炎，采用非处方制剂治疗是合理的。

既往史

有复发性膀胱炎的女性应该去看医生。约1/2的膀胱炎不是由感染引起的，而是由尿道综合征引起的，有时"尿道综合征"会被用于这些非感染性病例的诊断。反复发作的膀胱炎带来的焦虑本身也被认为是一个促发因素。

据估计，1/10 的尿路感染病例后续会出现复发（同一种细菌）或再感染（与以往感染细菌不同），其余 9/10 的病例会痊愈，不出现复发。

询问患者最近用了哪些治疗尿路感染或膀胱炎症状的药物很重要，由此药剂师可以知道患者是否使用了适当的治疗方法。药物治疗失败是将患者转诊至全科医生诊所的一个原因。

糖尿病

糖尿病患者有时会发生复发性膀胱炎，因此，当患者描述其最近比平日更容易口渴且有体重减轻和排尿频率增加时，应将其转诊给医生。对于已知有糖尿病和最近出现尿路症状的患者，最好将其转诊至全科医生诊所进行评估，因为这类患者的尿路感染会更复杂，有时更难治疗。

性交后膀胱炎

性交可能会造成轻微外伤或促使细菌进入尿道造成感染而诱发膀胱炎。开始一段新的性关系后出现的尿道症状通常被称为"蜜月膀胱炎"。

对于性交后频繁发生膀胱炎的女性，医生可能会给她们开一种抗生素，例如甲氧苄啶，让她们在性交后 2 小时内服用。

其他促发因素

其他促发因素可能包括洗浴用品（例如泡泡浴用品和阴道除臭剂）和其他化学制剂（例如杀精剂和消毒剂）的刺激作用。使用避孕子宫帽也可能会出现膀胱炎症状。不注意个人卫生并不会被认为是促发因素，除非是极端情况。

绝经后女性

在绝经后女性，雌激素缺乏会导致阴道壁的黏膜变薄。阴道和尿道缺少润滑意味着它们容易受到创伤和发生瘙痒，因此，绝经后女性更容易发生膀胱炎。在这类女性，性交疼痛也是一个问题，对此可以使用非处方润滑剂或处方药（例如雌激素乳膏）进行治疗。非处方润滑剂可以在药店买到，新配方润滑剂一次使用可以数天内有效。如果患者反映这种方法效果不明显，或者出现了其他不适症状，则最明智的做法是将患者转诊给医生。

目前用药情况

膀胱炎可由细胞毒性药物引起，例如环磷酰胺。

何时转诊

所有成年男性，儿童
妊娠期
发热、恶心／呕吐
腰部疼痛或压痛
血尿
阴道分泌物
持续时间＞2 天
复发性膀胱炎
药物治疗无效

治疗时间表

如果膀胱炎症状在用药治疗 2 天内没有减轻，应将患者转诊给医生。

治疗

为了缓解疼痛，可以让患者服用对乙酰氨基酚或布洛芬，最多服用 2 天。服用这类药物后患者的体温也会降低。值得注意的是，如果患者的体温＞38.5℃，则更应考虑更高位的尿路感染的可能，例如肾盂肾炎，并且应将所有这类患者转诊。药剂师也应推荐患者服用可碱化尿液和缓解症状的药物，虽然目前没有此类药物有效的很好的证据。其他非处方制剂的有效性也是值得怀疑的。除了药物治疗，药剂师建议患者摄入足够量的液体非常重要（见下文"临床实用要点"）。对于其膀胱炎是复发性的女性患者而言，有时自我防护措施可以防止复发。有意识地记住与自己疾病相关信息是非常有用的。

枸橼酸钾和枸橼酸钠

枸橼酸钾和枸橼酸钠可以通过碱化尿液而起作用。细菌性感染可使尿液呈酸性，而酸性尿液被认为是排尿困难的主要原因；因此，碱化尿液可以缓解症状。虽然碱化尿液能缓解症状，但不会产生抗菌作用；因此，很重要的一点是告知患者，如果他们的症状 2 天内没有减轻，则他们应去看医生。枸橼酸钾冲剂比枸橼酸钾合剂更可口。

禁忌证

不建议有些患者使用这类制剂。正在服用保钾利尿剂、醛固酮拮抗剂或血管紧张素转换酶（ACE）抑制剂的患者不宜使用枸橼酸钾，因为使用后有导致高钾血症的可能。也不建议高血压患者、心脏病患者或孕妇使用枸橼酸钠。

注意事项 / 警告

应提醒患者不要使用超过规格剂量的含有枸橼酸钾的药品：已有几例为缓解泌尿系统症状服用枸橼酸钾合剂导致了高钾血症的病例报道。

辅助疗法

多年来，作为一种民间疗法，蔓越莓汁一直被推荐用作一种减少尿路感染的预防措施。一篇最近的系统性综述显示，定期饮用蔓越莓汁对预防尿路感染似乎没有显著的益处。蔓越莓汁或其胶囊制剂对于治疗急性膀胱炎也不太可能有效。服用华法林的患者也不宜服用含有蔓越莓的饮品和药品。

阿奇霉素或多西环素治疗衣原体感染

在英格兰和威尔士，一些社区药店可以借助英国国民健康保险覆盖、按照当地患者分组指南（patient group direction, PGD）为衣原体感染患者提供阿奇霉素或多西环素（这在苏格兰是一种国家购买的服务）。

临床实用要点

1. 对于膀胱炎女性患者，一直认为有效的那些传统的建议并没有什么证据来支持，而下述几条可以与女性患者讨论其可行性。
   （1）理论上，大量饮水有助于膀胱炎，因为可以利尿而使膀胱排空更频繁和更完全；这被认为有助于将细菌从膀胱中冲洗出去。然而，如果患者有严重的排尿困难，这样做则可能会导致更多的不适。大量饮水可用于预防复发，但在发病期间则不合适，发病期间饮用正常推荐量的液体是首选。
   （2）排尿时应完全排空，排尿后可等待 20 秒，然后尽力排出最后的尿液。据说，与通常的坐姿相比，身体向后倾斜有助于实现更完全的膀胱排空。
   （3）排便后，用厕纸由前至后擦拭肛门口可以最大限度地减少细菌从肠道进入阴道和尿道。
   （4）理论上，性交后立即排尿可以把尿道中的大部分细菌冲洗掉，但没有证据支持这一点。
2. 减少摄入咖啡和饮酒的量可能有帮助，因为这些物质可能会使一些人的膀胱受到刺激。

膀胱炎病例

病例 1

安妮·劳森夫人 20 多岁，想和你私下谈谈。她告诉你，她觉得自己得了膀胱炎。通过询问你发现，她没有尿频症状，但她的尿液看起来很暗，很难闻。劳森夫人有背部疼痛，今天她一直感觉自己发

热了。目前她没有服用任何医生开的药物，也没有尝试任何治疗她的
症状的方法。

药剂师的观点

从这位女士描述的症状来看，其病情并不轻微。特别是，患者出
现了发热和背部疼痛，这些表明她可能有上尿路感染。因此，应尽快
将劳森夫人转诊给医生。

医生的观点

转诊给医生是正确的。劳森夫人可能是上尿路感染，很可能是肾
感染。然而，目前还没有足够的信息来做出明确的诊断。应询问患者
是否存在排尿疼痛以及背部疼痛的具体部位和疼痛的性质，这些信息
都是非常有用的。事实上，患者的症状也可能是由某种流感样病毒感
染引起的，其背部疼痛是由肌肉炎症引起，而尿液性质改变是由脱水
引起。全科医生在诊所很可能会对患者进行尿样浸渍检查法检查并送
检患者的尿液样本（中间尿样）进行实验室显微镜检查和细胞培养。
如果患者的尿样浸渍检查法检查结果中红细胞、白细胞和（或）亚硝
酸盐呈阳性，则其可能确实存在尿路感染，此时患者也许应在等待实
验室确认何种致病菌的同时开始进行抗生素治疗。随后，患者可能还
需要进行进一步检查，例如，肾超声检查，可能还需要做静脉尿路造
影检查。肾感染的重症病例需要急诊收入院治疗并进行静脉滴注抗生
素治疗；一个严重的问题是有发生败血症的高风险。

病例 2

一位年轻男士问你是否可以给他推荐一种治疗膀胱炎的好方法。
在询问过程中，他告诉你，他从昨天开始一排尿就感到排尿疼痛。除
此之外，他感觉良好，没有其他任何症状。他还没有尝试任何治疗方
法，目前也没有服用任何药物。

药剂师的观点

由于膀胱炎不常见于男性，这位男士可能是更严重的疾病，应将
他转诊至全科医生诊所。

医生的观点

转诊对于确定诊断是必要的。需要采集患者尿液样本进行适当的检查。如果检查结果显示他有尿道感染，可以使用适当的抗生素进行治疗，然后将他转诊给泌尿科医生进行进一步的检查。转诊的原因是：尿路感染男性比女性少见，患者的尿路感染可能是由其尿道的一些结构问题引起的。

如果患者除了排尿疼痛之外还有尿道分泌物，则他很可能是性传播性疾病，例如衣原体感染或淋病。为了对这种可能性进行检查，应将他转诊至性健康诊所（或泌尿生殖医学诊所）进行检查以及追踪和治疗；建议全科医生不要处理疑似尿道炎的病例，应将所有疑似病例转诊至这些诊所。如果有男性（或女性）或他们的伴侣向药剂师咨询有关尿道分泌物问题，则药剂师应建议他们直接去当地诊所就诊。

衣原体感染是最常见的性传播性疾病，诊所会给予患者阿奇霉素或多西环素来治疗。虽然衣原体感染在男性通常没有症状，但睾丸周围的衣原体感染会使病情复杂化，患者的睾丸可以非常疼痛、肿胀和发红。衣原体感染可能还会导致患者生育能力下降。衣原体感染的另一个并发症是发展成反应性关节炎［赖特综合征（Reiter's syndrome）］，后者常常累及膝关节和踝关节，并且可与结膜炎一起出现。

病例 3

一个周六的下午，一位陌生的年轻女士来药店向你咨询治疗膀胱炎的一些事情。通过询问，你发现，她以前有过几次出现这些症状，她的症状是尿频和排尿疼痛。她在其他方面都很好，她告诉你她过去曾找医生开过一些抗生素来治疗她的膀胱炎。她现在还没有服用任何药物。

药剂师的观点

这位女士的情况在社区药店很常见。她以前出现过这些症状，并且周一之前她不太可能去看她的医生。如果她的症状没有改善，她周一应该去全科医生诊所就诊，药剂师可以建议她留取尿液样本以便去看医生时带去做检查。与此同时，由于她感到身体不适，药剂师可以建议她这个周末使用碱化尿液的药物，例如枸橼酸钠或枸橼酸钾。药剂师还可以建议她多喝水，但不要喝茶、咖啡和酒，因为所有这些都可能导致她脱水而使症状更加严重。

医生的观点

　　患者的病史提示患者是膀胱炎。药剂师的观点是合理的，但药剂师的建议还应该包括"安全保障方法"，即病情恶化时患者应该怎么办。用枸橼酸钾进行对症治疗可能有助于帮助患者度过这个周末。你可能想知道这位女士的膀胱炎症状是否缓解了，因为许多病例都是不治疗也会几天后好转。在女性单纯性尿路感染病例中，尿液培养检查已不再常规进行，但如果诊断不明确，医生或护士可能要查看患者的尿液——看看是否浑浊，并对患者的尿样进行浸渍检查法检查——看看是否血液、蛋白质和亚硝酸盐呈阳性。如果这位女士是尿路感染频繁发作或这次是一次复发，均应将其尿样送实验室进行微生物学检查。如果她的症状变得更糟，应建议她去非工作时间医疗中心就诊，因为她可能需要在周一之前开始使用抗生素。由于各地区的细菌耐药谱不同，一线经验性抗生素用药（基于可能的原因）也不同。但通常将呋喃妥因或甲氧苄啶作为一线药物使用。

痛经

　　痛经是一种痉挛性疼痛，通常发生在下腹部，发生在经期即将到来时或经期，或两者兼有。原发性痛经是指没有盆腔疾病的经期疼痛；而继发性痛经是指由盆腔疾病引起的疼痛，例如盆腔感染、子宫内膜异位症、子宫肌瘤或子宫内膜息肉。

　　据估计，有多达 1/2 的女性会有痛经轻微症状。受痛经影响的女性中高达 1/10 的人会出现严重症状，即无法正常学习或工作。其中许多人会首先尝试自己选择药物进行治疗，只有在治疗无效的情况下才会去看医生。药剂师应意识到，与患者讨论月经问题可能会让患者感到尴尬，因此，应尽量私下讨论。

你需要知悉的内容

年龄
既往史
　月经周期规律和经期天数
疼痛的时间和性质
与月经的关系
其他症状
　头痛，背部疼痛
　恶心，呕吐，便秘
　头晕，眩晕，乏力
　情绪症状
目前用药情况

问诊的重要性

年龄

　　原发性痛经的发病高峰年龄为 17～25 岁。继发性痛经最常见于 30 岁以上的女性，在 25 岁以下的女性罕见。生育后原发性痛经常常会缓解。

既往史

　　月经来潮（初潮）通常不伴有痛经，但当月经正常时，痛经就有可能成为一个问题了。这是因为：月经来潮（初潮）的最初几个月（甚至几年）可能不发生排卵。这些无排卵月经周期通常不伴有痛经，但也并不总是如此。因此，有时女性会描述在月经来潮几个月甚至几年内均无痛经，而后才开始出现痛经。药剂师应询问患者的月经周期是否规律以及经期天数。接下来进一步问诊的重点应放在与月经相关的疼痛的时间上。

疼痛的时间和性质

原发性痛经

原发性痛经通常表现为下腹部痉挛性疼痛，且经常始于经期开始的前一天。经期开始后疼痛逐渐减轻，通常在经期开始的第一天或第二天结束时消失。原发性痛经患者通常伴有恶心、呕吐、偏头痛、腹胀和情绪低落等症状。

经间痛

经间痛（排卵痛）是发生在排卵期的疼痛，发生在月经周期的中间。这种腹部疼痛通常会持续几个小时，但也可持续数天。经间痛通常局限于一侧，每次月经间期可以发生在不同侧（即每次排卵随机发生卵巢的一侧）。在一些女性患者中，这种疼痛的短暂发作是痛经的唯一症状。

继发性痛经

如果疼痛症状是在数年无痛经后才开始出现的，则更可能有继发性原因。与继发性痛经相关的其他妇科症状包括：性交痛、阴道分泌物、月经过多、经间期出血和性交后出血。

继发性或获得性痛经可以发生在月经周期的任何时间，并可以在经期缓解或恶化。这种疼痛通常被描述为钝痛、持续性疼痛，而不表现为痉挛性疼痛或阵痛的特点。它们经常发生在经期前1周，一旦开始来潮，疼痛可能会更严重。继发性痛经在中老年女性中更常见，尤其是在生育后的女性中。有盆腔感染的患者除了疼痛外，还可能有阴道分泌物。通过问诊，如果药剂师怀疑患者是继发性痛经，应将患者转诊给医生以便进行进一步的检查。

子宫内膜异位症

子宫内膜异位症主要发生在30~45岁的女性，但也发生在20多岁的女性。子宫具有衬覆于子宫腔表面的独特子宫内膜层（子宫内膜）。子宫内膜异位症是指子宫内膜组织出现在子宫以外的部位。这些孤立的子宫内膜可出现在子宫外部或卵巢或其他盆腔脏器。而每处异位的子宫内膜都会随着月经周期发生的激素变化而变化，即每月一次发生周期性增厚、脱落和出血，由此有可能导致所有有异位子宫内膜的部位都出现疼痛。这种疼痛通常始于经期前 1 周，且下腹部疼痛和腰部疼痛可能都会出现。这种疼痛也可以是非周期性的，并可能在性交时出现（性交疼痛）。子宫内膜异位症可能会导致患者生育力低下，其诊断可通过腹腔镜检查做出。

盆腔感染

盆腔感染可以是急性的也可以是慢性的。药剂师应询问患者是否放置了宫内节育器（环），这点很重要。放置宫内节育器可引起患者不适和经血量增多，同时也可能会诱发感染。输卵管内细菌性感染可发展为急性盆腔感染。急性盆腔感染患者通常有剧烈疼痛、发热、阴道分泌物等症状；其疼痛位于下腹部，可能与月经无关，与阑尾炎很难鉴别。

慢性盆腔炎性疾病可能是从急性盆腔感染迁延而来的。其疼痛往往较轻，与月经有关，性交时也可能会出现。在一些女性，输卵管感染后发生的输卵管周围粘连被认为是引起其疼痛的原因。然而，在另外一些女性中未发现明显的异常；在这种情况下，"盆腔充血"是常用的一个诊断术语。在这种情况下，心理因素被认为是重要的影响因素。

其他症状

出现痛经的患者往往会伴有其他相关症状，包括恶心、呕吐、胃肠道不适、便秘、头痛、腰部疼痛、乏力、眩晕和头晕。许多女性在经期会变得情绪化或闷闷不乐。在月经周期的后半段出现的令人痛苦的症状是经前期综合征的一部分（下一节将进一步讨论）。

目前用药情况

一般认为，痛经的疼痛与前列腺素的活性增高有关，在有痛经的女性的经血中和循环血中均可发现前列腺素水平增高。因此，使用抑制前列腺素合成的非甾体抗炎药（nonsteroidal anti-inflammatory drug，NSAID）是合理的。然而，对于药剂师来说，询问患者以确认她尚未服用 NSAID 是很重要的。

正在服用口服避孕药的女性通常会发现其痛经症状减轻或完全消失，因此，对于正在服用避孕药且有痛经症状的这种女性，最好将其转诊至全科医生诊所进行进一步的检查（或换药）。

何时转诊

白带异常
异常出血
提示继发性痛经的症状
经间痛（排卵痛）剧烈和出血
药物治疗无效
月经周期后期出现疼痛（宫外孕的可能性）
出现发热

治疗时间表

如果经过 2 个月经周期的治疗，原发性痛经的疼痛没有好转，应建议患者去看医生。

治疗

向患者解释痛经为什么会发生，同时给予患者同情和安慰，这些都是非常重要的。通常使用 NSAID 治疗痛经是非常有效的，70% 以上的患者的症状可以得到很好的缓解。

非甾体抗炎药（布洛芬和萘普生）（也见第4章 "疼痛性疾病" 中 "头痛" 章节中 "治疗" 项下相关内容）

如果患者无 NSAID 禁忌证（假设药剂师已询问过患者服用阿司匹林以及胃肠道疾病和哮喘既往史），则药剂师可以建议痛经患者服用该类药物进行治疗。NSAID 可以抑制前列腺素的合成，这是使用此类药物的理论依据。已进行的大多数试验研究是有关 NSAID 在疼痛发作后使用的效果。一项小型研究则比较了经前开始服药和疼痛发作时开始服药之间效果差异，结果表明，这两种服药方法的效果没有差异。

　　布洛芬的使用剂量参见第 4 章"疼痛性疾病"中"头痛"章节中"治疗"项下相关内容。另外，患者在药店也可买到布洛芬缓释剂。萘普生的规格为 250 mg 的片剂仅适用于 15～50 岁的原发性痛经患者。首次服药需服用 2 片，如有必要，需在 6～8 小时后再次服用 1 片。每日最大剂量为 750 mg，且最长用药时间为 3 天。

禁忌证

　　由于 NSAID 可刺激胃肠道，药剂师在向患者推荐时应格外谨慎，任何患有或既往患有消化性溃疡的患者均不能服用 NSAID。任何无禁忌证的患者服用 NSAID 时都应在进食时或饭后服用，以减少其对胃肠道的刺激（也见上文）。

　　对阿司匹林过敏的任何患者都应禁服 NSAID；哮喘患者应谨慎服用 NSAID，因为这类患者也更容易出现 NSAID 过敏。药剂师应仔细询问哮喘患者以前是否服用过 NSAID；如果他们之前服用过且没有任何问题，则可继续服用。

阿司匹林

　　阿司匹林也可以通过抑制前列腺素的合成来缓解疼痛，但其在缓解痛经症状方面不如布洛芬有效。作为一种抗血小板药物，阿司匹林的缺点是可加重月经出血。一篇综述显示，缓解疼痛所需的药量为：阿司匹林 10 单位，布洛芬 2.4 单位。阿司匹林可引起胃肠道不适，且其对胃的刺激比 NSAID 对胃的刺激更大。对于同时还伴有恶心和呕吐的痛经患者，阿司匹林最好避免使用。阿司匹林肠溶片起效比传统片剂更快，而且不太可能引起胃肠道症状。患者服用阿司匹林时应在进食时或饭后。药剂师在向患者推荐阿司匹林之前应询问患者是否有阿司匹林过敏史。

对乙酰氨基酚

　　对乙酰氨基酚对参与疼痛和炎症反应的前列腺素水平几乎没有影响或没有影响，因此，理论上对乙酰氨基酚治疗痛经的效果不如 NSAID 或阿司匹林。然而，如果患者由于胃肠道疾病或可能过敏而无法使用 NSAID 或阿司匹林，则对乙酰氨基酚不失为一种选择。当痛经患者伴有恶心和呕吐时，对乙酰氨基酚也很有用，因为它不会刺激胃。药剂师应记得向患者强调对乙酰氨基酚可使用的最大剂量。

东莨菪碱

东莨菪碱是一种平滑肌松弛剂，被用来治疗痛经的理论依据是：其解痉作用可减少肌肉痉挛的发作。实际上，这种药物的规格剂量非常低（东莨菪碱 0.1 mg），服用之后起不到治疗痛经的作用。此外，东莨菪碱具有抗胆碱能作用，这意味着患有闭角型青光眼的患者不能服用东莨菪碱；而且如果患者正在服用其他具有抗胆碱能作用的药物（例如三环类抗抑郁药），则最好避免服用东莨菪碱，因为这种抗胆碱能作用（口干、便秘和视物模糊）可以叠加。

咖啡因

有一些证据（一项试验比较了布洛芬和咖啡因两者联合使用与单独使用布洛芬或单独使用咖啡因治疗的差异）表明，咖啡因可增强镇痛作用。非处方药品中每片含有 15 ~ 65 mg 咖啡因。饮茶、喝咖啡或可乐也可达到类似的效果。一杯速溶咖啡通常约含有 80 mg 咖啡因，一杯现煮咖啡约含有 130 mg 咖啡因，一杯茶约含有 50 mg 咖啡因，一罐可乐含有 40 ~ 60 mg 咖啡因。

非药物治疗

虽然经期疼痛时运动似乎没有吸引力，但保持运动可以减轻疼痛；舒缓的游泳、散步或骑自行车可能会有帮助。

经皮电刺激神经疗法（transcutaneous electrical nerve stimulation, TENS）不在英国国民健康保险覆盖范围，但经皮神经电刺激仪可以在药店买到，已被用于痛经的治疗。一篇系统性综述显示，高频 TENS 可能是有效的。它似乎是通过改变身体接收或感知疼痛信号的能力而起作用。高频 TENS 具有 50 ~ 120 赫兹的低强度脉冲，被发现对缓解疼痛有效。低频 TENS（1 ~ 4 赫兹脉冲）治疗有效的证据不如高频 TENS 的令人信服。

局部进行低热量热敷可能也有助于缓解疼痛。在腹部放置一个发热垫或热水瓶（用毛巾包裹）可能有助于减轻疼痛。一项研究显示，与单独使用布洛芬相比，布洛芬与局部热敷联合使用可使疼痛明显缓解的时间显著缩短。洗热水浴或淋浴可能有助于减轻疼痛和帮助放松。诸如瑜伽或普拉提这样的活动也可能有用。

临床实用要点

1. 经期进行锻炼不但没有害处，可能还有益处，因为运动可提高内啡肽水平、减轻疼痛并增进患者的健康感觉。有一些证据表明，适度的有氧运动可减轻经前期综合征症状。

2. 没有令人信服的证据显示饮食改变对经前期综合征有效。

3. 推荐患者服用镇痛药缓解痛经的建议如下：

　（1）疼痛开始或经期出血开始时服用第一剂，无论出现两者中的哪一个，应尽快服用第一剂。如果这样还不够，一些医生建议，在经期前一天开始服用药物，这样可预防疼痛进一步加重。

　（2）规律用药，每个经期服药 2～3 天，而不是疼痛出现后才服药。

　（3）服用足够大的剂量。如果疼痛没有减轻，应咨询医生或药剂师：正在服用的剂量是否达到了允许的最大剂量。增加剂量可能就是患者需要的。改变 NSAID 的种类也有帮助。

　（4）如果患者仅仅是在经期的短短几天服用抗炎药物，则不良反应并不常见（但患者也应仔细阅读可能出现的不良反应的完整清单）。

痛经临床病例

病例 1

　　琳达·贝利是一位大约 26 岁的年轻女士，她来到药店向你咨询有关她几个月前开始的痛经的治疗。通过问诊你发现，琳达在经期来临前数天会出现下腹部疼痛，有时也会伴有背部疼痛。她的月经周期以前很规律，但现在不那么规律了，有时一个月经周期只有 3 周。其疼痛可贯穿整个经间期，而且相当严重。她曾尝试服用阿司匹林缓解疼痛，但并没有太大的作用。

药剂师的观点

从病史来看，贝利女士可能是继发性痛经。她的疼痛在经期开始前就开始且贯穿了整个经间期。她的月经周期过去比较规律，现在不那么规律了，且其服用阿司匹林后疼痛未缓解。因此，应将患者转诊给医生。

医生的观点

在这种情况下，确实应该将贝利女士转诊给医生，以便进一步完善她的病史信息（例如，这种情况出现多长时间了，她的疼痛是什么性质的，她的症状对她的生活有什么影响，是否妊娠期，有没有服用避孕药，有无盆腔感染史，她对她的症状有哪些担心和想法，她期待医生进行哪些帮助），并进行体格检查和初步的实验室检查。患者很可能有子宫内膜异位症，如果有，应将患者转诊给妇科医生。子宫内膜异位症的诊断可通过腹腔镜检查来做出。可供选择的治疗包括：服用除了阿司匹林的其他 NSAID，进行激素治疗和手术治疗。可以使用的激素包括孕激素、抗孕激素、复方口服避孕药和促性腺激素释放激素类似物。促性腺激素释放激素制剂，例如戈舍瑞林，可通过抑制激素水平来达到人工绝经的目的。这些药物最长可使用 6 个月（不应重复使用），且患者可能需要应用激素替代疗法以抵消绝经样症状。

病例 2

珍妮·西蒙兹是一位 18 岁左右的年轻女士，看起来十分害羞，她来到药店向你咨询治疗痛经的最有效的药物。珍妮告诉你，她月经初潮大约在 3 年前，以前从未出现过明显的痛经症状直到一年前。她的月经周期规律，每 4 周 1 次。现在虽然她的经血量没有增加，但她出现了疼痛，且在经期出血前的几小时出现。她的疼痛通常会在经期的第一天末消失，且从未在经间期其他时间段出现过。她说，她没有自行尝试服用任何药物，也没有从医生那里开任何药物，她服用阿司匹林没有任何问题。

药剂师的观点

从问诊来看，很显然，珍妮可能是原发性痛经。药剂师可建议其服用 NSAID。她可以按照建议服药 2 个月经周期，然后她应回到药店以便药剂师看看其治疗是否有效。

医生的观点

珍妮的疼痛很可能是由原发性痛经引起的。药剂师对患者的病情做出解释有助于患者消除疑虑。药剂师推荐的治疗是合理的。如果珍妮的疼痛在服用 NSAID 之后不能缓解，应将患者转诊给全科医生进行进一步的治疗。有时，服用复方口服避孕药在缓解痛经方面也是有帮助的。

经前期综合征

经前期综合征一词描述了一系列生理和心理症状，其发生与月经周期有关。其症状是周期性的，通常在经期开始前 2 ~ 14 天出现。一旦经期开始，症状就会减轻。其周期性的性质以及时间和症状的减少对于识别经前期综合征都很重要。一些女性会出现严重的经前期综合征症状而影响她们的工作和家庭生活。

症状

在经前期综合征中，在没有器质性或潜在的精神疾病情况下，痛苦的身体、行为和心理症状会定期出现。这些症状通常在经期的前一周最明显。经前期综合征的心理症状包括情绪低落、情绪波动、焦虑、易怒和丧失信心，也可能发生性欲缺乏、注意力难以集中、健忘和疲劳；身体症状包括腹胀和乳房疼痛；行为症状包括认知能力下降和具有攻击性。记症状日记并确定这些症状与月经的关系有助于明确诊断。

严重程度

大多数女性在经期前都会注意到自己有一些情绪变化；在一小部

分女性中，这些症状会使人失能并可能与身体问题有关。在轻度经前期综合征中，这些症状不会干扰患者的个人、社交和职业生活。在中度经前期综合征中，这些症状会干扰患者的个人、社交和职业生活，日常运作是可能的，尽管可能会达不到正常水平。在重度经前期综合征中，患者会退出社交和职业活动，无法正常工作。

治疗

也许药剂师能做的最重要的事情是：让患者相信你理解她的担忧，以及这些症状对她的生活造成的破坏。患者需要的通常只是给予解释、安慰和支持。经前期综合征的治疗是一个有争议的问题，从经期之前 2 周开始或在整个月经周期内服药对患者的情绪变化、乳房不适和头痛有很高的安慰剂效应。对于更严重的病例，医生可能会开出第三代复方口服避孕药，这被认为可以减轻经前期综合征的症状。有时，医生会开出诸如氟西汀的选择性 5- 羟色胺再摄取抑制剂类抗抑郁药，这类药物似乎能减轻患者的情绪波动。谈话疗法可能也有帮助，诸如认知行为疗法（cognitive behavioural therapy, CBT）。

所有有经前期综合征的患者都可以从改善生活方式的建议中受益，包括定时、频繁（2～3 次 / 小时）、少量、富含复合碳水化合物的均衡饮食，以减轻腹胀症状。有规律的运动据说可以缓解症状，有规律的睡眠也有助于改善情绪。正念冥想之类的事情可能有助于缓解压力。戒烟和适度饮酒也是明智的。

补充疗法和膳食补充剂

据说很多草药膳食补充剂可以减轻经前期综合征的症状，但很少有表明它们有好处的明确证据。有证据表明，吡哆醇可以减轻症状，但有关的临床试验的质量较差，因此证据并不是明确的。吡哆醇治疗经前期综合征的作用机制尚不清楚。过去吡哆醇一直在被广泛使用，可能是因为其具有安慰剂效应。如果患者想尝试使用吡哆醇，重要的是要建议患者坚持使用推荐的剂量；据报道，高剂量的吡哆醇可导致神经病变。《英国国家处方集》（British National Formulary, BNF）指出："长期每日服用 10 mg 吡哆醇被认为是安全的，但长期每日服用

200 mg 或更高剂量吡哆醇则与神经病变有关。吡哆醇长期每日服用的剂量＞10 mg 时其安全性尚未确定"。

多年来，月见草油一直被用于治疗经前期综合征引起的乳房压痛。然而，没有高质量的试验研究来支持月见草油的使用，因此，它的有效性并不是明确的。月见草油不太可能造成伤害。月见草油的作用机制据说与对前列腺素的作用有关，尤其是可增加前列腺素 E 的水平，后者在一些经前期综合征患者中似乎已经耗竭。月见草油的活性成分是 γ 亚麻酸，后者被认为可以降低饱和脂肪酸与不饱和脂肪酸的比例。γ 亚麻酸似乎还可以降低机体对激素和催乳素的反应。

月经过多

月经过多是指连续的几个月经周期出现经血量过大（过多）。月经过多可以由药剂师使用非处方药氨甲环酸进行治疗。1/3 的女性会使用"过多"来描述其经血量，尽管月经过多的定义为每个经期的失血量在 60～80 ml 或以上（与正常经期平均失血量 30～40 ml 相比），但这个定义在临床实践中并没有用处。月经过多的一个更有用的描述是，在患者看来，她的生活质量（包括身体、情绪和社会方面）受到了影响。与痛经一样，药剂师应该意识到与患者讨论月经问题可能会使其感到尴尬，因此应该私下进行。当与患者讨论这些问题时，经血量过大和经期这些术语比月经过多更可取。大多数出现月经过多症状的患者没有基础疾病。因此，药剂师应仔细询问病史，然后谨慎地做出是将患者转诊还是让患者接受药物治疗的决定。

你需要知悉的内容

年龄

经血量

月经周期——时长，经期天数

症状——经血的特点；对生活质量的影响

持续时间——经血量过大持续了多长时间？

既往史——以前月经周期的特点

问诊的重要性

年龄

　　大多数有月经过多表现的患者的年龄都在 30 岁以上。年龄在 30 岁以下的出现月经过多的最常见原因要么是放置宫内节育器（环），要么是无排卵月经周期。在后一种情况下，月经周期是不正常的。

经血量

　　患者需要对这些症状及其如何影响自己的生活进行描述。重要的是，药剂师要询问患者其经血量是否超出了她自己认为的能够掌控的程度。应询问患者多长时间更换一次卫生防护用品（卫生巾或卫生棉条）。如果患者必须同时使用卫生棉条和卫生巾，则其经血量确实大；这被称为"经血发洪（flooding）"，可能会导致其内裤血迹斑斑。有血凝块也代表经血量大。血凝块经过子宫颈时可能会引起疼痛。药剂师还应询问这些对患者个人生活的影响，包括对下班时间活动的影响。如果这些症状是严重的，应将患者转诊至全科医生诊所。

　　询问患者的既往史，包括凝血障碍、甲状腺状况和妇科病史。查看患者是否有面色苍白或贫血症状，特别是疲倦、虚弱或头晕。血小板异常可能会导致患者牙龈容易挫伤或出血。甲状腺疾病可引起月经过多。如果患者有贫血、凝血障碍或甲状腺问题的可能，应将患者转诊至全科医生诊所。

月经周期

　　一个正常的月经周期为 21～35 天，并且每一个月经周期的上下浮动时间不超过 3 天。经期的第一天被计为月经周期的第一天。一个经期通常持续 2～7 天，平均为 5 天。如果患者的经期以前规律，现在发生了改变，则应除外病理改变，这是转诊的指征。

其他症状

　　详细的问诊可以明确患者是否伴有其他症状，这些症状反过来也许可以提示患者是否有潜在的疾病：

- 子宫肌瘤——痛经，盆腔疼痛
- 子宫内膜异位症——痛经，性交疼痛（性交痛），盆腔疼痛
- 盆腔炎／盆腔感染——发热，阴道分泌物增多，盆腔疼痛，月经间期和（或）性交后疼痛
- 子宫内膜癌——性交后出血，月经间期出血，盆腔疼痛

何时转诊

经血量非常大——有血凝块或"经血发洪"

月经周期不规律

怀疑贫血

提示凝血障碍的症状

抗凝血药或血小板抑制剂

出现异常白带

月经间期和（或）性交后出血

盆腔疼痛

性交疼痛（性交痛）

出现发热

治疗时间表

如果在3个月经周期的治疗后月经过多的症状仍未好转，应将患者转诊给医生。

治疗

目前只有一种可用于治疗月经过多的非处方药，即氨甲环酸。使用NSAID治疗痛经也有助于减少经血量。

氨甲环酸

　　口服药氨甲环酸可使经期失血量减少一半左右，因为其具有抗纤维蛋白溶解作用，这种作用可以促进凝血。口服氨甲环酸可用于18～45 岁的月经周期规律（月经周期为 21～35 天，并且每一个月经周期的上下浮动时间不超过 3 天）的患者。氨甲环酸可以从月经周期的第一天开始服用，每个周期最多服用 4 天。氨甲环酸的常用剂量为每次 1 g（2 片，每片 500 mg，），每日 3 次；如果经血量特别大，可增至每日 4 次（每日最大剂量为 4 g）。

禁忌证

　　目前或既往有血栓栓塞性疾病、有此类问题家族史以及正在服用抗凝血药或口服避孕药的患者不应服用氨甲环酸。氨甲环酸几乎完全由肾排泄；因此，不建议有轻度至中度肾功能不全的患者服用氨甲环酸。有上尿路病变导致的血尿（尿中带血）是禁忌证，因为凝血可能会导致输尿管阻塞。

　　月经过多的一个不寻常的原因是子宫内膜癌。后者通常伴有月经周期不规律、经期延长或月经间期异常出血。子宫内膜癌的危险因素包括肥胖症、糖尿病、未生育、子宫内膜癌家族史、多囊卵巢综合征、非对抗雌激素治疗或服用他莫昔芬。在这些情况下，不建议患者服用非处方氨甲环酸。如果对这种可能性有任何担心，应将患者转诊给医生。

注意事项 / 警告

　　进行母乳喂养的患者只能在医生的建议下服用氨甲环酸，因为这种药物会进入母乳。

不良反应

　　服用氨甲环酸过程中可能会出现恶心、呕吐和腹泻；减少服药量可能会有所帮助。另外，如果服用氨甲环酸的患者出现视力障碍，应将其转诊给医生。

其他建议

没有证据显示月经过多可以通过运动或改变饮食来缓解。

念珠菌性阴道炎

念珠菌性阴道炎是一种表面真菌（念珠菌）感染引起的阴道和（或）外阴的症状性炎症。患者出现外阴瘙痒后常常会直接去药店买药，而且患者可能羞于咨询药剂师的建议或觉得回答药剂师有关阴道分泌物的问题很尴尬。如果症状是念珠菌感染引起的，则含有咪唑类抗真菌药的阴道栓剂和软膏以及口服氟康唑都是有效的治疗药物。在为患者推荐药物之前，药剂师应首先进行问诊，以确定引起患者症状的可能原因，这是至关重要的。由于有关这些药物的广告是直接投放给公众的，患者可能要求购买指定的药品。因此，药剂师应确认患者使用这些药物是否合理，这一点也是很重要的。

你需要知悉的内容

年龄
　　儿童，成年人，老年人
持续时间
症状
　　瘙痒
　　疼痛
　　分泌物（颜色，性状，气味）
　　伴侣的症状
　　排尿困难
　　性交痛
　　线虫感染
既往史
目前用药情况

问诊的重要性

年龄

念珠菌性阴道炎是育龄期女性常见的疾病，且妊娠和糖尿病都是强的诱发因素。这种感染在女童和绝经期女性中罕见，因为处于这两期的女性的阴道环境与育龄期女性的阴道环境是不同的。育龄期女性的阴道 pH 通常是酸性的（低 pH）且含有糖原——念珠菌赖以为生，而女童和绝经期女性的阴道环境趋向于碱性（高 pH），不含有大量糖原。

在处于青春期和绝经期之间的女性，雌激素有使糖原在阴道内获得可用性的作用，并且雌激素也有助于在阴道壁上形成一层保护屏障。而在女童和绝经期女性，由于她们缺乏雌激素而不存在这一层保护屏障，她们更有可能发生细菌（而不是真菌）感染。

英国人类药物委员会（the Commission on Human Medicine, CHM）建议，应将 16 岁以下或 60 岁以上出现念珠菌性阴道炎症状的患者转诊给医生而不是应用非处方药治疗。虐待儿童可能是导致女童阴道感染的病因，将这类患者转诊显得更为重要。念珠菌性阴道炎在中老年女性中罕见，因此，出现其症状时需要排除其他病因。

持续时间

有些患者会因为对自己的症状感到尴尬而延迟向药剂师或医生寻求建议，她们也可能已尝试某种非处方药或处方药（参见下文"目前用药情况"项下相关内容）。

症状

外阴瘙痒

过敏性或刺激性皮炎可能是阴道瘙痒的原因。药剂师应询问患者最近是否更换过新的洗浴用品（例如肥皂、泡泡浴或浴液用品）。阴道除臭剂有时是过敏反应的来源。要保持阴道清洁、保持健康的阴道环境，只需用温水定期清洗即可。念珠菌性阴道炎相关的瘙痒常常是剧烈的并有烧灼感。有时，患者瘙痒严重时，其外阴皮肤可能会因抓挠而有划伤和擦伤。

分泌物

在正常情况下，育龄期女性的阴道会产生水样分泌物，宫颈黏液也会产生，并且这些会随着月经周期的变化而变化。这些液体可以是水样的，也可以是略黏稠的，一般没有异味；但有些女性会为这些自然分泌物感到担心并认为自己感染了。

阴道分泌物的最常见感染原因是念珠菌感染。念珠菌性阴道炎可能（但并不总是）伴有阴道分泌物。外观上，念珠菌性阴道炎的阴道分泌物通常是奶油色的，呈黏稠状或凝乳状，但它们也可以是稀薄和水样的。其他病因所致的阴道感染可能也会产生分泌物，但后者与念珠菌性阴道炎产生的分泌物明显不同。与细菌感染相比，阴道念珠菌感染产生的分泌物通常不会有难闻的气味。如果阴道分泌物呈黄色或绿色，则感染更有可能是由细菌引起的，例如衣原体感染或淋病。另一种常见的原因是细菌性阴道病，其特征为：阴道分泌物是白色 / 灰色的水样分泌物，带有鱼腥味。

伴侣的症状

男性生殖器念珠菌感染可能没有任何症状。男性生殖器念珠菌感染的典型症状是：阴茎上出现刺激性皮疹，尤其是在龟头上。因此，男性伴侣的念珠菌感染必须与念珠菌性阴道炎同时治疗，否则会发生再感染。

排尿困难

由于下腹部疼痛伴排尿疼痛可能是由肾感染引起的，排尿困难（排尿疼痛）为转诊的指征。

排尿困难可能存在，瘙痒引起的皮肤抓挠可能是原因，尽管排尿困难在不抓挠皮肤的情况下也可能发生。排尿疼痛有时可能会被患者认为是膀胱炎的症状。如果一名女性患者的主诉是膀胱炎，药剂师应询问其是否有其他症状（参见"膀胱炎"章节"问诊的重要性"项下相关内容，本章稍前部分），这点很重要。英国 CHM 的建议是，下腹部疼痛和排尿困难是转诊的指征，因为它们可能与肾感染有关。

性交疼痛

性交疼痛（性交痛）可能与累及外阴和阴道区域的感染或过敏反应有关。

线虫

线虫感染偶尔可导致阴道瘙痒，这种情况有时会发生在儿童。在这种情况下，患者也会伴有肛门瘙痒。如果 16 岁以下的女孩有阴道症状，药剂师应将其转诊给医生。

既往史

复发性念珠菌性阴道炎对于一些女性来说是一个问题，许多人认识到它是在抗生素治疗之后发生的（见下文）。复发性感染的定义为"每年 4 次或以上有症状的念珠菌感染发作"。对于治疗念珠菌性阴道炎的非处方药的提供，英国 CHM 的建议是，应将所有在过去 6 个月内出现过 2 次以上念珠菌性阴道炎发作的女性转诊给医生。反复的念珠菌感染可能意味着患者有基础疾病或有免疫力改变，需要进行进一步的检查。

妊娠期

约 1/5 的孕妇在妊娠期间会出现念珠菌性阴道炎发作。孕妇念珠菌性阴道炎的发病率如此之高是因为其阴道环境随着激素水平的变化而改变，从而可导致其阴道糖原量增加。应将所有念珠菌性阴道炎孕妇患者转诊给医生。

糖尿病

由于糖尿病患者的血液和组织中葡萄糖水平较高，念珠菌在这类患者的阴道中被认为更容易生长。有时，复发性念珠菌性阴道炎可能是未确诊的糖尿病的征兆或已确诊的糖尿病患者血糖控制不佳的体征。

性传播性疾病

CHM 认为，药剂师不应向以前曾患过性传播性疾病的患者出售治疗念珠菌性阴道炎的非处方药。这一规则背后的观点是，在有性传播性疾病病史的患者，目前的疾病可能不是念珠菌性阴道炎，或可能是包含另一种微生物的双重感染。

药剂师可能会担心患者拒绝如实回答这些私人问题。然而，药剂师还是应以委婉的方式询问患者的既往发作史或类似的症状，例如，询问"您以前出现过类似的症状吗？"如果患者的回答是"出现过"，则药剂师应询问"是什么症状，与这次完全一样吗？"药剂师还应询问有关患者性伴侣的有关问题："您的伴侣最近有没有出现任何症状？"

口服类固醇类药物

服用口服类固醇类药物的患者发生念珠菌感染的风险增加。

免疫功能低下

由于免疫系统功能低下，人类免疫缺陷病毒（HIV）感染者或艾滋病患者有念珠菌反复感染的倾向。白血病或淋巴瘤患者也有这种倾向。正在接受肿瘤化疗的患者也有类似的感染风险。

目前用药情况

口服避孕药

有人认为，口服避孕药与念珠菌性阴道炎的发病率有关；然而，口服避孕药目前已不再被认为是一个显著的促发因素。

抗生素

抗生素在引起念珠菌性阴道炎方面的作用很大，这也是除非绝对必要应避免使用抗生素的原因之一。广谱抗生素可以消除阴道内的天然菌群（乳酸杆菌）——这些微生物可保持念珠菌被抑制——它们的缺失可以使念珠菌过度生长。有些患者发现，每服用一疗程的抗生素就会出现念珠菌性阴道炎发作。在这种情况下，医生可能会在开抗生素的同时开抗真菌药。

局部麻醉药

实际上，阴道瘙痒可能是由一些用于缓解症状的药品引起的。那些广告宣称用于治疗"女性"瘙痒的乳膏和洗液常常含有局部麻醉药，这是一个众所周知的出现过敏反应的原因。药剂师应仔细询问患者在寻求你的建议前是否尝试过任何药品，这点很重要。

何时转诊

CHM 列出的情况如下（当药店提供的治疗不适合时）：

第一次出现这类症状

已明确是由于对咪唑类或其他抗阴道真菌性感染药物过敏引起

妊娠期或怀疑妊娠

在过去 6 个月中念珠菌感染发作 2 次以上

有性传播性疾病病史

伴侣有性传播性疾病

16 岁以下或 60 岁以上

有阴道异常或不规律出血

阴道分泌物带血

有外阴或阴道疼痛、溃疡或水泡

伴有下腹部疼痛或尿痛

出现不良反应（治疗过程中出现红肿、瘙痒或肿胀）

治疗 7 天症状没有减轻

治疗

使用单剂量咪唑类药物阴道栓剂和口服制剂治疗念珠菌性阴道炎均有效，它们的临床治愈率和真菌治愈率可达到 80%～95%。一篇循证医学系统性综述认为，这两种剂型的治疗效果相同。局部用药物可能可以更快地缓解瘙痒或疼痛——这可能是赋形剂的作用；但有时用药初期可能会出现烧灼感加剧表现；因此，如果外阴发炎非常严重，口服制剂可能是首选的。咪唑类药物口服制剂疗法也是有效的，但症状减轻可能要在服药 12～24 小时后。有些患者认为口服制剂疗法更方便。有些患者认为单剂量阴道内给药非常方便，且其依从性与口服制剂需要用药数天的治疗相比更高。药剂师应询问患者是愿意使用阴道栓剂、阴道软膏还是口服制剂。也有一些专家认为，口服抗真菌药应留给耐药病例。药剂师应根据自己的专业判断并结合患者的偏好做出治疗决定。

药剂师应询问患者是否知道如何使用药品。要做到这点一个有效方法是，药剂师告知患者仔细阅读药品制造商的药品说明书。由于外部症状也是一个有待解决的问题，除了阴道内给药或口服制剂外，咪唑类（达克宁或克霉唑）乳膏可能也是有用的。这种乳膏的使用是每日 2 次，即早晚各一次。

虽然咪唑类药物可引起过敏反应，但这种情况似乎罕见。口服氟康唑可与下列药物发生相互作用：抗凝血药、口服磺脲类、环孢素、苯妥英钠、利福平和茶碱。除了连续使用氟康唑与其他药物之间的相互作用外，单剂量使用氟康唑的药物相互作用尚不清楚。理论上，单剂量使用不太可能引起不良反应，但在一项小规模的对正在服用华法林的患者进行的研究中，患者的凝血酶原时间延长。

据报道，在口服氟康唑的患者中，约 10% 的患者会出现不良反应，但它们通常是轻微和短暂的。这些不良反应包括恶心、腹部不适、胀气和腹泻等。由于口服氟康唑会进入母乳，药剂师不应建议妊娠期或哺乳期患者使用口服氟康唑进行治疗。

临床实用要点

隐私

对于患者而言，向药剂师咨询有关阴道的症状可能会感到尴尬，同时，她们会担心她们与药剂师之间谈话会被旁人听到。因此，非常重要的一点是，药剂师要保护患者的隐私。当患者要购买某种指定药品时，患者可能是在试图避免与药剂师交流病情。对于这种情况，药剂师应谨慎处理以确保患者的用药是合理的。

伴侣的治疗

男性感染念珠菌后可能不显示任何症状。对于男性而言，患者的典型症状是阴茎上出现刺激性皮疹，尤其是在龟头上。虽然有些专家认为，没有症状的男性伴侣不需要治疗，但这仍是一个有争议的问题。有症状的念珠菌性龟头炎（念珠菌性阴茎炎）患者及其患有念珠菌性阴道炎的女性伴侣均应进行治疗。男性患者可在阴茎龟头和包皮下涂抹咪唑类乳膏，每日2次，连续用药7天。患者也可以选择口服氟康唑疗法。

检测试剂盒

在药店可以买到一种非处方检测试剂盒，它可以让患者通过检测阴道内 pH（使用棉签进行检测，如果 pH 高则颜色改变）连同一个症状清单来确认一个"可能的疾病"（念珠菌性阴道炎或细菌性阴道病）。这种非处方检测试剂盒的制造商的产品说明书显示，如果存在以下情况，则检测结果会不准确：①经期之前或之后不足一日；②有经期开始的征象，或有阴道出血的征象；③性交后或阴道冲洗后不足12小时；④更年期女性的阴道内 pH 可能升高。

"活菌"酸奶

含活菌的酸奶含有乳酸杆菌，据说后者可改变阴道环境，使阴道环境不利于念珠菌生长。有人建议，可以让易患念珠菌性阴道炎的患者经常吃活菌酸奶以增加其肠道中乳酸杆菌的水平。然而，无论是用于治疗还是用于预防念珠菌性阴道炎，无论是口服或阴道内使用有乳酸杆菌的酸奶，有关结果的数据都是不确定的。将含有活菌的酸奶直接涂布在外阴皮肤上和将涂布这种酸奶的棉塞插入阴道已成为一种治疗念珠菌性阴道炎的推荐方法。这个过程是有些麻烦的，且有些患者报告使用这种治疗方法可引起刺痛；如果患者的皮肤由于搔抓而出现破溃和疼痛，则出现这种症状并不奇怪。尽管缺乏证明有效的证据，但这种治疗方法在其他方面是无害的。

预防

念珠菌在温暖的环境下可茁壮生长。易患念珠菌性阴道炎的患者可能会发现，避免穿着尼龙内裤和裤袜而改穿纯棉的内裤和裤袜可能有助于预防未来的念珠菌性阴道炎发作。

阴道表面的保护层可被泡泡浴、肥皂和灌洗液破坏，因此，最好避免使用这些产品。阴道除臭剂本身可引起过敏反应，不应使用。如果患者想使用肥皂或清洁剂，最好选用不含香水的温和制剂。

由于患者排便后擦拭肛门时有发生念珠菌从肠道转移到阴道而导致感染的可能，由前向后擦拭肛门口有助于防止这种情况发生。

念珠菌性阴道炎病例

病例 1

朱莉·帕克打电话到药店向你咨询治疗念珠菌性阴道炎的建议，因为她认为她可能有念珠菌性阴道炎。她告诉你她不想来药店，因为她担心她与你的谈话可能会被别人听到。当你问她为什么觉得自己可能得了念珠菌性阴道炎时，她告诉你，最近医生给她开了一个 1 周疗程的甲硝唑。大约 6 个月前，她生下了自己的第一胎，并在外阴切开术后出现了外阴皮肤瘙痒症状。当她的甲硝唑用完之后再次去看全科医生时，医生又给她开了第二个疗程的甲硝唑和一个 1 周疗程的阿莫西林，并让她做了阴道拭子检查；但直到全科医生给她打电话询问她是否拿到了阴道拭子检查结果（她没有）的大约 2 周内，她都没有得到有关检查结果的任何消息。全科医生打电话是让她去拿处方，她还没有去拿，因为那个处方只有一种阴道栓剂。

药剂师的观点

这种咨询是很难处理的，因为药剂师无法获得诊断或检查结果。应用治疗记录小结可能有助于确认医生给予的治疗。从患者的描述来看，她的就医过程好像出现了一些沟通问题，并且存在检查结果通知滞后问题。药剂师应询问患者医生处方上阴道栓剂的名称并向患者解释其治疗作用。药剂师应向患者解释，念珠菌性阴道炎有时会在患者服用一个疗程的抗生素后出现，并且那个阴道栓剂可以治疗她的念珠菌性阴道炎。

全科医生的观点

在缺乏明确信息的情况下，朱莉·帕克最好回到全科医生诊所去看她的全科医生，因为后者已经给她开过两个疗程的治疗药物并已让她进行了阴道拭子检查。朱莉·帕克需要弄清楚全科医生给她治疗的是什么疾病，以及她的阴道拭子检查结果是什么，并且她需要向她的全科医生描述她目前的症状。甲硝唑也常用于治疗细菌性阴道病。朱莉·帕克有可能也患有念珠菌性阴道炎，特别是医生也给她开了阿莫西林。对于患者来说，知道如何和何时可以拿到她们的检查结果总是很重要的。患者常想当然地以为，如果她们没有从全科医生诊所收到她们的检查结果，则她们的检查结果就是阴性的或正常的。这种想法存在着潜在的危险。对于实验室采集样品的检测人员而言，清楚地告知患者如何和何时可以拿到检查结果并向患者确认她们已知悉总是很重要的。开处方的医生向患者解释处方药的作用也很重要，而不应该让其处方留在诊室等着患者来取。

病例2

海伦·辛普森是当地一所大学的学生。她向你的一名助手咨询治疗念珠菌性阴道炎的药物，你的助手把她转给了你。你带海伦去到药店的一间咨询室，在这里你们谈话不会被别人听到。一开始，海伦对你的介入很有抵触，并问你为什么要问这些私人问题。你向她解释了在销售治疗这种疾病的药物之前需要得到有关的信息，因为在任何情况下你都需要确保患者的问题是念珠菌性阴道炎而不是其他感染。在你解释之后，她似乎认可了你的说法。

她之前没有出现过念珠菌性阴道炎或任何类似症状，但当她向她的室友描述其症状后，她的室友认为她患了此病。其最严重的症状是外阴瘙痒，昨晚尤其严重。海伦注意到她有少量奶油色阴道分泌物排出。她的外阴皮肤又疼又红。海伦有一个男朋友，但后者没有任何症状。海伦还没有服用任何药物，也没有任何其他疾病或不适。她是几个月前才来到这里读大学，还没有在学校的健康中心注册，因此，她来到药店希望自行购买药物进行治疗。

药剂师的观点

瘙痒和奶油状阴道分泌物是念珠菌性阴道炎的主要症状，因此，海伦很可能是该病。海伦没有该病既往史，不幸的是，在这种情况下，有关规定不允许药剂师为她推荐阴道内唑类药品或口服氟康唑。唑类乳膏有助于减轻外阴皮肤的瘙痒和疼痛。她的男朋友没有出现任何症状，因此不需要治疗。然而，由于单纯局部治疗不太可能有效地消除感染，最好建议海伦去看护士或医生。

应建议患者去大学保健中心注册。她不一定非得去看医生，因为这些中心的护士通常有丰富的处理这类问题的经验。你可以向她解释，她可以以暂住居民的身份寻求治疗，但她最好购买一个合适的医疗保险。

医生的观点

病史提示患者是念珠菌性阴道炎，且患者的治疗应包括适当的阴道内栓剂。然而，性传播性感染也是一种可能，因此应仔细询问病史。应考虑进行衣原体检查。从患者的就诊过程可以看出，询问患者有关生殖器官和性行为等私人问题很有难度。这些困难也很有可能出在医生诊室内。但护士或医生还是应当仔细探寻患者对该病的想法、理解程度、担心和误解等，这些都很重要。如果有明确的病史，许多护士和医生可能会在尚未进行体格检查的情况下就给患者开处方，而只有在治疗失败后才进行体格检查和适当的微生物学检查。

紧急激素避孕药

紧急避孕药是一种旨在防止患者在无保护性行为或避孕失败后意外妊娠的干预措施。药剂师在面对咨询紧急激素避孕药问题的患者时需要具备敏感的人际交往能力。保护患者的隐私很重要，而在药店中设置一个更宽敞的咨询区或咨询室有助于保护患者的隐私。药剂师在询问病史过程中要注意自己的措辞。即便如此，大约20%的女性不愿意去她们经常光顾的药店去买避孕药，因为她们希望匿名购买。

你需要知悉的内容

年龄
为什么需要紧急激素避孕药——确认发生了无保护性行为或避孕失败
何时发生了无保护性行为／避孕失败

患者已怀孕了吗？
患者正在服用的其他药物

问诊的重要性

年龄

　　紧急激素避孕药可以作为非处方药卖给 16 岁及以上的女性患者，即她们可以在药店购买。而对于 16 岁以下的女性患者，药剂师应将其转诊给医生或建议她们去计划生育服务中心。在英国国民健康保险体系（NHS）中，紧急激素避孕药也许也可以提供——基于当地协议并在患者分组指南（PGD）框架下供应。如果当地协议涵盖了社区药店，并且写明了 16 岁以下的女性患者也可以购买这类药物，则 16 岁以下的患者可以在这些社区药店购买。

为什么需要紧急激素避孕药

　　最常见的购买紧急激素避孕药的原因是：屏障避孕失败（例如避孕套破裂）、漏服避孕药和进行了无保护性行为（UPSI）。在处理漏服避孕药的情况下，药剂师应遵循计划生育学院和生殖保健临床效果组（the Faculty of Family Planning and Reproductive Healthcare Clinical Effectiveness Unit, FFPRHC）的指南 [《紧急避孕：指南》，2017 年 3 月（www.ffprhc.org.uk 于 2017 年 12 月更新）]。该指南的摘要可在 BNF 中有关不同类型的避孕药中找到 [BNF 的在线更新是每月一次（https://bnf.nice.org.uk/）]。

何时发生了无保护性行为 / 避孕失败

　　紧急激素避孕药需要在无保护性行为之后 120 小时内（乌利司他）或 72 小时内（左炔诺孕酮）应用。紧急激素避孕药越早使用，效果越好。如果患者不适合使用紧急激素避孕药，则应将其转诊以放置宫内节育器——作为一种紧急避孕方法，前提是要在无保护性行为后 120 小时内完成放置宫内节育器。

　　有时患者要求购买紧急激素避孕药是为了将来有不时之需时使用（例如，提前购买用于度假时携带以防万一）。这种情况将在下文讨论。

患者已怀孕了吗?

任何发生在当前月经周期中的无保护性行为的病史信息都很重要。药剂师应询问患者的末次月经与平时相比是否有经血量少或推迟。如有疑问,药剂师可以建议患者做一个孕检。如果患者已经怀孕,则服用紧急激素避孕药是无效的。目前没有证据表明服用紧急激素避孕药对妊娠是有害的。

患者正在服用的其他药物

可诱导特异性肝酶的药物会增加口服紧急激素避孕药代谢而降低其疗效。应将正在服用以下药物的患者转诊至可以获得紧急激素避孕药的机构:

抗惊厥药(卡马西平,苯妥英钠,扑米酮,苯巴比妥)
利福平和利福布汀
灰黄霉素
利托那韦
圣约翰草

环孢素和左炔诺孕酮之间也存在药物相互作用。在这里,孕激素可抑制环孢素的代谢而使环孢素水平升高。

治疗时间表

无保护性行为后 120 小时内必须服用紧急激素避孕药乌利司他,或 72 小时内服用左炔诺孕酮。

何时转诊

年龄在 16 岁以下的患者
无保护性行为后超过 120 小时的患者

正在使用与紧急激素避孕药有药物相互作用的药物的患者
要提前购买药物的患者

治疗

　　紧急激素避孕药左炔诺孕酮和乌利司他都是非处方药，应在无保护性行为后尽快服用，以获得最好疗效。左炔诺孕酮如果在无保护性行为后 72 小时（3 天）内服用是有效的，但其疗效会随着时间的推移而降低。乌利司他是一种黄体酮受体调节剂，在无保护性行为后 120 小时（5 天）内服用是有效的。如果患者在服用左炔诺孕酮后 2 小时内或服用乌利司他后 3 小时内发生了呕吐，则应尽快再服一剂。

乌利司他

剂量

　　乌利司他这种激素紧急避孕药在无保护性行为后应尽快服用，单次剂量为 30 mg。

不良反应

　　在临床试验中，乌利司他的最常见的不良反应是头痛（约 1/5 的患者）和恶心（约 1/8 的患者）。

药物相互作用

　　如果患者正在服用 CYP3A4 诱导剂（例如苯妥英钠、圣约翰草），则乌利司他的疗效可能会降低。

　　在服用升高胃内 pH 的药物的患者，乌利司他的吸收可能会下降；这种效应的临床意义尚不清楚。

　　乌利司他可降低复方口服避孕药和孕激素避孕药的作用。

母乳喂养

　　制造商建议患者在服用乌利司他后 1 周内不要进行母乳喂养，在此期间要持续将母乳挤出并丢弃。

不应服用乌利司他的女性

根据乌利司他的非处方药的药品说明书，孕妇（因为其服用无效）或有严重肝功能障碍的患者不应服用乌利司他。不应向服用口服类固醇治疗严重哮喘的女性推荐乌利司他。

左炔诺孕酮

剂量

左炔诺孕酮这种激素紧急避孕药在无保护性行为后应尽快服用，其片剂规格剂量为 1.5 mg。

药物相互作用

如果患者正在服用 CYP3A4 诱导剂（例如苯妥英钠、圣约翰草），则左炔诺孕酮的疗效可能会降低。

不良反应

在临床试验中，左炔诺孕酮的最常见的不良反应是头痛（约 1/5 的患者）和恶心（约 1/8 的患者）。实际发生呕吐的患者（1%）要少得多。虽然呕吐的可能性很小，但如果服用左炔诺孕酮后 2 小时内出现了呕吐，则左炔诺孕酮的吸收会受到影响，需要尽快再服一剂。

不应服用左炔诺孕酮的患者

根据左炔诺孕酮的非处方药的药品说明书，孕妇（因为其服用无效）、有严重肝功能障碍或严重的吸收障碍（例如克罗恩病）的患者不应服用左炔诺孕酮。不建议患者在一个月经周期内重复服用左炔诺孕酮。

给购买紧急激素避孕药的患者的建议

1. *BNF* 建议，在提供紧急激素避孕药时，应提醒购买药品的患者：
   - 她们的下一次经期可能会提前或推迟
   - 屏障避孕法需要一直使用到下一个经期
   - 如果有下腹部疼痛，应立即就医，因为这可能意味着异位妊娠

- 如果下一个经期经血量异常少、异常多或时间短暂或没有出现，或者有其他顾虑（如果对是否来月经了有任何疑问，应在无保护性行为后至少 3 周后进行孕检），则应在 3 ~ 4 周内再来药店。

2. 如果下一个经期比平时晚 5 天（左炔诺孕酮）或 7 天（乌利司他），则应进行孕检。

3. 如果患者正在服用复方口服避孕药，则患者除了继续服药外，其伴侣应使用避孕套直到患者连续服药 7 天后。

4. 服用紧急激素避孕药并不等同于正在避孕，也不会对性传播性疾病有保护作用。

临床实用要点

1. 在英国很多地区，药剂师都可以基于患者分组指南（PGD）为患者提供英国国民健康保险覆盖的紧急激素避孕药。在药店引入紧急激素避孕药一方面是为了使非处方药药品说明书上未覆盖的患者（例如 16 岁以下的患者）能更快地买到紧急激素避孕药，另一方面是为了使那些自己支付非处方紧急激素避孕药的费用（高达 25 英镑）有困难的患者减轻负担。在 PGD 框架下为患者提供紧急激素避孕药的药剂师需要进行额外的培训，他们要遵循严格定义的协议，并要维护他们的药店患者用药记录（PMR）。

2. 药剂师应熟悉当地计划生育服务机构及其工作时间，以便由于某种原因不适于给患者提供非处方紧急激素避孕药（药店紧急激素避孕药）时可以转诊患者。对于想要进行常规避孕和获得有关性传播性疾病信息的女性来说，了解当地相关服务机构也很重要。

3. 紧急激素避孕药（乌利司他）可以在同一个月经周期内不止一次使用，但这种多次使用很可能会扰乱患者的月经周期。虽然反复使用紧急激素避孕药没有安全问题，但如果患者反复使用紧急激素避孕药，则其会很难摸清自己的月经周期，因为这类药物可以使月经周期改变。有些患者可能会误以为重复使用紧急激素避孕药可以替代其他一些避孕方法。与其他避孕方法相比，以这种方式使用紧急激素避孕药的效果较差且妊娠的风险较高。以这种方式避孕应当被劝阻。

5

4. 对于提前购买紧急激素避孕药的患者，英国皇家药学会（RPS）的指南声明："在面对提前购买紧急激素避孕药的要求时，药剂师应使用自己专业判断来决定其临床适用性"。英国皇家药学会（RPS）的建议如下所述：

　　药剂师应建议患者减少反复提前购买这类药物的次数，并应建议患者寻求更可靠的避孕方法。

　　药剂师应提醒患者使用这类药物的预期条件，以确保其使用的安全性、有效性和合理性。

　　在一项包含 2 000 多名女性的扩大紧急激素避孕药使用范围的研究中，那些提前买好药物放在家中的患者在需要时更可能使用，不会影响常规避孕药的使用，也不会使无保护性行为的风险增加。

紧急激素避孕药使用的临床病例

病例 1

　　一位经常光顾药店的女性患者来到药店，向作为药剂师的你咨询有关紧急激素避孕药的问题。你将她带到药店的安静区域进行交谈。在询问中，她告诉你，她一直在服用一种仅含孕酮的避孕丸，本周早些时候她到外地出差时由于忘记带药而漏服了一丸。她的药品说明书上说这种情况下她需要连续服用其他避孕药物 7 天。她说她昨晚发生了性行为且没有用避孕套。她目前除了服用上述药物外，没有服用其他任何药物，也没有服用任何草药制剂。她的末次月经是正常的，也没有发生其他无保护性行为。

药剂师的观点

　　许多要求购买紧急激素避孕药的患者的年龄在 20 ~ 30 岁，她们通常是采取常规避孕措施的，但有时她们会出错。根据这位患者的描述，她应服用紧急激素避孕药。药剂师可以同她一起阅读紧急激素避孕药的药品说明书，以使她明确如何服用紧急激素避孕药以及发生不良反应时应该做些什么。药剂师还可以向她推荐避孕套 / 杀精剂，并

强调一下她应该继续使用其他避孕方法直到她原先服用的只含孕激素
的药片连续服用 7 天以恢复避孕效果。

医生的观点

药剂师的观点是合理的。这位患者愿意来咨询这位药剂师的意见
可能是因为他们之间已有良好的专业关系，这让患者可以在第一时间
更放心地寻求这位药剂师的建议。对于这位患者，回顾一下她所使用
的仅含孕酮的避孕丸是否恰当以及她以前是否漏服过药物是有用的。
还应告知患者去给她开处方的医生处随访。

病例 2

一个星期六的下午，大约 4 时 30 分，一位年轻女士来到药店，
向柜台助理咨询紧急激素避孕药，柜台助理将她转给你。你将她带
到药店问诊区，在询问中她告诉你，她昨晚与她的男朋友发生了首
次性交，没有使用避孕措施。她目前没有服用任何药物或草药制剂。
她的月经周期相当规律，大约为 30 天。你认为该女孩的年龄可能在
16 岁以下。

药剂师的观点

这位年轻女士在 12～18 小时前发生了无保护性行为。如果她的
年龄在 16 岁以下，则其超出了使用非处方紧急激素避孕药的许可范
围；因此，药剂师需要询问患者的年龄。一些药店可以基于 PGD 为
16 岁以下的患者提供英国国民健康保险覆盖的紧急激素避孕药。如果
在该药店所在区域当地 PGD 未引入紧急激素避孕药，那么药剂师将
不得不需要考虑可提供紧急激素避孕药的其他方法。紧急门诊、全科
医生非工作时间医疗中心或事故和急诊科可能可以提供；如果这些机
构可以提供，药剂师可以将患者转诊至这些机构。使用乌利司他的时
间为无保护性行为后最长 120 小时内；因此，预约周一的门诊也是来
得及的。药剂师应婉转地建议这个女孩采取常规避孕措施，并询问她
是更愿意从她的全科医生那里还是更愿意从当地的计划生育服务中心
那里得到这种药物。

医生的观点

是否转诊确实取决于患者的年龄（可能难以知悉）以及当地 PGD 是否引入了紧急激素避孕药。这里还有一个问题，就是患者来药店的时间——是周几以及一天中的哪个时间段。一般情况下，当地的计划生育服务中心在星期六下午晚些时候可能已经关门了。这位患者可以等到周一去就诊，那时她服用乌利司他并不晚，但作为一般原则，她最好尽快服用紧急激素避孕药。她此时来药店为她提供了一个"窗口机会"。对于这位患者，最好的办法是与值班全科医生取得联系。这一点可能可以在药店完成，这样患者（或者在患者允许的情况下药剂师）就可以同值班全科医生或护士讨论接下来需要做些什么。如果患者确实是一位 16 岁以下的未成年人，那么全科医生有责任建议她与她的父母讨论这件事。英国医学总会（the General Medical Council, GMC）的指南建议，全科医生可以为未满 16 岁的患者在无父母同意或知情情况下开避孕药，但前提是：

1. 她们明白这种建议的各个方面的含义（她们是"有民事行为能力的"）。
2. 你无法说服患者告知其父母或者允许你告知其父母。
3. 事关避孕和性传播性感染，患者很可能是在接受或未接受治疗的情况下发生性行为。
4. 除非患者得到这种建议或治疗，否则患者的身体或精神健康可能受到损害。
5. 在患者父母不知情或不同意的情况下为其提供建议或治疗符合青少年的最佳利益。

GMC 的指南还指出："即使你决定不提供建议或治疗，你也应该为患者保密"。

病例 3

一位来咨询紧急激素避孕药的女士被转给你。她认为自己可能怀孕了，因为虽然她一直在服用敏高乐 30（Microgynon 30®）——一种复方口服避孕药，但在服用到第 2 周（本周）时漏服了 2 片。她使用的药品每片含有 20 μg 炔雌醇。昨晚她发生了无保护性行为。她的末次月经正常。

药剂师的观点

　　根据性和生殖卫生保健学院的指南，该患者并不需要服用紧急激素避孕药，除非她在服用敏高乐 30（Microgynon 30®）的第一周漏服了 2 片——这位患者是在第 2 周时漏服了 2 片。这个前提是患者在第 1 周的 7 天每天都服用了避孕药。这位患者应避免性行为或使用避孕套直到连续服用 7 片避孕药。药剂师应同这位女士讨论这个问题。如果她仍然担心且仍想服用紧急激素避孕药，药剂师也可以提供，因为没有安全问题，但患者的下一次月经周期可能会被打乱。药剂师也可以建议这位女士买一些避孕套和杀精剂。

医生的观点

　　药剂师的建议是合理的。性和生殖卫生保健学院的指南很复杂，一个有用的总结可以在 *BNF* 中找到——很有价值。注意，对于新药 Qlaira® 和 Zoely®，性和生殖卫生保健学院的指南给出了不同的建议。药剂师应询问这位女士以前是否有过类似问题。如果她已经历过几次这样的事情，那么对她来说改用宫内节育器或其他形式的长效避孕方法可能是更好的选择。

病例 4

　　"事情发生在我的空档年——我准备同我的男朋友一起去南美洲旅行 6 个月之前的 1 周。我们已经习惯了使用避孕套，但我担心万一哪次会发生避孕套破裂的情况，所以我想去药店咨询一下药剂师，看看我能不能购买一些紧急激素避孕药随身携带。我不想去找医生开药"。

　　现在，这位女士正在你的药店咨询购买紧急激素避孕药的事情。使用如下图表做出专业判断并决定如何处理这个请求，可以建议患者考虑哪些其他避孕方法（如果有时间的话）？

不提供药品对患者可能有哪些潜在的危害	提供药品对患者可能有哪些潜在的危害	提供药品对患者可能有哪些潜在的益处	提供／不提供的后果可能有哪些	如果患者是我／我的配偶／我的父母／我的孩子，我会怎么做？这个决定与我对之前接诊的类似患者的决定相同吗？为什么？

妊娠期的常见症状

便秘（参见第2章"消化系统疾病"中"便秘"章节）

　　孕妇出现便秘是由于激素变化导致。妊娠期激素变化可导致孕妇肠道肌肉的收缩力减弱和代谢废物的排出减慢；因此，孕妇的肠道代谢废物中有更多的水分会被肠壁吸收，最终可导致孕妇粪便干燥和硬结。有些孕妇妊娠期服用口服铁制剂治疗贫血也可加重便秘。通过注意饮食（增加水果、蔬菜和全谷类谷物以及小扁豆和豆类摄入比例）和增加液体摄入来预防便秘是可行的。如果孕妇服用口服铁制剂后便秘加重了，最好咨询全科医生是否可以更换另外一种铁制剂。

　　治疗孕妇便秘常给她们不被吸收的泻药，例如乳果糖和卵叶车前子外壳。刺激性泻药也可以使用，但只有在其他干预措施失败时才考虑；塞纳有时用于此时，但应避免在妊娠末期使用，因为它可以刺激子宫。

痔疮（参见第2章"消化系统疾病"中的"痔疮"章节）

　　痔疮可因便秘而加重。在妊娠期，孕妇的盆底和肛门的肌肉松弛可导致其肛管内血管肛垫扩张和充血（痔疮）——可以由于妊娠激素和便秘的影响而加重。在妊娠末期，随着胎儿的头部逐渐被推入骨盆——进一步压迫这些血管，痔疮会进一步加重。

在痔疮的治疗中，重要的是要避免便秘；孕妇可以经常锻炼以促进血液循环，应避免长时间站立；必要时可以咨询药剂师、助产士或全科医生是否可以服用适当的非处方药。

腰部疼痛

随着妊娠期胎儿的不断发育，孕妇的腰骶部和盆腔韧带会变得更柔软和松弛，孕妇的姿势会发生改变；孕妇的腰椎的向前弯曲会增加，这被称为前凸。这种韧带和前凸变化可导致孕妇腰部疼痛。

在妊娠期间，孕妇偶尔使用对乙酰氨基酚是可以接受的，但如果可能，最好避免。从常识方面也可以知道，孕妇应避免提重物、弯腰和蜷缩，因为做这些动作时腰椎会受到更大的压力。也许孕妇还可以从产科物理治疗师和脊柱按摩师或整骨医生那里得到一些帮助。

膀胱炎（参见本章稍前"膀胱炎"章节）

排尿次数增多是孕妇的常见症状，虽然这可能会给孕妇带来诸多不方便，但这在医学上并不是什么问题。当孕妇出现膀胱炎的体征时，例如排尿疼痛、尿液变色或气味难闻，应将孕妇紧急转诊给全科医生，这点非常重要。当孕妇出现膀胱炎时，感染可以从膀胱上行而累及肾，导致一个严重得多的感染。如果怀疑孕妇有膀胱炎，应将其尿样送去做尿液检查，这点非常重要。

头痛

头痛可能是一些孕妇的常见症状。患者最好权衡好运动、休息和放松三者的关系。患者偶尔可以服用对乙酰氨基酚来缓解头痛，但妊娠期间一般最好避免服用药物。妊娠期偶尔出现的持续的或严重的头痛是由于孕妇血压升高导致的，特别是在妊娠后期。这是一个严重的并发症，如有怀疑，助产士或全科医生应对孕妇进行适当的检查，这点非常重要。

胃灼热（参见第 2 章"消化系统疾病"中的"胃灼热"章节）

在孕妇，胃灼热是由其食管下部括约肌松弛引起的，这可使其胃内酸性内容物向上反流而出现胃灼热。从某种程度上讲，大多数孕妇都有这种经历。这种胃酸反流也会导致食道发炎——食管炎。随着妊娠期胎儿的不断发育，孕妇的腹部压力不断增长，胃灼热会逐渐加重。胃灼热的症状可以通过抬高床头、少食多餐和睡前禁食来减轻。饮用一杯牛奶对缓解症状也有帮助。如果建议孕妇进行抗酸治疗，药剂师需要考虑药物中的钠含量，并应让患者避免任何高钠的药物。通常是由助产士或医生给孕妇开合适的药物。

恶心 / 呕吐（晨吐）

在孕妇，恶心和呕吐很常见，尤其是在妊娠早期。70% 的孕妇有恶心症状，60% 的孕妇有呕吐症状。这些症状有时被误称为晨吐，但实际上它们在白天也可以随时发生。至妊娠第 16 周时，90% 的孕妇的呕吐会停止，这被认为是激素水平变化所致。对于孕妇而言，重要的是，要有充足的休息，早晨慢慢起床，多喝水，避免刺激性食物和气味，吃清淡食物。生姜可能会对缓解这些症状有帮助。有一些试验表明，生姜可以减少恶心和呕吐，但这些研究的样本数均较小。有关穴位按压和针灸的证据是不确定的。

阴道分泌物

大多数孕妇会发生正常阴道分泌物变化，会出现更多阴道分泌物。一些孕妇对此会感到担忧，可能会寻求建议。如果孕妇的阴道分泌物是清亮的或白色的，无味，则属于正常的妊娠反应。但是，如果孕妇的阴道分泌物有难闻的气味，是有颜色的，或者伴有诸如疼痛或瘙痒等症状，则应将患者转诊给助产士或全科医生。孕妇最常见的感染是阴道念珠菌感染，对此通常采用局部和阴道内咪唑类药物治疗。

皮肤瘙痒和妊娠纹

　　孕妇出现轻度的皮肤瘙痒很常见。这是由孕妇的皮肤血流增加和腹部皮肤受到牵拉引起的。孕妇穿着宽松的衣服可能会对缓解皮肤瘙痒症状有帮助，使用润肤霜／保湿霜可能也有帮助。少数情况下，孕妇皮肤瘙痒很严重，则可能有一个更严重的病因，即产科胆汁淤积（也称为妊娠期胆汁淤积症）。妊娠期胆汁淤积症可能会伴有黄疸，并可能会对婴儿产生有害影响。药剂师应将主诉有严重瘙痒的孕妇转诊，这点非常重要。

　　孕妇出现妊娠纹的第一个迹象常常是皮肤变薄和变粉的部位发痒，这些部位的皮肤会形成妊娠纹，即皮肤表面形成狭窄的粉红色或紫色条纹。妊娠纹通常会出现在腹部，有时也会出现在大腿上部或胸部。它们因人而异，有些孕妇会因此感到苦恼。孕妇们总是希望这些妊娠纹会在胎儿娩出后逐渐消失和变得不那么明显，但妊娠纹可能不会完全消失。有些面霜和乳液据称可以防止妊娠纹形成或去除妊娠纹，但并没有可靠证据表明它们有效。

5

第**6**章

男性健康

下尿路症状

下尿路症状（lower urinary tract symptom, LUTS）常常影响老年男性，包括储尿期症状、排尿期症状和排尿后症状。储尿期症状包括：尿急、尿频、急迫性尿失禁和夜尿。排尿期症状包括：尿线细或间断性排尿（weak or intermittent urinary stream）、排尿费力（straining）、排尿踌躇（hesitancy）、尿末滴沥（terminal dribbling）和排尿不尽感（incomplete emptying）。排尿后症状主要是排尿后滴沥（post-micturition dribbling），是一种常见且麻烦的症状。

引起 LUTS 的原因有很多，例如，前列腺、尿道、膀胱或括约肌的功能异常或器质性异常。一些术语诸如"前列腺病态""良性前列腺增生的症状"和"临床良性前列腺增生"都可用于描述男性 LUTS。现在推荐使用 LUTS 这个术语，因为前列腺的异常或增生只能部分解释男性的一些泌尿系统症状。

LUTS 是老年男性的一个主要负担。年龄是 LUTS 的一个重要危险因素，LUTS 的发生率随着男性年龄的增长而增加。在 65 岁以上的男性中，有多达 30% 的人会发生 LUTS。LUTS 很少引起严重的疾病，但这些症状会严重影响患者及其家人的生活质量。许多男性认为，他们的症状随着年龄的增长是不可避免的一部分；他们也可能会因为感到尴尬而不寻求帮助。

坦索罗辛是一种非处方药，可使用 6 周，之后再进行任何进一步治疗前均需做出诊断。坦索罗辛最初是被许可用于治疗良性前列腺增生，但现在也被许可用于治疗 LUTS。药剂师推荐坦索罗辛应遵循英国皇家药学会的有关非处方药坦索罗辛的指南。

你需要知悉的内容

年龄
症状的性质
　　泌尿系统症状——排尿踌躇，尿线细，尿急
持续时间
既往史
其他症状
目前用药情况

问诊的重要性

年龄

　　LUTS 是 40 岁以上男性中常见的症状。

症状的性质

　　常见的症状包括以下方面：

- 尿线细
- 需要更频繁排尿，尤其是在晚上
- 没有膀胱正常排空感
- 开始排尿困难
- 排尿淋漓不尽
- 尿急——需要冲进厕所去排尿

　　国际前列腺症状评分（the International Prostate Symptom Score, IPSS）有助于评估泌尿系统的症状。IPSS 包括七种泌尿系统症状（排尿不尽感 / 尿频 / 间断性排尿 / 尿急 / 尿线细 / 排尿费力 / 夜尿）和生活质量指数评分，每一项按照严重程度分为 1～5 分。IPSS 评分在

0~7分的为"轻度"，8~19分的为"中度"，20~35分的为"重度"。LUTS的严重程度应使用经过论证的评分系统进行评估，例如IPSS。当然，使用问卷获取患者疾病信息也不失为一种好的做法。

持续时间

患者的症状可能已经持续了几个月甚至几年。

既往史

典型的既往史描述的症状为逐渐发作，经过一段时间后可全部出现IPSS中的症状并逐渐加重。

其他症状

如果患者同时出现其他泌尿系统症状——排尿疼痛、尿中带血、尿液混浊、发热或尿失禁，则需直接将其转诊至全科医生诊所。如果患者担心自己可能患有前列腺癌，患者也应该去全科医生诊所。

目前用药情况

坦索罗辛如果与降压药同时使用，理论上有增强降压作用的风险。如果患者正在服用 α_1 肾上腺素能受体拮抗剂降压药，例如多沙唑嗪、吲哚拉明、哌唑嗪、特拉唑嗪或维拉帕米，则不应推荐坦索罗辛。

何时转诊

红色预警症状（需紧急转诊）：

- 在过去3个月出现排尿疼痛
- 有与尿路感染相关的发热
- 在过去3个月出现血尿或尿液混浊（可能表明存在尿路感染）
- 尿失禁（漏尿可能表明存在慢性尿潴留）

治疗时间表

如果患者的 LUTS 在治疗 14 天内没有减轻或逐渐加重了，应将患者转诊给医生。

治疗

有轻度 LUTS 的患者也许可以通过改变生活方式来处置，包括有关谨慎摄入液体以及通过均衡饮食和定期锻炼（见下文）保持健康的生活方式。限制咖啡因和酒精摄入尤其有用。

坦索罗辛

坦索罗辛是一种 α_1 肾上腺素能受体阻断剂（"α_1 受体阻断剂"），可使前列腺和膀胱出口周围的平滑肌舒张，导致尿液排出增加。在 45～75 岁的男性，坦索罗辛非处方药适用于治疗良性前列腺增生的功能性症状。其规格剂量为每片 400 μg，使用方法为每日 1 次，每次 1 片，同一餐后整粒吞服。服药后几天之内患者的症状可能就会有所减轻，但要达到最佳效果可能至少需要服药 1 个月。患者的症状越严重，其症状评分的绝对减少就越大。

LUTS 的诊断需要进行医学检查来做出并需要除外前列腺癌。所有患者必须在开始治疗后 6 周内去看医生，以便全科医生评估他们的症状并确认他们可以继续从药剂师那里购买坦索罗辛非处方药。全科医生应该会：

- 询问患者的一般病史、合并症和目前使用的药物，以确定其 LUTS 的可能原因
- 给患者做体格检查
- 评估患者的基线症状，以便评估其后续的症状变化
- 适当的时候，给患者做尿试纸、前列腺特异性抗原和血清肌酐检测［更详细的信息参见英国国家卫生与临床优化研究所（the National Institute for Health and Care Excellence, NICE）的指南"LUTS：CG97"或临床知识摘要（CKS）］

- 在一些情况下，将患者转诊给专科医生进行评估

　　患者初次购买坦索罗辛非处方药的资格由药店工作人员负责审核（初次治疗周期为 6 周：先服用 14 片，如果适合，接下来再服用 28 片）；患者长期使用坦索罗辛非处方药治疗的适用性由全科医生负责确认。药剂师再次为患者提供坦索罗辛非处方药之前，必须与患者确认医生已对其进行了临床评估并已确认其可以继续进行坦索罗辛非处方药治疗。对于长期服用坦索罗辛非处方药的患者，药剂师应建议他们每年去看他们的医生进行临床复查。

禁忌证

　　如果患者的 LUTS 是近期发生的（即 <3 个月），则不应提供坦索罗辛。任何接受过前列腺手术的患者，有肝 / 肾 / 心脏问题的患者，或有不稳定的或未确诊的糖尿病的患者，均不能服用坦索罗辛非处方药。当患者转为站立位时出现头晕、眩晕、虚弱无力（体位性低血压）时也不宜向其推荐坦索罗辛。对于准备进行白内障手术或近期出现视物模糊 / 视物不清但尚未去全科医生处或验光师处进行检查的患者（可能是未确诊的白内障），坦索罗辛也是禁忌证。

不良反应

　　服用坦索罗辛的一种常见的不良反应是眩晕（每 10 ~ 100 人中就有 1 人出现）；不常见的不良反应（每 100 ~ 1 000 人中有 1 人出现）有：头痛、心悸、体位性低血压、鼻炎、便秘、腹泻、恶心、呕吐、皮疹、瘙痒、荨麻疹、异常（干）射精和虚弱。同服用其他 α 受体阻滞剂一样，服用坦索罗辛可出现嗜睡、视物模糊、口干或水肿等。

注意事项 / 警告

　　一些患者服用坦索罗辛后可出现血压下降。出现体位性低血压的表现为：站立时头晕和无力。如果发生了这种情况，患者应立即坐下或躺下。一些患者在接受白内障手术期间服用（或术前曾服用）坦索罗辛可出现一种罕见的情况，即"术中虹膜松弛综合征"。因此，不建议准备接受白内障手术的患者服用坦索罗辛。

草药制剂

一篇最新的系统性综述发现，没有证据表明草药锯叶棕有益。NICE 建议，对于男性 LUTS，不要提供植物疗法（草药疗法）、顺势疗法或针灸疗法。

生活方式建议

患者的轻度 LUTS 也许可通过改变生活方式来缓解。

1. 避免饮酒和咖啡因摄入。饮酒或摄入含咖啡因的饮料（例如茶、咖啡或可乐）可使膀胱受到刺激，导致排尿次数增多。
2. 晚上少饮水。减少晚间饮水量，睡前 2 小时内避免饮水。这些将减少晚上需要起床排尿的机会。然而，在白天饮用足够多的水很重要。
3. 排空膀胱。在长途旅行之前或在不容易到达厕所的情况下去上厕所。
4. 二次排尿。这包括在排尿后等待片刻，然后再尝试排尿。这样有助于更彻底地排尿。
5. 避免便秘，因便秘会压迫膀胱。多吃水果和膳食纤维丰富的食物会有所帮助。
6. 含有减充血剂和抗组胺药成分的感冒药和抗过敏药会影响膀胱肌肉，最好避免服用。

勃起功能障碍

勃起功能障碍（erectile dysfunction, ED）（俗称阳痿）是一种持续性的不能达到或维持足够的阴茎勃起以达到满意的性行为的功能障碍。ED 是一种常见疾病，其发病率随着年龄的增长而增高。ED 可能与高血压、糖尿病、高胆固醇血症或心血管疾病有关。无法完成性行为的心理压力会加重 ED。纯粹的心理原因所致 ED 占 1/10。ED 会对患者的精神和自尊产生负面影响。

当西地那非 1998 年首次以处方药的形式出现时，它被认为是治疗 ED 的一个重大进步，但是，由于它的价格昂贵和需要量可能很高，它在英国国民健康保险中的保险覆盖受到了限制。这意味着，只有患有与某些疾病有关的 ED 患者才能基于"选择性报销计划"（通过选择性报销计划处方认可）获得西地那非处方药。2014 年，西地那非的专利期到期，之后更便宜的西地那非仿制药上市了，由此 NHS 取消了对西地那非仿制药的限制。英国药品和保健品监督管理局（the Medicines and Healthcare Products Regulatory Agency, MHRA）已允许一种西地那非仿制药可以作为非处方药由药剂师卖给经过仔细评估的 18 岁以上的患者。这个许可于 2018 年开始生效。

各方都希望可以经由药店销售非处方西地那非，使患者可以通过更多的合法途径获得西地那非，以在一定程度上减少西地那非的"黑市"交易，例如通过互联网，从而使西地那非的应用更安全。作为药店销售非处方西地那非的一个程序，患者可以填写一张药店核查表（不强制使用）。该表主要涵盖患者的有关健康问题。如果患者对自己使用西地那非存在安全性疑问，应将患者转诊给全科医生以进行进一步的评估。这张药店核查表还提供了支持咨询的建议。有关西地那非的使用除了药店核查表外，还有卫生保健专业人员《西地那非的基本信息》小册子。这些材料可在《电子药物纲要》网站（www.medicines.org.uk/emc）上获得。

你需要知悉的内容

- 年龄——＞18 岁？
- 临床禁忌证（如果不确定，转诊给全科医生）
  - 在过去 6 个月内有心脏病发作或脑卒中
  - 低血压（血压＜90/50 mmHg）
  - 无法控制的高血压
  - 不稳定性心绞痛（胸痛）
  - 心率不规则或心悸（心律失常）
  - 心脏问题：瓣膜疾病，左流出道阻塞，主动脉缩窄或心肌病

- ◦ 严重的心力衰竭
- ◦ 有既往诊断的肝脏疾病（包括肝硬化）
- ◦ 严重的肾功能损害（例如肾小球滤过率或肌酐清除率＜30）
- ◦ 血液疾病：镰状细胞贫血，多发性骨髓瘤或白血病，血友病
- ◦ 活动性胃或十二指肠溃疡
- ◦ 肺动脉高压（罕见）
- ◦ 阴茎海绵体硬结症（Peyronie's disease）或其他导致阴茎变形的疾病（罕见）
- ◦ 视神经损害或诸如色素性视网膜炎的某种遗传性眼病导致的视力下降（罕见）
- ▪ 禁忌的药物
- ◦ 硝酸盐（尼可地尔或其他一氧化氮供体，例如硝酸甘油、单硝酸异山梨酯或硝酸异山梨酯）
- ◦ 用于松弛目的的"药物"（例如亚硝酸戊酯）
- ◦ 治疗肺动脉高压的奥利西呱或其他鸟苷酸环化酶激动剂
- ◦ 利托那韦
- ◦ CYP3A4 抑制剂，例如沙奎那韦、西咪替丁、伊曲康唑或酮康唑、红霉素、利福平或地尔硫卓
- ◦ α 阻滞剂，例如阿夫唑嗪、多沙唑嗪或坦索罗辛

问诊的重要性

多年来，西地那非已经被证明对大多数患者非常有效且安全。西地那非在安全性上受到的主要关注是：其使用是否与最近发生的心血管疾病事件（例如心肌梗死或脑卒中）有关，以及其使用的同时是否在使用治疗心绞痛的硝酸盐类药物。MHRA 建议，可以通过询问患者"你能否轻快地行走 20 分钟或爬两层楼梯而不气喘吁吁"之类的问题来对患者的性行为的心血管健康状况进行筛查。

还有其他一些疾病需要注意（要核查患者填写的 ED 药店核查表并仔细询问他们的病史）。它们中许多是罕见的，大多数在药店咨询购买西地那非的患者不会有这些疾病。如果有疑问，应将患者转诊给全科医生。在这种情况下，有时治疗 ED 的药物也可以遵医

嘱使用。

　　还有一些药物也是禁忌药物，主要是那些治疗心绞痛的药物。因此，如果患者需要服用治疗心绞痛的药物，则无论如何都应将患者转诊给全科医生。

治疗

西地那非

　　西地那非是一种磷酸二酯酶 5 型（PDE5）抑制剂，可抑制环鸟苷单磷酸（cGMP）分解。在性刺激过程中，cGMP 在阴茎中产生，可使阴茎海绵体中的肌肉放松而使血液能够流入海绵体，从而使阴茎勃起。使用西地那非后阴茎勃起仍然需要性刺激。

　　每日服用非处方西地那非的剂量不得超过一剂。一剂 50 mg 西地那非片剂应在每次性行为前约 1 小时用水送服。西地那非一般 30 ~ 60 分钟起效；如有需要，也可在性行为前 4 小时服用。西地那非可与食物同时或不同时服用。高脂肪食物可能会延缓其吸收而延缓其起效时间。葡萄柚和葡萄柚汁可抑制 CYP3A4 酶，因此可导致西地那非在血液中的水平更高。

　　大多数 ED 患者发现，西地那非服用 1 ~ 2 剂后（分开几天分别服用）就能起效。有些人则可能需要在不同的日子里多次服用西地那非（每日最多服用 50 mg）才能达到令人满意的进行性行为的勃起。如果患者仍然不能达到足够的阴茎勃起来满足性行为，他们应该联系医生。

　　药物相互作用：CYP3A4 抑制剂（例如利托那韦、酮康唑、伊曲康唑、红霉素、西咪替丁）可以降低西地那非的清除率。因此，服用利托那韦的患者禁用西地那非，否则会使西地那非的血药浓度增加 4 倍。其他 CYP3A4 抑制剂的效果较弱，但仍需医生决定是否需要降低西地那非的服用剂量，也许需要降低 25 mg。少数服用 α 受体阻断剂（例如阿夫唑嗪、多沙唑嗪或坦索罗辛）的易感患者可能会发生体位性低血压，此时西地那非的使用也需要遵医嘱。

　　西地那非可增强硝酸盐的降压效果；因此，如果患者正在服用硝酸盐（例如硝酸甘油、单硝酸异山梨酯）或正在使用诸如亚硝酸戊酯之类的药物，则应禁用西地那非。

不良反应：使用西地那非的大多数不良反应是轻微的或中度的，持续时间短。最常见的是头痛（可能影响超过 1/10 的患者）以及消化不良。使用后也可见到恶心、鼻塞、眩晕、面部潮红、潮热、视觉色差、视物模糊和视觉障碍。

何时转诊

- 有医疗和（或）药物禁忌证
- 出现以下不良反应应立即转诊：
  - 性行为前、中或后有胸部疼痛。建议患者保持半坐姿并尽量放松。不要使用硝酸盐治疗胸部疼痛
  - 有持续时间＞4 小时的持续的和有时是疼痛性的勃起（阴茎异常勃起）
  - 视力突然下降或丧失
  - 过敏反应：突然喘鸣、呼吸困难，或眩晕，或眼睑、面部、嘴唇或咽喉肿胀
  - 出现诸如重症多形性红斑（Stevens-Johnson 综合征）和中毒性表皮坏死松解症的严重皮肤反应：皮肤严重脱皮和水肿，口、生殖器和眼睛周围皮肤起泡或发热。但这些非常罕见
  - 癫痫发作

临床实用要点

据说，50 mg 的西地那非在 75% 的患者中可以促进性行为。如果西地那非无效，应将患者转诊给全科医生。有时，更高剂量的西地那非或使用替代药物可以成功。

西地那非只对与 ED 有关的性问题有效。西地那非并不能提高性能力，对治疗其他问题没有帮助，例如早泄。西地那非对与缺乏吸引力或关系破裂有关的性问题也没有帮助。

心理健康可能是个问题。ED 可能是抑郁症的一个症状和原因，抗抑郁药物可以导致性唤起障碍或性行为障碍。药剂师应牢记这一点并警惕抑郁症的可能性。过度饮酒会导致 ED，这是另一个需要询问

的问题。

如果一位要求购买西地那非的患者以前已在药店购买过该药，则应询问他的健康状况或用药情况是否有任何变化。

药剂师应建议患者在开始使用非处方西地那非的 6 个月内去咨询医生，以对其潜在的疾病和危险因素进行临床评估。

在 ED 的治疗中，为患者提供有关生活方式方面的建议非常重要。应与患者讨论定期锻炼和减轻压力的作用。药剂师在患者减肥和戒烟方面也可以提供建议和支持。ED 常与过量饮酒有关，因此，应该给患者相应的建议。避免娱乐性毒品的有关建议也很重要，但有时这会被忽视。要核查患者有没有购买其他"不受管制的"治疗ED 的药物（例如通过互联网），这可能也是一个问题；如果有，应该被劝阻，因为这不安全。

脱发

雄激素性脱发是一种特殊类型的脱发，有遗传倾向，具有雄激素依赖性。雄激素性脱发也被称为男性型脱发，因为它在男性中常见，但它也会影响一些女性。在男性中，雄激素性脱发的最初征象可以发生在青春期前后的任何时候，发病年龄通常在 20 ~ 25 岁之间，大约一半的男性到 50 岁时会受到影响。

斑秃是另一种不太常见的脱发类型，是一种斑块状的非瘢痕性脱发，最常累及头皮或胡须部位，眉毛和睫毛处则不那么常见。斑秃可以发生在任何年龄。瘢痕性秃发的片状秃发可因感染（诸如癣）而发生。弥漫性脱发的原因包括休止期脱发、甲状腺功能减退症、严重的铁缺乏和蛋白质缺乏。一些药物和化疗也会导致脱发。

雄激素性脱发是可以部分治愈的；但对于斑秃患者，目前药店还不能为其提供任何治疗。虽然脱发在很大程度上被视为一个美容问题，但其对患者的心理影响可能是巨大的。因此，对患者保持一种共情的态度是必不可少的。米诺地尔是一种男性和女性都可以使用的非处方药，可以涂抹在头皮患处。另一种口服药物非那雄胺是男性使用的药物，需要凭处方购买，不是非处方药。这两种药品都不在英国国民健康保险覆盖范围内，这点应告知患者。

你需要知悉的内容

性别
　男性，女性
脱发病史和持续时间
脱发的位置和患处大小
其他症状
影响因素
目前用药情况

问诊的重要性

性别

　　男性和女性都可以发生雄激素性脱发（在女性中比想象得更常见，10% 的绝经前女性受到影响，30% 的 70 岁以上的女性中受到影响）。斑秃可以发生在任何年龄段，男女患病率相同。斑秃在儿童和年轻人中最常见，通常是一种复发性疾病。

脱发病史和持续时间

　　雄激素性脱发的特征是：头发逐渐稀薄和脱落。在男性患者，雄激素性脱发通常首先累及前额的发际线，然后逐渐后移。而在女性，雄激素性脱发通常是更分散的，可累及头皮顶部，发根之间的距离增宽。女性的脱发问题正日益受到重视；脱发会使人自卑，有脱发者往往会用假发来掩饰。

　　斑秃可能是在不经意间发现的，可导致斑片状脱发。斑秃的原因目前仍不清楚，但被认为有可能是由自身免疫引起的。

　　休止期脱发通常发生在身体或情感遭受重创后的 2~3 个月，是毛发生长突然停止的结果。休止期脱发的速率在一段时间内会显著增高，然后会自行缓解而使患者恢复正常。休止期脱发通常发生在孕妇分娩、严重感染、速成节食或大手术之后。

脱发的位置和患处大小

如果雄激素性脱发区域直径＜10 cm，可尝试使用米诺地尔。

其他症状

发质变粗和脱发可以由甲状腺功能减退症（黏液性水肿）引起，这类患者还可同时出现其他症状，包括疲倦感或疲惫不堪、声音低沉和体重增加。

头皮炎性疾病可引起脱发，例如癣菌感染（头癣）。这类患者还可同时出现其他症状，包括头皮发痒和发红，且感染区域边缘不断变红，这种情况下需要将患者转诊给医生。

在女性，经期经血过多（月经过多）可能会导致铁缺乏和贫血而加重弥漫性脱发或雄激素性脱发。不来月经或很少来月经有时是由于多囊卵巢病或催乳素水平升高引起的，这两种疾病均可导致雄激素性脱发。

影响因素

孕妇妊娠期间和分娩以后都会出现激素变化，因此，孕妇在妊娠期间和胎儿娩出后发生脱发是常见的。尽管这种脱发是完全正常的，但常常会引起孕妇的担心；应该让孕妇放心，告知她的头发会重新长出来的。治疗孕妇的这种脱发是不恰当的。

目前用药情况

众所周知，细胞毒性药物可导致脱发。服用抗凝血药（香豆素）、降脂药（氯贝丁酯）和维生素 A（过量服用）也可导致脱发。应将药物导致脱发的患者转诊给医生。可导致脱发的其他药物包括别嘌呤醇、β 受体阻断剂、溴隐亭、卡马西平、秋水仙素、锂和丙戊酸钠。

何时转诊

斑秃
疑似药物性脱发

疑似甲状腺功能减退症
月经失调
疑似贫血

治疗时间表

　　使用米诺地尔进行治疗可能需要长达 4 个月才能达到最佳效果。

治疗

米诺地尔

　　米诺地尔可作为一种非处方药购买，有 2% 和 5% 的摩斯 / 泡沫剂或乳液（应核查每种药品是否适合男性和女性及其适用的年龄范围）。米诺地尔治疗脱发的作用机制尚不清楚；它是在高血压治疗试验中发现的——口服米诺地尔的研究对象报告他们有毛发生长现象。越早使用米诺地尔治疗脱发越可能有效。对仍有一些毛发存在且秃发区域直径 <10 cm 或脱发持续时间 <10 年的患者进行米诺地尔治疗最可能有效。米诺地尔药品说明书显示，该药用于男性脱发或头顶部头发稀疏和女性弥漫性头发稀疏最有效，这些都是雄激素性脱发的表现。多达 1/3 的这类脱发患者使用后报告他们有非毳毛（正常）头发再生且掉发稳定；另外 1/3 的患者使用后报告他们有一些毳毛（纤细、柔软的毛发）再生；剩余的 1/3 的患者使用后报告未见任何改善。

　　重要的是，患者需要了解使治疗或多或少成功的因素以及他们的期望是否是现实的。有些患者即使改善的机会非常少，可能仍然想进行尝试性治疗。

　　米诺地尔用药 4~6 周后，患者可感觉到脱发在减少；用药 4 个月后，患者可观察到头发再生。因此，一些皮肤科医生认为，患者在放弃治疗前需持续用药 1 年。最初，新生的毛发非常纤细柔软，但它们可以逐渐变得浓密并在质地和外观上更趋向正常的头发。

用法

　　米诺地尔每日 2 次涂于干燥的头皮上，轻轻按摩患处使其浸入。

头发应保持干净和干燥，米诺地尔乳液或泡沫剂涂抹后应自然晾干。使用米诺地尔乳液后至少 1 小时内不应洗发。

注意事项 / 警告

　　有时米诺地尔或其他成分（例如其乳液中的丙二醇）会导致刺痒和过敏反应。少量米诺地尔（约 1.5%）会全身性吸收，因此，理论上存在使用后低血压发生的可能性，但在临床实际上似乎不太可能。米诺地尔还被认为可导致反射性心率加快。虽然这是一个理论上的风险，因为使用的药量非常少，但偶尔可见心动过速和心悸。药品制造商在药品说明书上会写明，任何患有高血压、心绞痛或心脏病的患者在经医生核查之前均不得使用米诺地尔。虽然没有具体的问题报告，药品制造商在药品说明书上也会写明，孕妇或哺乳期女性不得使用米诺地尔。

　　重要的是，要向患者解释，为达到最佳疗效，他们需要长期治疗。治疗必须无限期地持续以保持效果；治疗停止 2~3 个月后，新生毛发会脱落。米诺地尔不适于治疗斑秃或与妊娠相关的脱发。

第7章

眼耳疾病

眼部疾病：红眼病

一种可导致红眼病的常见疾病是结膜炎，当然可导致红眼病的原因还有很多，例如感染、过敏或刺激。事实上，还有许多更严重类型的红眼病，它们通常是疼痛性的，也需要考虑。下面列举一些可导致疼痛性红眼病的病因。

一个好的"经验法则"是，如果患者的眼部疼痛和视力变化是一个显著特征，应将患者转诊给全科医生。在英国的一些地区，验光师（眼镜商）也可以处置这些问题，如果患者需要转诊，他们可以直接将患者转诊至眼科诊所。如果相关，药剂师自己应当了解当地的这些保健机构。现在许多其他常见的眼部疾病都由验光师来处置，在许多情况下，患者可以直接向验光师寻求处置建议。

你需要知悉的内容

红眼病的病因

　结膜炎

　　感染

　　过敏

　睑缘炎

其他原因——疼痛性红眼病

　角膜溃疡

　角膜炎

虹膜炎／葡萄膜炎

青光眼

累及单眼还是双眼？

症状持续时间

眼睛是什么样子？

有无疼痛、沙砾感或畏光？

视力是否受到影响？

眼部是否出现大量分泌物——脓性的还是水样的？

患者是否佩戴隐形眼镜？

问诊的重要性

结膜炎

结膜炎这个术语描述的是结膜的炎症。结膜是一种覆盖在眼球前部（白色的巩膜）和眼睑内部的膜。结膜可因感染、过敏或刺激而发炎。结膜炎有两个主要特征：一个是眼睛发红，这是由于巩膜血管扩张和分泌物排出所致；另一个是眼分泌物增多，因为覆盖在眼睑内部的结膜含有产生黏液的细胞和产生眼泪的腺体，发炎时这些细胞会分泌更多的液体。

感染性结膜炎

细菌和病毒都能引起感染性结膜炎。在感染性结膜炎中，病毒性感染是最常见的原因，通常不需要治疗。病毒性结膜炎常伴有病毒性呼吸道感染的其他症状，例如咳嗽和感冒。除了眼睛发红或呈"粉红色"外，结膜炎的主要症状还有不舒服的沙砾感和分泌物增多。病毒性结膜炎是一种疼痛性疾病。在结膜细菌性感染中，眼分泌物多为黏脓性的；而在结膜病毒性感染中，眼分泌物多呈水样。病毒性结膜炎最初可能只累及一只眼睛，但两只眼睛通常会在几小时内都出现症状。如果结膜炎的症状局限于一只眼睛，则表明可能有异物或其他导致红眼病的疾病。一篇系统性综述显示，与其他类型的结膜炎相比，如果患者醒来时有使其眼睑粘连的脓性分泌物但无发痒，则其更可能是细菌性结膜炎。瘙痒是过敏性结膜炎的最明显的症状。

应将所有有结膜炎和眼部疼痛的患者转诊至全科医生诊所。也应将任何描述自己的视力受到影响的人（除了因分泌物增多而出现短暂视线模糊、眨眼的人）转诊以进行紧急评估。

结膜炎的治疗

急性细菌性结膜炎常常是自限性的。一篇循证医学系统性综述显示，65% 的使用安慰剂的细菌性结膜炎患者在 2～5 天内缓解。这篇综述的结论是，使用抗生素滴眼液与临床和微生物学两方面均缓解的"适度改善"率有关，并认为，"为加速症状和感染的减轻，应考虑使用抗生素滴眼液"。

因此，"观察等待"是一个合理的选择，尤其是在许多病例可能是病毒感染的情况下。系统性综述显示，与抗生素相比，使用安慰剂并没有使严重危害的发生率增加。如果有黏性分泌物，则无论是否进行治疗或采取哪种方式治疗，都可以建议患者每日用浸湿温水的棉签清洁患侧眼睛的外部。

对于急性细菌性结膜炎成年患者和 2 岁或以上的患者，使用 0.5% 氯霉素滴眼液，第一个 24 小时每 2 小时使用 1 次，之后每日 4 次；或使用 1% 氯霉素眼药膏非处方药治疗。症状通常会在几天内消失。5 天的治疗通常是足够的，但应在症状消失后继续用药 48 小时。

感染性结膜炎患者或接诊此类患者的医生均应勤洗手，避免共用毛巾和枕头，因为有时这种感染是传染性的。患者在感染完全治愈且任何药物治疗 24 小时之前均不能佩戴隐形眼镜。这一点很重要，因为如果在细菌性结膜炎的情况下佩戴隐形眼镜，可能会发生严重的眼部溃疡。

如果结膜炎症状持续 >1 周，则需要进行进一步的检查，这是将患者转诊至全科医生诊所的指征。如果患者出现明显的眼睛疼痛，有畏光（对光不舒服）、明显的红肿或视力受到影响，应立即将患者转诊至全科医生诊所。

有类似症状的其他疾病

过敏性结膜炎

过敏性结膜炎患者会出现眼睛发痒和水样分泌物。眼睛发痒可能是一个重要特征，有时，眼白上方的结膜是非常肿胀或"水肿性"的。过敏性结膜炎通常发生在花粉症季节，但在有些人也可以发生在其他时间，例如，由于宠物过敏。过敏性结膜炎有时与感染性结膜炎很难鉴别，因此，当药剂师没有把握做出诊断时，应将患者转诊。

治疗

过敏性结膜炎除了由于花粉症外，如果有与过敏性鼻炎相关的其他症状（例如打喷嚏、流鼻涕和鼻塞），则给予口服抗组胺药和鼻腔局部皮质类固醇可治疗大多数患者且有可能减轻他们的眼部症状[参见第1章"呼吸系统疾病"中"过敏性鼻炎（花粉症）"章节的相关内容]。

使用抗组胺药滴眼液有助于缓解主要的或显著的眼部症状。药店有售的一些剂型也可与交感神经减充血剂合用。它们的使用不得超过7天。

如果过敏性结膜炎患者长期暴露于变应原，则持续使用局部抗组胺药就不适合了，在这种情况下，也许推荐患者使用含有肥大细胞稳定剂（例如色甘酸钠或洛度沙胺）的滴眼液治疗更好。有时也可使用另一种肥大细胞稳定剂——奈多罗米尔钠，但这种药只能经由医生处方买到。这些药物是通过阻断免疫球蛋白/变应原复合物附着于肥大细胞而有助于治疗过敏反应的。

不论是对季节性过敏性结膜炎还是对常年过敏性结膜炎，均可推荐2%色甘酸钠滴眼液（P和GSL）非处方药进行治疗（不适于1岁以下的患儿）。患者可买到几种牌子的这类药品。需要提醒患者的是，他们在使用这类药品后可能会出现轻微而短暂的烧灼感或刺痛感。这类滴眼液的使用为每日4次，其缓解症状的作用相对较快，但应按时持续使用，以防症状复发。隐形眼镜佩戴者在使用时可能需要把隐形眼镜拿掉（参见具体药品说明书）。这类滴眼液长时间使用时仍然有效；但有些药品说明书建议，如果患者连续使用超过14天，应去看医生。

洛度沙胺也是以类似的方式使用，可以作为药店药供应，4岁以下患儿不宜使用。

睑缘炎

　　睑缘炎是指眼睑边缘的炎症。其典型症状是眼睛发痒、刺痛和发黏。这些症状和表现与结膜炎的相似，两者经常混淆。睑缘炎往往是一种慢性疾病，往往有潜在的慢性感染。治疗可控制症状和预防并发症；然而，周期性复发和恶化也可能发生。在一些患者中，睑缘炎与痤疮、酒渣鼻或脂溢性皮炎有关（参见第 3 章"皮肤科疾病"）。

　　睑缘炎的治疗包括给予保持眼睑卫生的建议，包括避免眼部化妆。通常会给患者一张有关保持眼睑卫生的指令单 [1]，其内容包括：用温水浸湿的棉片或毛巾清洁眼周围（闭上眼睛），然后用沾湿温清洁剂（例如，用温水或温碳酸氢盐溶液以 1∶10 的比例稀释的婴儿洗发水）的棉片或毛巾清洗眼睑并沿眼睑边缘擦干。这种清洗有助于清除眼睑及其周围异物碎屑而减轻眼睑边缘的炎症。有时可用局部抗生素治疗睑缘炎的突然发作，这种治疗往往需要长期进行（6 周或以上）。虽然药剂师可以为患有这种常见疾病的患者提供建议和支持，但最好由验光师或全科医生来确定诊断和开始治疗。

结膜下出血

　　结膜下出血是引起红眼病的一个常见原因。结膜下出血是由结膜层后面的小的出血引起的，可导致眼睛的白色部分（巩膜）发红。结膜下出血看起来很吓人，但不会引起不适，通常是无害的。其巩膜发红通常在 1～2 周内消失。结膜下出血通常是一种自发的、无法解释的现象，患者通常只需放心即可。将患者转诊至全科医生诊所的唯一原因是怀疑他们有高血压（例如，最近没有体检），或者他们在其他地方有不明原因的出血或挫伤。

疼痛性眼部疾病

角膜溃疡、角膜炎

　　角膜溃疡可由感染或创伤导致。其主要症状是疼痛，因为角膜非常敏感。角膜溃疡可能伴有巩膜周围炎症。戴隐形眼镜有可能造成角膜擦伤，但佩戴者可能不会感到那么疼，因为持续的接触会减轻疼痛感。角膜溃疡的早期诊断非常重要，因为角膜溃疡有可能在角膜上留下永久性瘢痕，甚至导致失明。角膜是覆盖在眼球上的最前面的一层透明薄膜。在没有染色的情况下，早期的角膜溃疡是不可见的。如果怀疑是角膜溃疡，可在滴入荧光滴眼液后进行眼部检查，以使不容易分辨的溃疡因染色而变得很明显。

角膜炎是角膜的炎症，常伴有感染。角膜炎常常表现为单侧的、剧烈疼痛性红眼病，患者主诉对强光有不适感（畏光）。有时角膜炎是由焊枪或日光浴床的紫外线损伤造成的。角膜炎也可由单纯疱疹病毒感染引起，偶尔也可由细菌性感染引起。如果疱疹病毒感染是其原因，患者通常有唇疱疹相关病史。棘阿米巴角膜炎有时可见于软性隐形眼镜佩戴者，与其不注意镜片卫生、长时间佩戴和游泳时佩戴游泳镜有关。角膜炎可导致严重的问题，很难治疗。

治疗

如果怀疑这些疾病，应立即将患者转诊给验光师或全科医生。引起角膜溃疡的一个常见原因是眼睑下有异物，后者通常很容易去除。由这种创伤引起的表面溃疡通常会很快愈合。简单地将隐形眼镜取出来通常就能治愈隐形眼镜引起的角膜溃疡。还常常给予这些疾病患者短期抗生素滴眼液或眼药膏治疗，以预防继发性感染。由感染引起的严重角膜溃疡和角膜炎则需要由眼科专科医生进行评估和治疗。

葡萄膜炎（虹膜炎）

葡萄膜炎，有时也称为虹膜炎，是发生在虹膜和周围纤毛体的炎症。葡萄膜炎的发生可能与某些类型的关节炎、结节病或结核有关。葡萄膜炎有时也可无明显病因而作为一个孤立事件发生。在一些病例，感染似乎是诱因。葡萄膜炎大多累及双眼，但也可能是单侧的。葡萄膜炎可引起"较深的"眼睛疼痛——感觉上更多是在眼睛内，而结膜炎感觉到的是表浅的沙砾感疼痛，并且葡萄膜炎没有分泌物排出。葡萄膜炎患者的表现是患侧眼睛发红，主要是角膜周围（角膜周围的炎症或"充血"），瞳孔可因虹膜肌肉痉挛而收缩，并且可能是不规则的。视物模糊和畏光是葡萄膜炎的常见症状。

治疗

未经治疗的葡萄膜炎可导致严重的眼睛损害和视力丧失。如果怀疑葡萄膜炎，必须将患者紧急转诊给眼科专科医生。使用局部皮质类固醇（有时口服）可以减轻炎症，常将它们与滴眼液一起使用，以麻痹和扩张虹膜。

青光眼

青光眼发生于眼内液体压力异常升高时。青光眼有两种主要类型：①突发性；②发展缓慢和隐匿性。

急性闭角型青光眼是突发性的，可导致疼痛性红眼病。在大多数急性闭角型青光眼病例，虹膜会折叠并阻塞眼内液体排出（它会"关闭前房角"）。随着压力的迅速升高，角膜发生肿胀并变得混浊，导致视力下降并出现一个围绕光源的色环。如果一个人有急性疼痛性红眼病，应怀疑急性闭角型青光眼。后者在亚洲人、女性和老年人中更为常见。急性青光眼患者会出现突然发作的头痛和恶心。患者呕吐很常见。患者的瞳孔会变得固定。在老年人中，头痛可能是主要症状，有时很难诊断。

治疗

紧急转诊至医院对于防止永久性失明是必要的。眼内压的极度升高会迅速损害视神经。在使用药物降压后，治疗通常包括手术或激光治疗以去除部分虹膜。这样可以降低眼内压，应该可以防止青光眼的再次发作。有时未受累的眼睛也要接受治疗，因为它有发生急性青光眼的高风险。

慢性"开角型"青光眼是一种更常见的青光眼类型，40岁以上人群的患病率为2%。慢性"开角型"青光眼起病缓慢且隐匿，没有征兆。随着眼内压的逐渐升高，视神经慢慢受损，如果不治疗，可导致周围视野丧失和失明。慢性青光眼可以在验光师那里检查出来。青光眼可以遗传，如果患者有青光眼家族史，应建议患者定期进行眼部检查，尤其是40岁以上时。在英国，对于年龄在40年以上且有青光眼家族史的患者，眼部检查是健康保险覆盖的。

隐形眼镜

隐形眼镜主要有两种类型：硬性（透气性透镜）和软性（水凝胶

透镜）。软性隐形眼镜因其舒适而最受欢迎。日抛型隐形眼镜，即只可佩戴一次，因无需保养或存储，也变得越来越流行。硬性隐形眼镜是可重复使用一个月的一次性镜片，但它在晚上通常需要取出并清洗。如果患者长时间佩戴隐形眼镜，则会增加发生诸如角膜溃疡、角膜炎和棘阿米巴角膜炎等并发症的风险。隐形眼镜与眼睑内侧摩擦会导致一种叫做乳头状结膜炎的疾病。

如果患者正患有结膜炎或正在使某种滴眼液，则患者不应佩戴隐形眼镜（患者应经常查阅患者资料手册）。软性隐形眼镜可以吸收滴眼液中含有的防腐剂苯扎氯铵，由此可引起眼睛刺激症状和发炎。因此，当患者使用含有这种防腐剂的滴眼液时不应佩戴软性隐形眼镜。

眼部疾病：干眼症

干眼症是一种常见问题，特别是在老年人中。有时也使用干燥性角膜结膜炎这一术语。泪膜是维持眼睛表面健康和使视力清晰所必需的。眼泪是由水、盐、脂质、蛋白质和黏液组成的复杂混合物。脂质或油性成分围绕在泪膜周围，帮助防止水分蒸发，而黏液成分帮助泪膜均匀地覆盖在眼睛表面。在干眼症中，泪液的量或成分发生了变化；要么是泪腺产生的盐性液体不够，要么是眼泪蒸发得太快，或者是它们在角膜上的分布不均匀（或者是这些物质的混合物）。眼泪的分泌会随着年龄的增长而减少，并且受到女性激素的影响，所以这一问题在老年女性中最为常见。

你需要知悉的内容

干眼症的病因
　　环境
　　疾病
　　目前用药情况
都有哪些症状——疼痛，沙砾感，畏光？
视力是否受到影响？
患者是否戴隐形眼镜？

问诊的重要性

环境

多风、干燥的气候可增加眼泪中水分的蒸发。由于长时间坐在计算机屏幕前工作时会减少眨眼的频率，泪膜在眼睛上的再分布常常会减少而使干眼症的发生风险增高。

疾病

类风湿性关节炎（RA）、糖尿病或甲状腺疾病患者更易患干眼症。

目前用药情况

抗组胺药、β 受体阻断剂、化疗药物、利尿药、激素替代治疗、口服避孕药、选择性 5- 羟色胺再摄取抑制剂（SSRI）以及三环类抗抑郁药（TCA）可能会影响泪液的量和成分。用于局部治疗的防腐剂可能也可以诱发干眼症。

症状

干眼症患者可能会主诉眼部有刺痛感、沙砾感、发痒或灼烧感、异物感以及泪液分泌增多和视物模糊等。

视力

干眼症患者在早晨刚刚醒来时可能会出现视物模糊。

隐形眼镜

戴隐形眼镜的人更容易出现干眼症的症状。

何时转诊

大多数干眼症是轻度至中度的，患者可以通过自我护理来处理。对于症状严重的或经过自我护理症状未减轻的患者，应将他们转诊给全科医生或验光师。极端情况可导致相当的不适和眼睛溃疡。

治疗

干眼症的治疗目的是恢复或维持眼内正常的泪液量，以缓解干眼症的症状。目前主要有两种治疗方法，即使用眼用润滑剂或补充泪液油脂以减少泪液蒸发。眼用润滑剂包括一系列滴眼液、眼凝胶剂和软膏剂。戴隐形眼镜的患者应使用不含防腐剂的制剂。补充泪液油脂的制剂包括含有合成瓜尔豆胶的滴眼液或含有脂质体的眼用喷雾剂。后者可直接喷于患者闭合的眼睑——当患者睁开眼睛时，喷雾剂中的脂质体就会扩散布满整个眼球表面，形成新的脂质层。

实用建议

在家中和办公室使用加湿器有助于保持空气湿润。开窗通风，即使是很短的时间，也有助于室内空气清新和湿润。避免吸烟和戒烟应有所帮助。避免使用已知会加重病情的药物（使用局部抗组胺药会使病情恶化）。外出时佩戴太阳镜（特别是面罩型太阳镜）有助于保护眼睛免受阳光和风的干燥影响。如果长时间使用电脑，应确保显示器处于或低于眼睛水平的高度，避免盯着屏幕看，并经常休息，闭上眼睛 / 眨眼。

干眼综合征的推荐治疗方法

在缺乏实用建议的情况下，建议干眼症患者使用人工泪液和眼部润滑软膏。

应根据病情的严重程度和患者的偏好选择：

- 对于有轻度或中度症状的患者，通常单独使用人工泪液就足够了。
  - 羟丙甲纤维素是最常用的药品，但需要频繁用药（理想情况下，开始间隔 30 分钟一次直到症状减轻，然后减少用药频率）。
  - 含有卡波姆或聚乙烯醇的药品不用那么频繁用药，但患者可能不太耐受。
  - 氯化钠（生理盐水）是短效的，适于作为"舒适滴眼液"或与隐形眼镜一起使用。

- 如果某种药品引起了刺激症状，或如果患者佩戴软性隐形眼镜，则应考虑将该药品更换为不含防腐剂的药品——羟丙甲纤维素、卡波姆、聚乙烯醇、氯化钠、羟甲基纤维素钠、羟乙基纤维素和透明质酸钠。
- 最常引起眼睛刺激症状的防腐剂是苯扎氯铵。
- 如果每天用药次数超过 6 次，应考虑使用不含防腐剂的药品，因为发生防腐剂刺激症状的风险会随着使用频率的增加而增加。
- 对于有严重症状的患者，不含防腐剂的人工泪液是适于使用的。可考虑在晚上增添使用眼部润滑软膏。
- 含有石蜡的眼部润滑软膏可能会让人不舒服和视物模糊，所以通常只能在晚上使用，并且使用时千万不要戴隐形眼镜。

来源：Adapted from NHS Clinical Knowledge Summaries: https://cks.nice.org.uk/dry-eye-syndrome#!scenario.

眼部疾病临床病例

病例 1

保罗·贺特是一位 40 多岁的男士，他在下班回家的路上来到药店咨询他的睑腺炎（麦粒肿）的有关治疗。他想要亲自咨询药剂师。现在是周五晚上，你们药店就要打烊了；你们药店地处市中心。他问你，你们药店是否可以给他紧急供应氯霉素眼部软膏——通常是他的医生开给他。氯霉素非处方药仅获准用于治疗急性细菌性结膜炎。你会怎么做？

药剂师的观点

药剂师有时会遇到这种左右为难的情况。一般情况下，除非这位患者就诊的全科医生诊所在周六早晨也开门诊，否则这位患者要等到下周一才能拿到处方（除非他去非工作时间医疗中心或事故和急诊科）。在有的地区，社区药店可以通过当地的患者分组指南（PGD）为患者提供氯霉素眼药膏，药剂师可以按照协议在适当的时候为患者提供睑腺炎的治疗。

至于是否给患者提供紧急供应，则由药剂师来决定。药剂师要判断患者的情况是否构成紧急供应的条件，即满足"患者需要立即使用处方药，并且患者在所处情况下拿到处方也不切实际"的条件。关于是否构成紧急供应的条件，患者的观点和药剂师的观点并不总是一致的。这种决定可参照如下可行性框架做出。

不供应对患者有哪些潜在的危害	供应对患者有哪些潜在的危害	供应对患者有哪些潜在的益处	供应 / 不供应有哪些后果	如果患者是我 / 我的配偶 / 我的父母 / 我的孩子，我会怎么做？这个决定与我对之前接诊的类似患者的决定相同吗？为什么？

然而，药剂师会考虑不提供紧急供应会有哪些后果，包括由于延误治疗给患者带来的痛苦和所有潜在的危害。在药剂师看来，如果患者的情况构成紧急情况，则应按照《医学、伦理学和实践》（英国皇家药学会）的原则满足紧急供应的要求。

医生的观点

大多数睑腺炎具有自限性。睑腺炎可分为外睑腺炎和内睑腺炎。外睑腺炎是睑缘的毛囊根部的局部感染；而内睑腺炎是发生在眼睑内表面的睑板腺的感染。

几乎所有的睑腺炎均为金黄色葡萄球菌感染。如果不治疗，患者睫毛根部会出现黄色脓头，且一旦积脓穿破皮肤向外排出，红肿会迅速消退，疼痛也随之消失。对于这种类型的睑腺炎，可以鼓励患者进行局部热敷治疗来达到促进化脓的目的。方法是：用热水浸湿一个棉片，然后用其轻轻按压睑腺炎患处。一种传统方法是用温水加热木勺进行热勺浴（要小心避免烫伤）。医生常会给患者开氯霉素眼药膏来保护其眼睛，这并不是睑腺炎的治疗。让保罗·贺特理解睑腺炎的自然病程对他有好处，他过去已习惯使用氯霉素眼药膏，这次不给他提供紧急供应他可能会不高兴。

全科医生应评估保罗·贺特的睑腺炎是否是反复发作的。有时睑腺炎可能与睑缘炎、糖尿病或血脂水平升高相关。

睑腺炎周围的眼睑出现炎症是将患者转诊给全科医生的一个原因，因为这可能是患者使用全身抗生素治疗的指征。少数情况下，睑腺炎需要切开引流治疗以加速缓解。

病例 2

凯特·科萨提斯是一位年近 40 岁的妈妈，她想咨询一下有关她女儿艾莉的眼睛问题。昨天和今天早晨起床时，她发现她女儿艾莉的双眼有黏性"黄色分泌物"。艾莉只有 18 个月大，她的眼睛问题似乎困扰着她，因为她一直在揉眼睛。

药剂师的观点

我不建议让这个女孩使用氯霉素眼药膏，因为她还不到 2 岁。在任何情况下我都认为，氯霉素眼药膏对儿童的传染性结膜炎没有任何好处。因此，我向凯特建议，她可以在接下来的几天里每天给她女儿轻轻清洗眼部以保持其眼部清洁，如此她女儿的感染可能会自行缓解。但凯特仍希望得到一些治疗，所以我建议她带女儿去看全科医生。

医生的观点

我同意药剂师的观点。现有的证据表明，即使通过实验室检查找到了细菌性感染的证据，与安慰剂相比，氯霉素滴眼液处方药也只有轻微的益处。换句话说，大多数感染是自行缓解的。在艾莉这种情况下，医生了解她妈妈对结膜炎及其治疗的看法、担心和期望非常重要。艾莉的妈妈可能会坚持让医生给她女儿开处方药，而许多全科医生会满足她的愿望，特别是考虑到问诊的时间压力时。如果可能，医生应多花些时间倾听她为什么担心并予以解释，这样才能避免开处方药和未来她再次坚持医生开处方药的情况。

家长的观点

我对药剂师的做法很不满意。我来过这家药店多次，咨询过多次，通常药剂师的做法都会让我满意。但是，这一次他告诉我，这种眼部感染不治疗也会自行缓解。他说他无论如何都不能卖给我任何药品，所以我不得不带着我的女儿去看医生。我很担心我女儿的眼部感染会加重，甚至会损害她的视力。不管怎样，医生给我开了一些眼药膏，我女儿用药后几天后就好了，所以我真的不明白为什么药剂师不能卖给我药呢。

常见的耳部疾病

虽然治疗常见的耳部疾病很简单，但这有赖于准确的诊断，并且可能需要医生开处方。仅仅依靠病史并不总是能做出正确的诊断。对于药剂师来说，一个关键问题是，由于不能对患者的耳道进行临床检查，不清楚患者的病变表现如何，存在潜在的风险。除非药剂师接受过耳道临床检查方面的培训，否则最好由医生做出诊断，因为医生可通过应用普通耳镜或电子耳镜检查患者的耳道。因此，对于大多数耳部疾病，将患者转诊给医生是明智的。常见的耳部疾病如下所述。

你需要知悉的内容

耵聍
外耳炎
中耳炎
胶耳
单耳累及或双耳累及？
症状——疼痛，瘙痒
是否有听力丧失？

问诊的重要性

耵聍

耵聍是耳道内的一种正常生理物质，是由耵聍腺产生；耵聍腺是耳道内经过修饰的汗腺。耵聍（耳垢）有助于清除耳道内的皮肤碎屑，清洁、润滑和保护耳道内壁；耵聍还具有抗菌作用。耵聍通常是软的，会从耳道排出；但是，在一些人，耵聍可能会过度堆积而形成硬耳垢。永远不要用棉签来清理耳道，因为当耳垢被进一步推入耳内时有可能损伤鼓膜。

症状

外耳道耵聍栓塞是暂时性耳聋的最常见原因之一。患者可能会出现不适感，或者出现耳部堵塞感。外耳耵聍栓塞偶尔还会引起头晕和恶心。

治疗
滴耳液

外耳道耵聍栓塞常可以通过应用滴耳液来疏通，滴耳液可使耳垢软化，有时还能让耳垢滚出耳道。理想情况下，在使用滴耳液之前应检查耳道。许多人都有外耳道耵聍栓塞反复发作问题，他们了解这些症状，会从药店购买滴耳液来治疗。如果应用滴耳液还不足以解决问题，应将患者转诊至全科医生诊所去处置，即先用滴耳液软化耳垢，然后冲洗耳道。现在一些药剂师（和验光师）也开展清除耵聍的服务项目。对于一些有复杂耳道问题的人，应建议其由耳科专科医生进行耳垢清除治疗。

使用滴耳液软化耳垢的建议

- 如果你怀疑患者有鼓膜穿孔，不要建议其应用滴耳液（通常由既往病史确定）。
- 第一次给患者开滴耳液处方时只开 3～5 天的量，用以软化耳垢以利于其去除。
- 橄榄油或杏仁油滴耳液的使用可以每日 3～4 次，连续使用 3～5 天（杏仁过敏者请勿使用杏仁油滴耳液）。
- 也可以使用 5% 的碳酸氢钠滴耳液。
- 使用前应先将滴耳液加温（例如，将滴耳液药瓶在室内放置大约半个小时或放入温水中加温一会儿）。
- 滴滴耳液时，让患者将患耳一面朝上并往其内滴几滴滴耳液。
- 保持这个姿势 2～3 分钟，以使滴耳液进入耳道和耳垢。

▪ 提醒患者，滴耳液可能会导致其暂时性听力丧失、不适、眩晕和皮肤刺激症状。

来源：Adapted from NHS Clinical Knowledge Summaries: https://cks.nice.org.uk/earwax.

一篇系统性综述显示，在耳道灌洗前，油基和水基制剂在清除耳垢和软化耳垢方面效果相同。

预防。对于有耳垢导致的耳部问题反复复发的患者，定期使用滴耳液可能有助于预防其耳垢的堆积；有些人建议每周 1 次。

耳道灌洗。如果治疗后仍有耳垢残留，将患者转诊给医生或护士是明智的。现在有一种电子耳道冲洗器，可以将一种加压水流在体温温度下导入耳道。建议患者在进行耳部灌洗前先使用滴耳液 3 ~ 5 天以软化耳垢，以使这种耳道灌洗方法更有效。

外耳炎

外耳炎包括耳道皮肤的炎症和感染。有 1/10 的人在其一生中出现过外耳炎。外耳炎可以是局限性的，也可以是弥漫性的。前者（是由疖或脓肿导致的）的主要症状是严重的耳部疼痛，而后者可出现耳部疼痛、发痒、听力丧失和分泌物排出的部分或全部症状。耳道有时是出现湿疹的一个部位，并可发生继发感染。

外耳炎可以由耳部创伤（擦伤、异物和使用棉签）、游泳（特别是在肮脏或污染的水中）、化学制剂（使用发胶、染发剂、洗发水和溶解耵聍的滴耳液）和皮肤疾病（湿疹、脂溢性皮炎和银屑病）诱发。游泳者的外耳炎发病率是非游泳者的 5 倍。外耳炎在闷热和潮湿的环境中更容易发生，夏季的发病率是冬季的 10 倍。

症状

外耳炎的症状通常包括疼痛、瘙痒和分泌物排出。外耳道疖（疖子）可以引起剧烈疼痛，因为它们处于局限的皮肤和耳道软骨的压力之下。一般需要将患者转诊给医生，以便做出明确诊断。

中耳感染（中耳炎）可能会出现与鼓膜穿孔相同的症状。在这种情况下——通常累及儿童，中耳感染很可能与上呼吸道感染（URTI）有关。随着中耳感染的发展，疼痛也会加剧。这种疼痛常常非常剧烈并会持续直到鼓膜穿孔——中耳的压力和疼痛减轻以及分泌物排出。

治疗

完善的病史采集是必不可少的，包括询问患者外耳炎病史和近期国外旅行史（与游泳池状况）。应将外耳炎患者转诊至当地全科医生诊所就诊，在那里他们可以由全科医生或护士进行诊疗。一些诊所采用拭子检查以找到对致病细菌敏感的抗生素进行治疗，而不是在试错的基础上进行治疗——这可能会延长治愈时间。严重的外耳炎需要进行外耳道的彻底清洗。这种清洗可以由耳科专科医生使用微型吸管或干拭子在直视下进行。一些严重的病例可能需要用消毒绷带包扎耳部并进行静脉抗生素注射治疗。

急性局限性外耳炎

急性局限性外耳炎是由耳道疖（疖子）引起的，可以是剧烈疼痛的。其可伴有蜂窝织炎；如果伴有，则应系统性使用抗生素，氟氯西林是开始治疗的一个选择。按时服用镇痛药对乙酰氨基酚可有效缓解疼痛。如果疼痛非常严重，还可以联合使用对乙酰氨基酚和可待因，虽然联合使用缓解疼痛的证据并不明确。用热毛巾贴在耳部热敷有助于缓解疼痛。

弥漫性外耳炎

大约90%的弥漫性外耳炎是由细菌感染引起的。其中，假单胞菌感染最常见，占2/3；葡萄球菌感染次之；其余10%是由真菌性感染引起的，曲霉菌感染最常见。单独使用抗生素或联合使用皮质类固醇类药物进行局部治疗是有效的。

对于外耳炎容易反复发作的患者，请参考以下自我保健建议。

自我保健建议

▪ 避免损伤外耳道。
▪ 如果耳垢是一个问题，应该寻求专业建议，并把它们安全地取出来，以避免耳道损伤。
- 不应使用棉签或其他物品清洁耳道。
- 保持耳道清洁和干燥:
  ◦ 在游泳时,使用耳塞和(或)紧身衣帽——急性外耳炎患者至少7~10天内应放弃水上运动。
  ◦ 在洗发、沐浴或游泳后,使用吹风机(设置在最低温度)来吹干耳道。
  ◦ 洗澡时,不要让洗发水、肥皂和水进入耳道。
- 确保与中耳炎的发生有关的皮肤疾病控制良好:
  ◦ 如果患者对耳塞、助听器或耳环过敏或敏感,则他们应避免这些东西或使用替代品(例如使用低过敏性助听器)。
  ◦ 如果患者有慢性皮肤疾病(例如湿疹或银屑病),如果可能,他们应该确保这些疾病控制良好。
- 在游泳前、游泳后和睡觉时,考虑短期内使用酸化滴耳液或喷雾剂(例如 EarCalm®)。这些药品可在药店作为非处方药购买。

来源: From NHS Clinical Knowledge Summaries: https://cks.nice.org.uk/otitis-externa.

中耳炎

　　中耳炎是一种中耳间室的感染。中耳位于外耳道和内耳之间。外耳和中耳之间有耳膜(鼓膜)隔开。中耳通常是一个含气间室,除了一个与咽喉后部相连的小管(咽鼓管)外,中耳与外部是隔离的。中耳内有三块听小骨,可以将鼓膜振动的声波传递到内耳。

　　病毒性感冒,尤其是在儿童患者,可导致咽鼓管堵塞和中耳内液体形成——这会引起压力和疼痛(耳部疼痛)症状。有时这种液体还会发生继发性细菌性感染。最好的治疗方法通常是减轻疼痛——使用布洛芬或对乙酰氨基酚,因为即使有细菌性感染,使用抗生素也没什么效果。应将2岁以下的患儿或耳部有分泌物的患儿转诊至全科医生诊所。如果患儿的耳部疼痛已持续数天或患儿身体不适(例如高热、非常不安或无精打采、呕吐),则应将患儿转诊给医生。这种常见疾病的治疗参见第1章"呼吸系统疾病"中"耳部疼痛"标题下相关内容。

胶耳

一些患儿的中耳炎会发展为胶耳（也称为浆液性中耳炎）。胶耳的发生原因是：中耳内形成的液体不能完全排出。大约50%的胶耳病例是发生在急性中耳炎之后。胶耳患者的中耳内液体会变得更黏稠。如果患儿是双耳受累，则可导致患儿耳聋；如果患儿的年龄较小，其胶耳还可能会干扰其语言发展。对于大多数患儿来说，观察6~12周可能是适当的，因为常见患儿的胶耳自行缓解。但如果患儿的胶耳持续存在，应将其转诊给耳鼻喉科专科医生。现在已有越来越多的胶耳患儿使用临时助听器来避免手术，因为许多患儿的胶耳会随着时间的推移而好转。

在更严重的或持续时间长的胶耳病例，治疗方法是做一个小手术——将中耳内液体通过鼓膜吸出。术后通常要在鼓膜的小孔上插入一个小的索环或"T形管"。插入的索环中间有一个小孔——以便后续形成的中耳内液体可以通过这个小孔排出。通常情况下，这种索环平均10个月后会脱落，由此鼓膜上的小孔会闭合。有时也会重新插入这种索环。虽然这种手术在短期内能改善患儿的听力，但人们对其长期有效性尚存争议，而且人们担心这种手术在患儿以后的生活中会引发鼓膜问题。

耳塞

在一些儿童，在插入索环后不要再次将水弄入耳内。一种方法是使用可以从药店购买的耳塞。然而，通常情况下并没有必要这么做，洗澡和游泳也可以不戴耳塞，但避免潜水是明智的，因为水在压力作用下可能会进入中耳而损害听力并诱发感染。

耳部疾病临床病例

病例1

苏·穆尔豪斯是一位20多岁的女士。她和她的父母这几年来经常光顾药店，你知道她最近曾去肯尼亚度假。这是一个周六的下午，苏来到药店，她告诉你，她的耳部疾病又复发了。在过去3年中，她曾四次使用抗生素治疗她的耳部疾病。她告诉你她已经有生病的征象

了。她的脸今天早上肿了起来。她现在感觉她的外耳也开始肿胀，她
的下颌在移动时也感觉到了疼痛。她从经验中知道，如果她能在 24 小
时内服用一些抗生素，她的耳部感染就不会那么严重。过去，她的耳
道曾经由于非常肿胀和疼痛而使医生很难为她插入耳镜。现在，她的
耳部疾病已让她感到耳内有很大的压力，并且已有分泌物从她耳道中
排出，这似乎缓解了她的耳部疼痛。当你查看苏的用药记录时，你发
现在过去 3 年里你已经为苏开过 4 个疗程的克拉霉素。

药剂师的观点

　　一个像这样的问题发生在周六下午，通常是不太容易将患者转
诊给医生。如果是我，我会将苏转诊至非工作时间医疗中心或事故和
急诊科。我可以使用本书其他部分使用的框架，考虑我可以采取的行
动。我绝对不会考虑让她周一再去看医生。

不供应对患者有哪些潜在的危害	供应对患者有哪些潜在的危害	供应对患者有哪些潜在的益处	供应 / 不供应有哪些后果	如果患者是我 / 我的配偶 / 我的父母 / 我的孩子，我会怎么做？这个决定与我对之前接诊的类似患者的决定相同吗？为什么？

医生的观点

　　应将苏转诊至非工作时间医疗中心或事故和急诊科。从苏的病史
来看，她像是复发性外耳炎伴蜂窝织炎。她可能需要大剂量的抗生素
治疗。由于这是她过去 3 年里的第五次发作，她可能需要一些随访，
可能需要去看耳鼻喉专科医生。要想解决这种外耳道有渗出物和耳垢
的感染，使用微型吸管进行耳部清洁的治疗可能有益。这种治疗可以
降低减少复发的可能性。

注意

1. 有关"眼睑卫生"的一般指南可参见 www.nhs.uk/Conditions/
Blepharitis/Pages/Treatment.aspx。

第**8**章

儿科疾病

影响婴儿和 **16** 岁以下儿童的疾病

　　孩子生病自然会引发父母的焦虑。当患儿的父母来寻求药剂师的帮助时，药剂师一定要体量患儿父母的紧张情绪及其可能带来的影响。无论药剂师对诊断儿童疾病是否经验丰富，最重要的是倾听，要带着为人父母的同理心，不仅要倾听患儿父母的主诉，而且要倾听他们的特殊关切。有时，患儿父母会直接讲出自己的关切，有时则需要药剂师反复询问。实际上，让患儿父母感受到有人真正关心他们就能起到很大作用，会使接下来的咨询更为有效。

常见的儿童皮疹

　　大多数儿童皮疹是由自限性病毒性感染引起的。有些皮疹完全符合特定的临床表现（例如麻疹），见下文。另外一些皮疹则很难归类，它们可能表现为短暂的、细小的、扁平（斑状）或略微凸起（丘疹样）的红色斑点，这类皮疹往往出现在躯干上。这种红色斑点（例如红斑）受压后会变白。皮疹出现的同时常伴有感冒、咳嗽和体温升高。这些相对较轻微的疾病在几岁以内的小儿常见，大多数不治疗就痊愈了。然而，小儿出现皮疹时，特别是婴儿出现皮疹时，患儿父母会感觉如临大敌。此时药剂师可以根据情况给出建议、安慰或转诊治疗。

你需要知悉的内容

什么时候起病？
从哪里起病？
累及了哪里？
有无其他症状？
是否与有皮疹的儿童接触
皮疹既往史
是否是传染性疾病
  水痘
  麻疹
  婴儿玫瑰疹（第六病）
  第五病（传染性红斑）
  风疹（德国麻疹）
  脑膜炎
  压之不变色的皮疹

传染性疾病

水痘

　　水痘最常见于 10 岁以下的儿童，但也可见于成年人，虽然在后者很少见。水痘的潜伏期（即从接触患者至皮疹形成之间的时间）通常约为 2 周（11 ~ 21 天）。有时患者的皮疹是先于感觉不舒服一天左右出现的，然后出现发热和头痛等不适。水痘皮疹是独特的，但只出现极少数斑点时可能很难诊断。如果诊断有疑问，则如果患者有最近水痘患者接触史或密切接触史，则可能有助于诊断。水痘通常始于红色的小斑块，然后迅速发展为小水疱（水疱），然后水疱破裂，然后在接下来的几天形成结痂疹。水痘皮疹主要出现在躯干和面部，但也可出现在口腔黏膜。水痘皮疹通常有明显的疼痛和瘙痒。水痘出疹期可长达 5 天。一旦水痘皮疹结痂，则患者不再有传染性。英国国民健康保险体系（the National Health Service, NHS）的临床知识摘要（CKS）建议，水痘皮疹出现 6 天后患者不再需要隔离，可以上学或上班。整个感染通常在1周内结束，但在成年人感染时间可能更长且病情更严重。有时水痘皮疹在搔抓后可发生继发性感染；因此，药剂师应建议患儿家长将患儿的指甲剪短，以对减少发生这种继发性感染的可能性。

麻疹

　　麻疹在发达国家是一种不常见的感染，但在发展中国家仍是导致儿童大量死亡的一个重要原因。在没有免疫力的人群中，麻疹具有极强的传染性。每个儿童到进入小学时应已接受过两剂麻疹、腮腺炎和风疹（measles, mumps and rubella, MMR）三联疫苗接种。MMR三联疫苗在儿童12～15个月月龄时接种第一剂，在开始上学前（5岁前）接种第二剂。当前，在离校年龄或在进入继续教育阶段时还要给儿童时期未接种过两剂MMR三联疫苗的人接种该疫苗。MMR三联疫苗的理想的接种率是95%以上，而2006年英格兰的接种率大约为85%，这可能是由于人们对这种疫苗有危害的毫无根据的恐惧所致。MMR三联疫苗第一剂的接种率已有缓慢增长，2014—2015年英格兰2岁以前儿童的接种率为92.3%。

　　在1968年开始接种麻疹疫苗之前，英格兰和威尔士每年都有麻疹病例通报，病例数在16万～80万，每两年出现一次高峰，每年大约有100人死于急性麻疹。2015年和2016年，英格兰和威尔士分别确诊了91例和547例麻疹病例。初步数据显示，2017年麻疹病例数有进一步上升；其中许多病例是未接种过疫苗的青少年和年轻人，并且他们的病情严重，往往需要住院治疗（麻疹并发症的性质和风险见表8.1）。

　　麻疹的潜伏期约为10天。麻疹皮疹通常先于感冒、咳嗽、结膜炎和发热等症状3～4天出现。在前驱期的前2天之后，患者的脸颊内侧和牙龈上会出现像盐粒一样的小的白色斑点（麻疹黏膜斑或Koplik斑）；随后出现麻疹皮疹。麻疹皮疹从耳后开始出现，然后扩散到面部和躯干。麻疹皮疹是小的红色斑块（斑状），压之会变白；有时，斑点太多以至融合而形成大面积红色区域。如果怀疑是麻疹，应将所有患者转诊进行评估。检测感染和控制传播非常重要。

　　在大多数情况下，麻疹出疹后3天开始消退，此时发热也会消退。

表 8.1　麻疹的特征和出现并发症的风险
死亡：约 1/5 000 的病例死亡 **住院治疗**：1/10 的病例可能因并发症需要住院治疗
呼吸道并发症：通常由细菌双重感染引起，包括： ◦ 中耳炎（7%～9% 的患儿） ◦ 肺炎（1%～6% 的患儿）
中枢神经系统并发症包括： ◦ 惊厥（约 1/200 的患儿） ◦ 脑炎（约 1/1 000 的患儿） ◦ 亚急性全脑炎是一种罕见但严重的晚期并发症，累及约 1/25 000 的患者。亚急性全脑炎在儿童中更为常见——在 2 岁以下麻疹患儿中，累及 1/8 000 的患儿。亚急性全脑炎平均发生在接触病毒 7 年后，尽管它可能发生在 30 年后，并且总是致命的
腹泻：累及约 8% 的患儿，但通常并不严重
妊娠期：麻疹可能导致流产、早产和低出生体重
有免疫缺陷或营养不良的患者的并发症的发生率和死亡率要高得多

来源：Information derived from Clinical Knowledge Summaries: Measles at https://cks.nice.org.uk/measles and Public Health England (2013).

然而，如果患者仍然存在发热且咳嗽加重，或出现呼吸困难或耳部疼痛，则表明其可能出现了并发症，需要及时就医。麻疹患者至出疹后5 天左右都具有传染性。

婴儿玫瑰疹（第六病）

婴儿玫瑰疹是一种常见的、相对轻微的病毒性感染，主要发生在2 岁以下的小儿（可见于 3 个月月龄至 4 周岁的小儿）。婴儿玫瑰疹有可能与轻微的麻疹混淆。婴儿玫瑰疹有一个 3～4 天发热的前驱期，之后会出现与麻疹相似的皮疹，但其皮疹主要局限于胸部和腹部。与麻疹不同，婴儿玫瑰疹一旦出现皮疹，通常意味着症状的减轻，且其症状持续时间仅约为 24 小时。

第五病（传染性红斑）

第五病是一种轻度、自限性病毒性感染（细小病毒 B_{19}），通常见于儿童。第五病往往不会引起患儿全身不适，但也有可能导致患儿发热、头痛，偶尔还会导致关节疼痛。第五病的皮疹通常始于面部，尤其是双侧颊部，呈现出一种儿童受到寒风侵袭的面容。第五病因患儿出现的双颊涨红表现，有时也被称为"拍红性面颊（slapped cheek）"。第五病的皮疹有时也出现在四肢和躯干，表现为小的红色斑点，压之变白。这种感染通常也是短暂的。

第五病在免疫系统功能较低（免疫功能受损）的人和孕妇有可能产生不良影响。如果第五病发生在妊娠 20 周内的孕妇，则其流产的风险会增加，并且发育中的胎儿也存在一个发生贫血的小概率。

风疹（德国麻疹）

风疹通常是一种非常轻微的病毒性感染；其主要影响是如果孕妇感染是在妊娠早期发生的，则会对胎儿造成影响。风疹的潜伏期为 12 ~ 23 天。风疹通常首先出现皮疹，始于面部，然后扩展至躯干和四肢。风疹的皮疹为非常小的红色斑点，压之会变白；它们不会像麻疹的皮疹那样会融合成片。患者接下来会出现轻微的咳嗽和流鼻涕，还常有颈部和头部周围淋巴结肿大。女性风疹患者可能还会伴有关节疼痛（这在儿童和男性中很少见）。风疹的皮疹可持续 3 ~ 5 天。

脑膜炎

脑膜炎是一种非常严重的感染，可以由细菌、病毒或真菌感染导致。细菌感染导致的脑膜炎比病毒感染导致的脑膜炎要严重得多。导致细菌性脑膜炎的细菌包括：脑膜炎球菌、流感嗜血杆菌和肺炎球菌。在英国，现在已常规预防接种的疫苗有丙型脑膜炎球菌、乙型脑膜炎球菌（MenB）、乙型流感嗜血杆菌和肺炎球菌疫苗。脑膜炎球菌除了可引起脑膜炎（导致一种典型的皮疹）外，还可引起败血症（细菌通过血液感染全身）。脑膜炎球菌性败血症通常会表现为流感样症状并可迅速恶化（表 8.2）。脑膜炎可能还有伴随而来的皮疹，表现为细小的紫红色斑点或挫伤——这是由毛细血管渗出的血液引起的（非常小的挫伤称为瘀点，较大挫伤称为紫癜和瘀癍）。这些皮疹压之不变白。这些斑点开始时是星星点点的存在，之后逐渐发展成分布广泛的大的斑点，最后融合在一起。滚筒或玻璃杯试验可以用来帮助评估皮疹是否严重——应将玻璃滚筒的一侧紧紧按压皮肤。如果这些斑点是败血症引起的小瘀点，则当用玻璃滚筒按压皮肤时，它们不会变白。任何疑似脑膜炎的病例均应寻求急诊治疗。

表 8.2　脑膜炎的其他症状

　　脑膜炎可以有许多症状，除了皮疹，还包括：
- 发热：体温在 37.5℃（99.5°F）以上
- 感觉生病和生病
- 易怒和缺乏活力
- 头痛
- 肌肉和关节酸痛
- 呼吸急促
- 手脚冰凉
- 皮肤苍白、斑驳
- 颈部僵硬
- 意识不清
- 不喜欢明亮的灯光
- 嗜睡
- 癫痫

　　婴儿也可以出现以下症状：
- 拒绝喂养
- 烦躁不安，不想被人抱起
- 头上（囟门）有一个凸起的软点
- 懒散或反应迟钝
- 有一种不寻常的高声喊叫
- 身体僵硬
　　这些症状可以以任何顺序出现，有些可能不会出现

来源：From https://www.nhs.uk/Conditions/Meningitis/Pages/Symptoms.aspx.

压之不变白的皮疹

　　一般来说，应将所有出现压之不变白的皮疹（在脑膜炎部分已述

可使用玻璃滚筒对其进行检查）的患者转诊给医生。因为，这些皮疹是由毛细血管血液漏出引起的——可能由感染性疾病或血液疾病引起。它们既可以是白血病的首发征象，也可以是由不太严重的疾病引起的。患儿父母对"压之不变白"这个概念并不熟悉，因此，药剂师有必要向患儿家长解释一下，并且应告知如何对此进行检查。

何时转诊

疑似脑膜炎（见表 8.2）

　　流感样症状

　　呕吐

　　头痛

　　颈部僵硬

　　皮疹

　　小的、分布广泛的斑点或瘀点，压之不变白

　　皮疹压之不变白

治疗

发热

　　中度发热（体温升高，从正常的 36.5 ~ 37.5℃至高达 40℃）通常是无害的，并且有一些专家认为，发热在一些疾病中甚至有可能起到有益的作用。对此是否需要使用解热药以及何时使用仍然是一个有争议的问题。英国国家卫生与临床优化研究所（the National Institute for Health and Care Excellence, NICE）对发热患儿的处置建议是，如果患儿其他方面情况良好，不建议常规使用解热药来单纯降低体温；如果患儿的体温非常高，则可以考虑使用对乙酰氨基酚或布洛芬，但并不把降低体温作为唯一目的。

　　对于发热患儿使用对乙酰氨基酚或布洛芬，NICE 的建议是：

1. 只有患儿发热不退时才考虑继续使用。
2. 如果患儿的发热没有减轻，可考虑更换其他解热药。

3. 不要同时给予两种解热药。

4. 如果患儿的发热持续或体温再次升高，在更换解热药之前可考虑更改药物剂量。

　　用温水擦拭发热患儿身体曾被推荐为一种退热方法，但这种方法可能会引起患儿哭泣、起鸡皮疙瘩和颤抖，可能会给患儿带来不适。因此，NICE 不再建议使用这种方法给患儿退热。NICE 还建议给患儿穿上适合周围环境的衣服以防他们过热或发抖，而不是把他们的大部分衣服脱掉。

　　许多婴儿在免疫接种后可出现体温升高。一些含有对乙酰氨基酚或布洛芬的非处方药可用于降低免疫接种后的发热。不建议在接种疫苗时为预防发热而常规给予这些药物，除非是在 1 岁以下接种乙型脑膜炎球菌（MenB）疫苗（Bexsero®）的儿童，这时建议预防性使用对乙酰氨基酚液体制剂。如果儿童接种疫苗后出现疼痛或发热问题，则也许可以使用对乙酰氨基酚或布洛芬。这些药品的许可适用证各不相同，使用前请仔细核查药品说明书。

瘙痒

　　儿童的皮疹（例如水痘）引起的瘙痒可能非常严重，而药剂师处在一个可以为患儿提供止痒乳膏、软膏或洗液的非常有利的地位。炉甘石洗剂是一种传统的洗剂，被认为蒸发后可起到凉爽和舒缓的作用。一些专家并不喜欢这种洗剂，因为其粉末残留物可能会使患儿的皮肤干燥加重而进一步刺激其瘙痒干燥的皮肤。克罗他明乳膏或洗液也有助于缓解皮肤瘙痒。如果患儿瘙痒症状非常严重，则口服氯苯那敏也许有效，可给予 1 岁及 1 岁以上患儿。这种药品也是获准用于治疗水痘皮疹的非处方药。口服氯苯那敏可能会使患儿昏昏欲睡，因此，最好在夜间使用。有一种医疗仪器可使用含有甘油的渗透凝胶——可将真皮中的水分吸到皮肤表面而产生冷却作用，但目前还没有已发表的证实其有效性的研究报告。

婴儿肠绞痛

　　婴儿肠绞痛的临床定义为：婴儿反复出现过度的和无法安抚的哭泣，而在其他方面似乎健康。婴儿肠绞痛的原因尚不清楚，1/20～1/5的婴儿受累。虽然婴儿肠绞痛是无害的，但也会造成婴儿父母紧张。婴儿肠绞痛一般始于新生儿的前几周，并且通常在其3～4个月大的时候缓解。

你需要知悉的内容

年龄
症状
喂养方式
是否已寻求建议？
父母有压力吗？
严重疾病的征象

问诊的重要性

年龄

　　婴儿肠绞痛通常始于新生儿的前几周，可持续至其3～4个月月龄，最迟可到其6个月大的时候。

症状

　　婴儿母亲通常描述患儿在傍晚和晚上发生哭嚷，无法安抚，会哭得脸发红，双腿向上蜷起；握紧拳头和拱起背部也常见。患儿也可出现排气，但可能会出现排便困难。

　　婴儿肠绞痛很少造成伤害，其主要问题是使患儿父母紧张；为了寻求解决方法案，有时母乳喂养会被停止（这不是一件好事）。重要的是要意识到，婴儿肠绞痛并不是导致患儿嚷哭和不适的唯一原因，像尿布疹或湿疹瘙痒之类的事情可能也有牵连。如果一个婴儿嚷哭不止，无法安抚，最好建议患儿父母去咨询全科医生或非工作时间医疗中心。诸如肠扭转或绞窄性疝之类的严重问题偶尔会出现，伴有呕吐和持续不断的大声哭喊。肠扭转时有时可见尿片上有血。婴儿或学步幼儿的严重疾病征象见表 8.3。

喂养方式

药剂师应询问患儿是奶瓶喂养还是母乳喂养（或两者相结合的方式），以及如果是奶瓶喂养，所使用配方奶的类型。婴儿肠绞痛在母乳喂养或奶瓶喂养的婴儿中同样常见。

是否已寻求建议？

药剂师应询问患儿母亲是否已寻求过卫生保健人员的建议或其他来源的建议，这是很有帮助的。药剂师可以评估患儿母亲得到的建议的实用性和合理性。健康访视员在处理婴儿肠绞痛方面有相当丰富的经验。

治疗

尚无充分证据表明常用治疗方法有效。最有用的干预是安慰、建议和支持。重要的是要告知患儿父母，患儿肠绞痛不是他们的过错，孩子"长大后就不会这样了"。患儿肠绞痛的最主要问题是使患儿父母感到不安。

抱着患儿度过嚎哭期可能会有帮助，这也可让父母感觉好些。然而，有些时候患儿的嚎哭会让人无法忍受，此时最好把患儿放在安全的地方（例如婴儿床上），花几分钟"休息一下"。其他有助于安抚嚎哭婴儿的方法包括使用婴儿推车或婴儿摇床。一些父母发现带着患儿开车兜风很有帮助。也有人认为"白噪声"（例如，来自真空吸尘器、吹风机或自来水的噪声）可以舒缓情绪，或者给婴儿洗个热水澡也会有帮助。

一个可能被忽视的因素是：应鼓励患儿父母照顾自己的健康，告诉他们可以请求家人和朋友来帮帮忙而让自己休息一下。应鼓励他们在患儿睡觉时自己也尽量休息，以及可以去见见其他有类似经历的

表 8.3　NHS 网站（NHS Choices）对有严重疾病的患儿父母的建议

你的孩子有严重疾病吗?

很难判断一个婴儿或蹒跚学步的幼儿什么时候病得很重，最重要的是，要相信你的直觉

- 你比任何人都清楚你的孩子通常是什么样的，所以你会知道你的孩子什么时候出了严重的问题

婴儿或蹒跚学步的幼儿有严重疾病的征象

以下所列为可能是严重疾病的危险征象：

- **体温**
  - 高热，但手脚冰冷
  - 使用对乙酰氨基酚或布洛芬后高热不退
  - 即使体温下降，你的孩子还是安静和无精打采
  - 一个不到 8 周的婴儿出现高热
- **呼吸**
  - 呼吸急促或喘鸣
  - 呼吸时发出嘶哑的声音
  - 你的孩子发现很难呼吸，感觉胃缩到了肋骨下
- **其他特征**
  - 皮肤发蓝、苍白、有斑点或发灰（灰色）
  - 你的孩子很难醒来或显得茫然或困惑
  - 你的孩子一直在嚎哭，无法安抚或分散他们的注意力，或哭声不同于正常的哭
  - 一个紫红色皮疹斑点出现在身体的任何地方，当你用一个玻璃杯按压时不变白——这可能是脑膜炎的征兆
  - 呕吐物呈绿色
  - 你的孩子第一次发作抽搐（痉挛或癫痫）
  - 你的孩子<8 周大，不想被喂养
  - 不太湿的尿布——这是脱水的一个征象

如果你的孩子有这些征象，应尽快就医：
- 在周一至周五的白天——最好给你的全科医生打电话
- 在晚上和周末——（在英国）致电 NHS 111，或打电话给你的非工作时间全科医生
- 如果你的孩子<6 个月大，则医生或护士很难通过电话对他们进行评估——你可以去急诊中心，或者，如果你非常担心，你可以带孩子去事故和急诊科

父母。

健康访视员经常会见到有肠绞痛的患儿，可以给患儿父母提供建议和支持。一个名为 CRY-SIS 的支持小组也可能可以提供帮助。

西甲硅油

西甲硅油已普遍用于治疗婴儿肠绞痛且已有多种牌子的制剂。然而，一篇系统性综述只述及三项有关的小型试验研究，因此，患儿是否可从中受益的证据是不确定的。如果其他治疗方法无效且患儿父母也愿意进行尝试性治疗，可建议试用西甲硅油滴剂 1 周。

喂养方式

几乎没有证据表明婴儿饮食的改变或添加到婴儿饮食中的添加剂有助于缓解肠绞痛的症状。应大力鼓励母乳喂养的母亲继续母乳喂养。也没有证据表明母亲饮食的改变有任何影响。在奶瓶喂养的婴儿中，人们经常会尝试对配方进行各种改变，但这可能会使情况变得混乱，有关此类改变配方的建议最好由健康访视员指导。

辅助疗法

一项有关草本茶治疗婴儿肠绞痛的研究显示，草本茶可使患儿哭嚎的情况大大减少，但此研究设计上存在一些问题。此外，婴儿使用草本茶的安全性也受到了质疑——可能由于有关成分存在标准化问题和草本茶可能还存在其他成分。这些疗法最好还是应该避免。

行为疗法

过去，人们认为过度刺激可能是引起婴儿肠绞痛的一个原因。因此，有研究测试了当婴儿哭嚎时避免不必要的抱起以及不过快进行干预是否有效。这些研究并没有显示有显著的效果。

婴儿按摩

虽然婴儿按摩作为治疗婴儿肠绞痛的方法应用得越来越广，但其是否有效仍不确定。

出牙

出牙是乳牙从牙龈长出来的过程。只有排除其他原因之后才能将有关症状归咎于出牙。婴儿出牙最早是从3个月大开始，并可一直持续到3岁。将出牙与有关的不适和身体变化联系起来是一个有争议的问题。一项研究显示，与全科医生或儿科医生相比，护士更有可能将有关症状归咎于出牙。对出牙更现代的看法是，它可能可以解释通常在每颗牙齿长出前3~5天开始出现的症状，包括疼痛、咀嚼增多、流口水、牙龈摩擦、吮吸、烦躁、不眠、摩擦耳朵、出现面部皮疹、食欲下降、睡眠紊乱和（可能）体温轻微升高。出牙本身不是感染的原因。但非常重要的一点是，将系统性问题与出牙联系起来可能会导致更严重的潜在病因被忽略。

对于出牙，最恰当的处置是进行冷敷（在冰箱里冷藏的出牙环很受欢迎）和使用镇痛药（对乙酰氨基酚混悬液）或局部出牙凝胶来缓解局部不适。对于已经断奶的小儿，可以考虑在监督下使用冷冻水果或蔬菜（例如香蕉或黄瓜）来缓解局部不适。最好避免使用草药制品。有一种颗粒状的顺势出牙产品药店有售，是相对无害的。应鼓励父母在宝宝的牙齿一露头就开始使用婴儿牙刷给他们的宝宝清洁牙齿。父母应避免使用磨牙棒之类的东西，如果使用，重要的是不要蘸蜂蜜、果汁或糖浆，因为这样会损害正在发育的牙齿。有关预防出牙问题的进一步建议可以咨询健康访视员。

尿布疹（尿布皮炎）

尿布疹是一种局限于尿布区的刺激性接触性皮炎。尿布会导致尿布覆盖区域的皮肤被水浸湿而变得脆弱，并且会留住刺激性物质而导致皮肤受到刺激和发生炎症。随后发生的白色念珠菌定植常见。大多数婴儿都会在婴儿期的某个阶段出现尿布疹。处理尿布疹的最好方法是：预防它的发生。尿布疹发生的促成因素包括：尿布区的皮肤与尿液和粪便长时间接触，以及肥皂/洗涤剂/泡沫浴液产生的刺激作用。药剂师在治疗和预防患儿尿布疹复发这两个方面提出建议都很重要。

你需要知悉的内容

皮疹的性质和部位
严重性
　　有无皮肤破损
　　有无感染的征象
持续时间
既往史
其他症状
加重因素
　　皮肤护理和卫生防护
目前用药情况

问诊的重要性

皮疹的性质和部位

　　尿布疹有时也称为尿布皮炎，主要表现为尿布区红斑（红色）皮疹。尿布疹一般不累及身体其他部位，而需要与之鉴别的婴儿脂溢性皮炎则可累及头皮（油腻性乳痂）；婴儿湿疹通常也会累及身体其他部位，例如手腕、肘部和膝盖。尿布疹的初始治疗在每个病例都是一样的。

严重性

　　一般情况下，如果皮肤没有破损且没有出现继发性细菌性感染征象，则可考虑治疗。存在细菌性感染可表现为患处有渗出、水疱或黄色结痂。在尿布疹中，继发性念珠菌感染常见，表现为卫星样丘疹（即感染区域周边出现的小的红色病变）和皱褶中的皮肤几乎总是有念珠菌性感染。

　　尿布疹通常没有症状（抓挠或全身不适），但如果尿布疹严重，或者是疼痛性的，则患儿可能会感到痛苦或不舒服。如果尿布疹非常严重，或者怀疑有细菌性感染，则药剂师将患儿转诊给健康访视员或全科医生是明智的，因为患儿可能需要进行局部或全身抗生素治疗。

继发性念珠菌感染可以由药剂师使用一种药店有售的唑类局部抗真菌制剂治疗。

持续时间

如果尿布疹的持续时间已＞2周，药剂师可能会根据皮疹的性质和严重性将患者转诊给医生。

既往史

药剂师应询问患儿父母患儿以前是否也出现过尿布疹；如果出现过，采取了哪些治疗措施，例如，使用了哪些非处方药。

其他症状

尿布疹有时可出现在腹泻发作期间或发作之后，其时患儿的肛周皮肤会因频繁接触粪便而发红或疼痛。因此，药剂师应询问患儿父母患儿当前或近期有无腹泻发生。腹泻也可常可作为患儿接受抗生素治疗的不良反应而发生，而且腹泻可能是尿布疹的原因。有时，尿布区的念珠菌感染可能与引起口腔或咽喉疼痛的念珠菌感染有关（参见本章稍后部分"鹅口疮"章节的相关内容）。如果怀疑是这种情况，将患儿转诊给医生是明智的。

加重因素

皮肤护理和卫生防护

尿布疹以前曾被认为是一种简单的刺激性皮炎，是由于尿布中的尿液分解产生的氨所致。然而，其他因素也起到了一定作用，包括：尿液和粪便中的其他刺激性物质；皮肤对重复使用的尿布上由于未充分漂洗而残留的肥皂、洗涤剂和防腐剂产生的过敏反应；以及皮肤对一些局部制剂中的成分产生的过敏反应，例如，婴儿湿巾。肥皂和洗涤剂也会去除天然体脂，使皮肤更容易受到刺激和发生感染。

一般认为，影响尿布疹发生的主要因素是尿布区域皮肤与脏尿布持续接触而导致患处皮肤不断浸湿和再浸湿，由此发生的尿液浸渍作用导致刺激性物质的渗透性增强和皮肤破损。穿封闭式塑料尿裤会加重这种浸渍作用。勤换尿布、换尿布时采取良好的护理程序和卫生防护是至关重要的（参见下文"临床实用要点"项下相关内容）。

目前用药情况

　　药剂师应询问患儿父母患儿尿布疹当前发作和既往发作时使用过何种处方药或非处方药及其有效性。药剂师也应考虑患儿的尿布疹是否是由局部用药的药物成分的刺激作用引起，尤其是当皮疹加重时。

何时转诊

皮肤破损和皮疹严重
患儿不舒服
有感染征象
身体其他部位受累
皮疹持续存在

治疗时间表

　　尿布疹患儿皮肤护理和非处方药治疗1周无效时应去看健康访视员或全科医生。

治疗

　　治疗和预防进一步的复发可以给予非处方药和患处皮肤护理建议。

润肤剂

　　润肤剂治疗是直接将润肤剂涂抹在患处皮肤上以形成一层保护膜的保湿疗法。润肤剂治疗是尿布疹治疗和预防的主要方面，有助于增强婴儿应对刺激性物质的天然屏障。软膏通常比乳霜和乳液更有效，因为它们能提供更好的保湿屏障。理论上，加入诸如二甲二酮之类的防水剂是有用的，但并没有令人信服的证据表明这类产品更有效。这类制剂的选择有时取决于患儿父母的偏好，并且许多制剂的效果也相差不大。大多数药剂师通常会根据个人喜好给出建议。下面介绍一些用于治疗和预防尿布疹的润肤剂中所含的成分及其用途。

锌

锌可以作为一种舒缓剂。

白色软石蜡软膏

多年来，白色软石蜡软膏一直被用作预防和治疗尿布疹的主要润肤剂。它在皮肤上可提供一种惰性屏障，可以预防刺激性物质造成的伤害。

羊毛脂

羊毛脂可滋润皮肤。尽管羊毛脂有时也可引起过敏反应，但当前许多相关产品都已使用了高纯度的羊毛脂，这类问题的发生应该可以大大减少。

蓖麻油 / 鱼肝油

蓖麻油和鱼肝油在皮肤上可形成一层防水层。

抗菌药物 / 防腐剂（例如葡萄糖酸氯己定）

这类药物在减少皮肤上的细菌数量方面可能是有效的。已有一些显示抗菌药物可引起过敏反应的报道。

抗真菌药物

在尿布疹患儿中，念珠菌性继发性感染很常见，用唑类抗真菌药物治疗有效。药剂师可以建议给患儿使用咪康唑或克霉唑进行治疗，每日 2 次；如果治疗 5 天后皮疹未得到改善，应将患儿转诊给医生。如果药剂师建议患儿使用抗真菌软膏，则治疗应在症状明显减轻后继续 4～5 天。患儿在使用抗真菌药物的同时仍可使用润肤霜或软膏。

临床实用要点

1. 尿布应根据需要经常换洗。3 个月大的婴儿每天排尿次数可多达 12 次。

2. 如果有可能，应暂时不用尿布；换尿布的间隙也要尽可能延长，以使尿布区皮肤周围的空气流通，这有助于患处皮肤变得干燥并保持干燥。婴儿床上可以上铺尿布或毛巾，下铺防水床单，以防弄脏家具或床垫。

3. 每次更换尿布时，应使用温水或专用的乳液或湿巾彻底清洗患儿尿布区皮肤。如果使用湿巾，最好使用无香味和不含乙醇的婴儿湿巾。然后应仔细让患处皮肤彻底干燥。使用爽身粉是有帮助的，但爽身粉结块有时会引起进一步的刺激。爽身粉应始终用于干燥后的皮肤，使用时可将其轻轻地扑在尿布区皮肤上。

4. 最重要的是，在给患儿换上干净的尿布之前，要经常使用润肤霜或软膏，将其涂抹在干净和干燥的尿布区皮肤上，这有助于保护尿布区皮肤免受刺激性物质和微生物的伤害。专家广泛推荐常规使用这种屏障制剂。

5. 避免使用肥皂、泡泡浴或浴液用品——它们可以去除皮肤上的天然体脂（脂类），会导致皮肤更容易受到刺激性物质和微生物的侵害。

尿布疹临床病例

病例 1

　　简·西蒙兹是一位年轻的母亲，向你咨询有无合适的软膏来治疗她女儿的尿布疹。西蒙兹女士告诉你，她女儿（莎拉）3 个月大，她的尿布区皮肤长满了红色皮疹，不过没有破损，也没有渗出物或黄色结痂。在进一步询问中你发现，她女儿的上背部和颈部也有皮疹，且其手腕部周围也有出疹的征象。西蒙兹女士说她女儿的皮疹可能是发痒的，因为莎拉一直试图抓挠受累区。西蒙兹女士给她女儿使用的是一次性尿片，也会经常更换，而且每次更换尿片清洁皮肤后都会使用锌和蓖麻油软膏。患儿没有出现其他症状，也未服用任何药物。

药剂师的观点

西蒙兹女士给她女儿更换尿片的频率和日常进行的尿布区皮肤护理似乎没有什么问题。现在患儿既有尿布疹，也有累及身体其他部位的皮疹。因此，患儿可能是婴儿湿疹，应将患儿转诊给医生或健康访视员。

医生的观点

莎拉很可能是湿疹，这也可能是导致她出现尿布疹的原因。莎拉也有可能是湿疹性皮疹合并继发性感染。将患儿转诊给医生或健康访视员以进行进一步的评估是明智的。患儿出现这样的皮肤问题可能会使其母亲感到不安，可能会让她感觉自己照顾得不好，所以重要的是，应该给西蒙兹女士一个说出她对这个问题的理解和担忧的机会，然后医生应该给予适当的安慰和解释。治疗则是强化上述所有临床实用要点的内容，并可能需要开一种弱效局部皮质类固醇药物，例如1% 氢化可的松，加或不加抗真菌药或抗细菌药——根据需要涂抹于尿布区。给患儿洗澡时避免使用肥皂和洗浴液也很重要。其他部位的湿疹可使用润肤剂和短期疗程的 1% 氢化可的松治疗。

病例 2

莱斯利·蒂布斯夫人非常担心她儿子的尿布疹，她告诉你，她儿子的尿布疹似乎是最近几天出现的。其患处皮肤很红，看起来很痛，她已经给她儿子使用了专用乳霜，但她儿子的尿布疹似乎更严重了。她儿子现在约 5 个月月龄，之前从未患过尿布疹。蒂布斯夫人给她儿子使用的不是一次性尿片，且她最近在一个朋友的推荐下更换了洗衣粉。她儿子的皮疹只累及尿布区的皮肤，除此之外，她儿子没有其他症状。

药剂师的观点

通过病史可以找到两个导致蒂布斯夫人的儿子出现尿布区皮疹的可能原因。患儿之前没有出现过尿布区皮疹，而患儿这次发病正好与蒂布斯夫人换用不同品牌的洗衣粉的时间吻合，因此，第一个原因可能是由于用新洗衣粉洗涤尿布后有洗衣粉残留引起的直接刺激的敏感性或过敏反应。第二个原因可能是蒂布斯夫人给她儿子使用的乳霜无效。因此，药剂师应仔细分析其所用的乳霜的成分，以明确是否存在任何潜在的致敏物质。

给蒂布斯夫人的初步建议是，恢复使用之前使用的洗衣粉并更换一种治疗药物。还应建议蒂布斯夫人更勤地给她儿子换尿布，并且如果她儿子的皮疹在 1 周内未缓解或有加重趋势，则应带她儿子去看健康访视员或全科医生。

医生的观点

药剂师的建议应该能很快地解决患儿的问题。但是，如果患儿的皮疹未缓解，则让蒂布斯夫人带她儿子去看健康访视员以寻求进一步的建议是合理的。

头虱

头虱是一种没有翅膀的昆虫，以人类头皮的血液为食。头虱感染在幼儿中很常见。虽然目前的治疗方法有效，但如果药品使用不当，仍有可能发生治疗失败。由于患儿父母现在更多是直接到药店购买药品进行治疗，药剂师给他们讲解如何使用药品非常重要。药剂师在如何检查孩子的头发是否有头虱以及劝阻人们预防性使用杀虫剂的健康教育方面有着非常重要的作用。父母常常羞于咨询药剂师，特别是头虱患儿的父母。药剂师应首先让患儿父母不要有任何心理负担，告诉他们头虱其实是很常见的，孩子有头虱并不能说明父母没有做好孩子的卫生防护。用头虱感染这个词比用叮咬这个词更好，因为叮咬这个词会让人联想起令人不快的画面。

你需要知悉的内容

年龄
　　儿童，成年人
感染征象
　　活虱

头虱感染的检查
　　头虱卵壳
　　头皮瘙痒
既往感染史
目前用药情况
治疗

问诊的重要性

年龄

　　头虱最常见于儿童，特别是 4～11 岁的儿童，女孩的发病率高于男孩的发病率。年龄较大的儿童和成人似乎不太容易感染。成年女性偶尔会被感染，但成年男子很少被感染，这可能是因为男人易脱发、会出现秃顶而可为头虱提供的庇护较少。

感染征象

　　除非已由健康访视员、护士或医生通过对患儿头发进行湿式梳理或头皮检查确认了感染，否则药剂师应询问患儿是否已做过一些确认头虱存在的检查。头虱治疗应该在看到存在活虱子的情况下进行（见图 8.1）。有小孩的父母经常因担心孩子可能会抓虱子而让药剂师推荐预防性用药。杀虫剂永远都不能用作预防性用药，因为这样可能会促进耐药性形成。杀虫剂治疗应仅限于感染的头部。

头虱感染的检查

　　湿式梳头检查是一种比头皮检查更可靠的检查方法，患儿父母用这种方法可以很容易地知道患儿是否存在感染，即用细齿梳（齿间距 <0.3 mm）梳理患儿的头发，再用一张白色的纸巾或布擦拭细齿梳。使用这种方法时应该把头发弄潮，以使梳理过程更加容易和更少痛苦。注意，干燥的头发可产生静电而导致梳子排斥头虱，可能会使头虱被看到的可能性降低。每次梳理头发都应该从发根梳到发梢并在白色的纸巾上或布上擦拭梳子。应该一次梳理一处。颈后和耳后的头发也应该彻底检查。这些部位是头虱的首选，因为这些部位温暖且相对

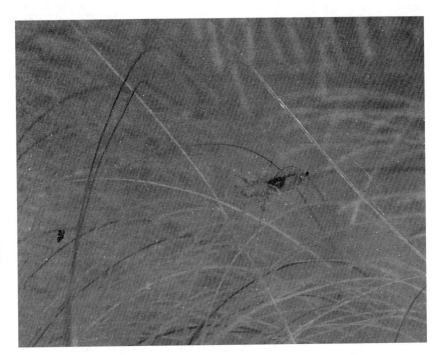

图 8.1（也见彩图） 此女性患者从她的孙子那里感染了头虱［Source: Weller et al. (2014). Reproduced with permission of Wiley Blackwell.］

隐蔽。在对受累家庭成员进行治疗后，父母应在完成一个疗程后的第 2 天或第 3 天进行检查梳理，且间隔 7 天后再次进行检查梳理，以确定治疗是否成功。如果患儿有进一步的症状，或已知学校或游戏小组的其他孩子发生了感染，则也许需要进行更多次这样的检查。

　　如果有活虱子，则有些会被细齿梳梳出头发而落在纸上，仔细观察可以在纸上看到小的米色、黑色、灰色或褐色的斑点。脱落的虱壳在纸上呈淡黄色。在枕头和领口也可能可以发现黑色的小斑点，那些是头虱粪便。

头虱卵壳

　　空卵壳——粘连在发干上的乳白色或白色的虫卵壳——的存在不一定是当前感染的证据，除非同时找到活虱子。患儿父母有时以为治疗失败是因为在患儿头发上仍然可以看到虫卵壳。因此，药剂师需要向患儿家长解释，这些空卵壳可以牢固地粘连在发干上，可能没有被治疗所使用的洗液去除，这点非常重要。家长可以用细齿梳清理治疗后留下来的虫卵壳。

头皮瘙痒

　　与普遍的看法相反，并不是每个头虱感染患者都会出现瘙痒症状。实际上，少到只有 1/5 的患者有瘙痒症状，这也许是因为与过去相比，现在检查出的患者往往处于感染早期阶段。患者出现头皮瘙痒是患者对头虱唾液的过敏反应：头虱每次吸血时都会将少量唾液注入患者的头皮。这种过敏反应不会立即发生，瘙痒可能需要几周时间才出现。据估计，患者只有经历过数以千计的头虱叮咬后才会出现瘙痒症状。因此，患者未出现瘙痒并不意味着没有发生头虱感染。在既往感染过头虱且再次感染的患者，瘙痒症状可能会很快出现。

既往感染史

　　药剂师应询问患儿之前是否感染过头虱；尤其是应询问最近有无其他家庭成员感染头虱，这点非常重要的，因为如果家庭其他感染成员没有同时接受治疗，则有可能使患儿发生二次感染。家人之间或者玩伴之间头与头的接触也可以使头虱从一个人传播给另一个人。药剂师应询问患儿是否存在与头虱感染患儿的这类接触，例如，目前患儿所在学校是否出现了头虱问题。

目前用药情况

　　虽然可能会出现治疗失败，但如果正确使用了推荐的杀虫剂（参见下文"治疗"项下相关内容），则不太可能发生这种情况。药剂师应仔细询问患儿病史以确定其治疗是否失败。也应询问患儿使用了何种治疗药物及其使用方法。

治疗

　　确定患儿存在头虱感染后，药剂师可以为患儿推荐适当的治疗药物。只有在其头上发现活虱子的患儿才应进行治疗，而且所有可能感染头虱的其他家庭成员应在同一天进行治疗。英国的许多地区都有治疗头虱的地方公共卫生指南，应参照这些指南进行治疗。有些患儿父母有自己的喜好，例如，他们不用化学药品。以下是可选择的几种治疗方法：

- 物理杀虫剂
- 湿式梳头（"除虫"）治疗
- 化学杀虫剂
- 补充疗法

物理杀虫剂

现在有一系列物理杀虫剂药品。这些药品现在通常被认为是"一线"药品，因为它们几乎没有不良反应，虱子也不会对它们产生耐药性。物理杀虫剂药品可通过多种方式杀死虱子，例如，在虱子表面进行物理覆盖使其窒息（西甲硅油就是这种药品），溶解虱子的蜡涂层导致其脱水死亡。大多数有关这类药品的临床随机试验均显示了其有效性的相当好的证据。

西甲硅油（乳液和喷雾剂）通常需要涂抹在干发上并保留 8 小时（或过夜），然后用洗发水清洗干净。西甲硅油通常 7 天后还要重复使用一次。各种西甲硅油药品的使用略有不同，应参照药品说明书使用。有些西甲硅油包装盒中附有一个细齿梳，可以用于湿式头虱检查。西甲硅油的不良反应并不常见，包括头皮瘙痒或出现片状头皮屑。如果有西甲硅油溅入眼睛则可引起过敏反应。西甲硅油可以用于湿疹或哮喘患者。

另一种物理杀虫剂药品是肉豆蔻酸异丙酯 / 环甲聚硅氧烷溶液，也是用于干发并保留 10 分钟，然后用水冲洗掉。7 天内如果湿式头虱检查呈阳性，应考虑进一步使用（在任何情况下可能都是明智的）。

含有多种其他化合物的药品也可以通过物理方法杀死虱子。使用时应参照各个药品说明书。

湿式梳头（"除虫"）治疗

各种类型的梳子都可以买到，有些是英国国民健康保险处方覆盖的（通过 FP10）。塑料除虫器®梳子有很多已发表的证据支持其使用，但其他梳子可能也同样有效，包括金属梳子。

湿式梳头治疗应该如何进行？

- 湿式梳头既适用于头虱检查，也适用于头虱感染的治疗。
- 推荐的湿式梳头治疗方法是 2 周 4 个疗程（第 1、5、9 和 13 天），如有必要，继续进行，直到连续 3 个疗程没有看到完全成熟的虱子。建议如下：
  ◦ 在短发，每个疗程需要 10 分钟；在长发、烫发或自然卷发，每个疗程需要 20～30 分钟。
  ◦ 建议在每个疗程采取两种梳理方式。
- 有关如何进行湿式梳头治疗的详细说明可参阅各种产品的说明书。
  ◦ 使用 Bug Buster®梳子进行湿式梳头治疗的详细信息也可在社区卫生问题网站（the Community Hygiene Concern website）（www.chc.org）上获得。

来源：From CKS (https://cks.nice.org.uk/head-lice).

化学杀虫剂

目前使用的主要化学杀虫剂是马拉硫磷。随着物理杀虫剂的出现——它们更有效，不会产生耐药性，化学杀虫剂通常被认为是二线药品。另一种药店有售的化学杀虫剂——氯菊酯——是一种摩丝制剂，是获准用于治疗头虱的化学杀虫剂。目前一般不推荐使用氯菊酯，因为它的保留时间短且在英国的耐药率高。

马拉硫磷

马拉硫磷要用于干发上和头皮上，最低保留时间为 12 小时（或过夜）。应建议患儿在接受初次治疗 7 天后再次使用——第二次使用可杀死所有头虱，包括刚从虫卵孵化出的幼虫，因为虫卵孵化需要

7 天左右。建议用药后第 4 天给患儿进行一次湿式头虱检查，第 8～10 天时再进行一次。

马拉硫磷有含乙醇的乳液和水乳液两种。使用应遵照具体药品说明书进行。含乙醇的制剂不适于所有患者，因为它们会引起两个问题。首先，当用于由于搔抓而有头皮破损的患者（例如湿疹患者）时，乙醇可引起刺痛。其次，在有哮喘的患者，最好避免使用含乙醇的制剂，因为乙醇的蒸发可能会刺激患儿的肺而引起喘鸣，甚至引起哮喘发作。上述反应可能是极其罕见的，但仍需谨慎提醒。

马拉硫磷的气味难闻也是一个问题。使用马拉硫磷有引起皮肤刺激、过敏反应（诸如过敏性、血管水肿和眼睛肿胀）和化学灼伤的报道。

马拉硫磷应轻轻涂抹于干发中并应仔细涂敷在头皮上，应确保头发和头皮完全覆盖，然后用梳子梳理药液浸湿的头发。最有效的方法是：将头发分为几部分，按顺序依次将药液涂布各部分的头发和头皮，然后沿发际滴几滴药液，使其分布到周围的头皮和头发。虽然头发浓密或头发偏长的患儿可能需要更多的药液，但 50～55 ml 应该足够一次使用的。在患儿眼睛和脸上可以放置一条毛巾或一块布，以保护它们免受药液的侵害。在涂布药液时，应特别注意患儿的颈背和耳后部位，因为在那里经常会发现头虱。涂布完毕后，应让头发自然晾干。由于马拉硫磷受热会失活，不能使用吹风机。另外，使用含乙醇的药液时，头发应远离明火。

补充疗法

目前有各种各样的补充疗法，许多药品是从草药中提取的，包括含有茶树油、椰子油以及桉树和薰衣草提取物的药品。顺势疗法也可以使用。还有很多家庭疗法，包括大量使用护发素、婴儿润肤油、凡士林和稀释的白醋。也有人提倡使用电动梳子。所有这些治疗方法的问题是它们缺乏有效性的证据。其中一些会引起皮肤刺激症状。一般不建议使用这些方法。

其他要点

对于确保患儿信息和治疗方法的一致性，药剂师、全科医生、健康访视员和护士（尤其是参与开治疗头虱处方药的人）之间的团队合作非常重要。药剂师也可以与健康访视员、学校护士和公共卫生专家联络，与学校进行沟通，以确保为患儿父母和患儿提供准确和实时的信息。应遵照当地的公共卫生指南。

头虱临床病例

病例 1

一位年轻的母亲，她经常到你的药店来咨询和为她的孩子买药，这次她来是想咨询预防头虱的药品。她的孩子们没有头虱，她想买药"只是为了安全起见"，因为她会为这样的事情感到尴尬。询问中你了解到，她的孩子分别为 5 岁和 7 岁，目前不存在感染征象，例如头皮瘙痒。她还没有给她的孩子们检查过头虱，也不知道如何做这样的检查。她的孩子所在的学校也没有因学校有头虱流行问题联系过她。这位女士解释说，她非常注重卫生，会讨厌她的孩子头上有虱子。

药剂师的观点

目前无需使用药物进行治疗，除非存在感染的证据。从这位母亲的诉说来看，她的孩子们目前似乎不太可能有头虱感染，也没有证据表明学校现在有这种问题。但是，头虱很容易从一个孩子传播给另一个孩子，尤其是在学龄儿童中。因此，药剂师可以向这位母亲说明，所有人都有可能感染头虱，头虱感染和不讲卫生之间没有因果关系，人们不应该为感染头虱感到羞愧。只有发现有活的头虱时才推荐使用药物进行治疗。

医生的观点

药剂师给出的建议是非常有帮助的。直接卖药无疑更快、更省事，但却不是恰当的做法。希望药剂师提供的信息可以有效地打消这位母亲有关注重卫生和感染头虱的焦虑。这也说明了药店在为患者提供健康教育方面可起到非常重要的作用。

蛲虫

蛲虫是一种感染人类肠道的寄生虫，蛲虫感染在幼儿中很常见，患儿父母可能会向药剂师寻求建议。就像头虱感染一样，许多父母也会羞于讨论蛲虫感染，并且会为自己的孩子感染了蛲虫感到羞愧。药剂师首先要安慰患儿父母，告诉他们这是一种常见疾病。药剂师除了要向患儿父母推荐非处方驱虫药（抗蛲虫）治疗外，至关重要的是，药剂师还要给他们提供有关卫生措施的建议以防止再次感染。

你需要知悉的内容

年龄
感染征象
  肛周瘙痒
  蛲虫外观
其他症状
持续时间
最近出国旅行史
其他家庭成员受累情况
目前用药情况

问诊的重要性

年龄

蛲虫感染在小学生中很常见。

感染征象

患儿父母注意到的患儿蛲虫感染的第一个迹象通常是患儿抓挠自己的屁股。年龄大一点的患儿可能会诉说自己的屁股发痒，尤其是在夜间。肛周瘙痒是蛲虫感染的典型症状，是蛲虫在肛周产下的虫卵的内部和表面物质引起过敏反应所致。这种过敏反应需要一段时间才会发生。因此，一些首次感染蛲虫的患者不一定会出现瘙痒症状。

患儿瘙痒症状在夜间尤甚，因为雌性蛲虫夜间会爬出肛门口并在肛周产卵。雌性蛲虫在肛周产卵的同时还会分泌一种黏性刺激性液体。持续的搔抓可能会导致继发性细菌性感染，尽管这种情况很少见。如果肛周皮肤有破损和渗出，则应将患儿转诊给医生以进行抗生素治疗。

患儿夜间瘙痒导致的睡眠不足可能会导致其白天疲劳和烦躁。如果在患儿的肛周或其粪便中没有看到蛲虫，则其瘙痒可能是其他原因导致的，例如，肥皂或治疗瘙痒症状的局部用药引起的过敏性或刺激性皮炎。在一些患者，疥疮或真菌性感染也会引起其肛周瘙痒。

蛲虫外观

在患儿排泄物中很容易看到蛲虫，它们是白色或乳白色的线状物，长约 13 mm，宽不到 0.5 mm。雄性蛲虫比雌性蛲虫要小一些。蛲虫在体外可以存活一段时间，因此，可以看到它们移动。有时可以看到它们从肛门口爬出。蛲虫的卵太小，肉眼看不到，但它们在体外可以存活 3 周。

其他症状

蛲虫感染严重的患儿可能会出现腹泻，一些女孩可能会出现阴道瘙痒症状。

持续时间

如果已经确诊患儿是蛲虫感染，则药剂师应询问患儿的症状已经持续了多长时间，并根据尝试过的治疗方法考虑这些信息。

最近出国旅行史

如果怀疑患儿是除了蛲虫以外的其他感染，应将患儿转诊至全科医生诊所进行进一步的检查。如果患儿最近出国旅行过，则应将这个信息告知医生，以便考虑其他类型的蠕虫感染。

其他家庭成员受累情况

蛲虫感染在同住家庭成员中可以迅速传播，如果一个孩子感染了，则很可能家里的其他人都感染了。其原因是黏稠的虫卵在患儿晚上抓挠后会进入其手指甲缝内，然后传播给其他孩子，再然后传播给其他家庭成员，这些感染是经口感染的。药剂师应询问患儿父母其他同住家庭成员是否也出现了同样的症状。然而，一个人没有肛周瘙痒症状和在其粪便中未发现蛲虫并不意味着这个人没有感染；重要的是要记住，在感染早期阶段可能不出现这些征象。

目前用药情况

药剂师应询问患儿父母是否已尝试给患儿使用了一些治疗药物。对于所有驱虫剂，正确使用是治疗成功的必要条件。因此，如果患儿已经使用了某种药物，药剂师应询问患儿父母是如何给患儿使用这种药物的，以确定治疗失败是否可能是使用方法不正确导致的。

何时转诊

疑似蛲虫感染以外的其他寄生虫感染
    有最近出国旅行史
    药物治疗失败
    2 岁以下的孩子
    妊娠期或哺乳期

治疗

当推荐治疗蛲虫感染药物时，药剂师应着重强调如何使用以及何时使用，这一点非常重要。此外，药剂师可提供预防复发的建议，参见下文"临床实用要点"项下相关内容。《英国国家处方集》(*British National formulary, BNF*) 建议，所有 6 个月月龄以上的患者均可使用甲苯达唑进行治疗。如果患儿的症状在正确使用适当的药品后没有缓解，则应将患儿转诊给医生。

甲苯达唑

甲苯达唑的作用是抑制蛲虫对葡萄糖的摄取，从而导致其几天内无法活动和死亡。甲苯达唑大部分不被肠道吸收，因此，其全身的不良反应很少。应同时给所有同住家庭成员使用甲苯达唑（除了婴儿）。

甲苯达唑是治疗蛲虫的首选药物，并且是一种有效的单剂量治疗药物。由于其为单剂量治疗药物，治疗依从性非常高。甲苯达唑治疗鞭虫、蛔虫和钩虫感染也有效。

甲苯达唑有混悬液或片剂，已获准用于 2 岁及以上的儿童和成年人，并可作为非处方药（通过药店销售）向 2 岁及以上患儿提供。再次感染也常见，第二次给药应在首次给药 2 周后。极少数情况下，服用甲苯达唑后会出现短暂的腹部疼痛和腹泻的不良反应，据说这与许多蠕虫的存在有关。不推荐孕妇服用甲苯达唑。

虽然甲苯达唑没有获准用于 2 岁以下的儿童，但 BNF 建议其可以用于治疗 6 个月月龄以上儿童的蛲虫感染。对于 6 个月到小于 2 岁的患儿，甲苯达唑需要医生（或护士）的处方。

8

非药物治疗

蛲虫成虫的寿命不超过 6 周，其虫卵要发育成新的成虫必须被吞食并暴露在上消化道的消化液中。成年雌虫在肛门周围的皮肤上产卵时可引起瘙痒；抓挠这一区域会导致虫卵通过污染的手指经口传播，常常是由于不洗手就抓取食物送入口中所致。起床后立即洗澡或淋浴，用清水冲洗肛周区域，可以将夜间蛲虫产下的虫卵冲掉。让家人在每天早上起床、每次饭前和每次如厕之后洗手和洗指甲缝是治疗蛲虫感染的一个重要组成部分，也包括换尿布后。有些人还提倡要勤洗玩具和床单（参见下文"卫生措施建议"项下的相关内容）。

如果愿意的话，通过谨慎的卫生措施打破感染再循环可能也可以在没有药物治疗的情况下使感染消失。对于已服用过一次药物的 6 个月以下的患儿，最好通过这些方法而不是依靠再次服药来治疗。除了一般的卫生措施外，每次换尿布时还应轻柔而彻底地清洗患儿肛门周围区域，并且看护者每次换尿布前后都要彻底洗手。

也不建议孕妇或哺乳期患者服用药物。有些患儿父母可能不喜欢给他们的孩子使用药物治疗。对于没有使用药物治疗的年龄较大的患儿和成年患者的建议是，晨起第一件事是清洗肛门周围区域，在白天也按时清洗或用湿巾擦拭以去除虫卵。理想情况下，每隔 3 个小时就要清洗一次，但一天清洗两次可能更为现实。此外，还应遵循卫生措施建议（见下文）。

如果不能服用甲苯达唑的患者（例如孕妇）在只采取了卫生措施后仍出现了感染征象，应将患者转诊给全科医生。

临床实用要点

1. 当自己的孩子有蛲虫感染时，父母常常既焦虑又羞愧，他们会认为这主要是由于他们没有做好自己孩子的卫生防护造成的。此时，药剂师需要安慰患儿父母，告诉他们蛲虫感染是非常普遍的，任何儿童都可能被感染，出现感染也不意味着他们对自己孩子缺乏关心和照顾。
2. 即使家庭中只有一个成员被确诊有蛲虫感染，所有同住家庭成员也应该在同一时间进行治疗。这是因为其他成员可能处在感染的早期阶段而还未出现症状。如果没有按照这一要求进行治疗，患儿可能会发生再次感染。
3. 蛲虫的传播和再感染可通过采取以下的实用卫生措施来预防。

卫生措施建议

- **环境卫生措施——在治疗的第一天采取**
  - 常温下清洗睡衣、床上用品、毛巾和毛绒玩具并冲洗干净。
  - 彻底吸尘，特别注意卧室，包括真空床垫。
  - 彻底清洁浴室，用湿抹布擦拭浴室表面，经常用热水清洗抹布。
- **严格的个人卫生措施——如果配合药物治疗，可进行 2 周；如果单独进行，可进行 6 周**
  - 晚上穿贴身内裤或短裤。每天早上换衣服。
  - 晚上戴棉手套以防止夜间抓挠时抓破皮肤。每天清洗棉手套。
  - 每天早晨起床后立即洗澡或淋浴，清洗肛门周围，以清除蛲虫夜间在肛周产下的虫卵。
- **一般个人卫生措施——鼓励所有家庭成员时刻保持个人卫生**
  - 彻底洗手和指甲缝：早上第一件事，如厕后或换尿布后，进食或准备食物前。
  - 不要咬指甲和吸吮手指。

○ 避免使用"公共"或共享毛巾或手帕。

来源：From Clinical Knowledge Summary (CKS): Threadworm. https://cks.nice.
org.uk/threadworm.

鹅口疮（口腔念珠菌病）

鹅口疮（口腔念珠菌病）是一种口腔黏膜感染，由酵母菌样微生物——白色念珠菌（偶尔也可由其他念珠菌菌种）引起。鹅口疮也能引起婴儿尿布周围区域皮肤感染和生殖器感染，后者主要见于成年人。4个月以上的鹅口疮患儿通常可以由药剂师进行治疗。

你需要知悉的内容

年龄
 婴儿，儿童，成年人，老年人
累及部位
外观表现
既往史
目前用药情况

问诊的重要性

年龄

鹅口疮在婴儿中很常见，尤其是在其出生后的最初几周。有时，这种感染是由其母亲分娩时垂直传播的。鹅口疮在年龄较大的儿童和成年人中比较罕见，但在使用抗生素治疗或进行类固醇吸入治疗的人中可能出现（参见下文"目前用药情况"项下相关内容）。鹅口疮在糖尿病患者中也很常见。在老年患者中，除非这些原因很容易确认以及治疗和管理，否则鹅口疮可能是免疫抑制的一个征象，这种情况下最好将患者转诊给医生。

累及部位

鹅口疮常累及舌的表面和脸颊内侧。

外观表现

鹅口疮

当念珠菌感染累及黏膜表面时会形成被称为斑块的白斑，形似奶块；事实上，婴儿出现鹅口疮时，患儿母亲很难将其与滞留奶块鉴别开。念珠菌感染所致斑块的特征是不容易从黏膜上擦去，并且当刮掉这种斑块的表面时，可见到其下的黏膜溃疡和变红区域，有时可能还伴有出血。

尿布疹

在尿布区，念珠菌感染一个特征是尿布疹部位的外边缘出现不同的红色丘疹，也就是所谓的卫星丘疹；另一个特征是褶皱处的皮肤几乎均受累。念珠菌感染是发生尿布疹的一个常见因素（参见"尿布疹"章节的相关内容，本章稍前部分）。

既往史

在婴儿中，复发性感染并不常见，尽管有时可能发生母乳喂养时母亲乳头消毒不当或奶瓶喂养时奶嘴消毒不当的再次感染。

应将出现复发性感染的患儿转诊给他们的医生以进行进一步检查。

人类免疫缺陷病毒感染

患儿在新生儿期后出现持续性鹅口疮和（或）尿布区念珠菌感染可能是人类免疫缺陷病毒（HIV）感染的第一个征象。

目前用药情况

抗生素

有些药物可诱发鹅口疮发生。例如，患儿接受广谱抗生素治疗后其正常菌群会被消除，导致其感染的真菌过度生长。药剂师应询问患儿父母患儿最近是否接受了一个疗程的抗生素治疗，这对于诊断很有帮助。

免疫抑制剂和皮质类固醇

任何抑制免疫系统的药物都会降低机体对感染的抵抗力，因此，免疫系统受损的患者更容易发生鹅口疮。使用细胞毒性药物和类固醇药物均可诱发鹅口疮。使用吸入性类固醇激素治疗哮喘的患儿也容易发生鹅口疮，因为类固醇在吸入过程中可沉积在咽喉后部，特别是在吸入技术不佳的情况下。使用吸入剂后用清水清洗咽喉可能会有帮助，并且使用间隔装置可以减少这种问题发生的可能性。

药剂师应询问患儿父母是否已给患儿尝试过任何治疗方法。对于一位反复发作鹅口疮的患儿，还应询问既往使用的处方药及其效果。

何时转诊

4 个月以下婴儿
无明显原因的成年人和较大的儿童
复发性 / 持久性皮疹
药物治疗失败

治疗时间表

鹅口疮治疗后起效迅速。如果症状在 1 周内未完全缓解，应建议患者去看医生。

治疗

抗真菌药物
咪康唑

目前市面上可以买到的用于治疗鹅口疮的唯一非处方药品是咪康唑口服凝胶。虽然含制霉菌素的药品也很有效，但它们都是处方药。

咪康唑口服凝胶是一种橙味药品，应涂抹到斑块上；患者应在进食后使用，使用时可将其挤到干净的手指上，然后涂抹到斑块上，成年患者和 6 岁以上的患者每日 4 次，幼童和婴儿患者每日 2 次。咪康唑口服凝胶没有获准用于 4 个月以下的婴儿患者，因为如果使用不当有窒息的风险。这一限制引起了一些争议，但这一限制有婴儿使用后造成伤害的案例报告作为依据。*BNF* 仍然建议给 4 个月以下的婴儿患者使用咪康唑口服凝胶，并提供了剂量信息，但这种使用是"标签外的"。当要给 4 个月以下的婴儿使用这种药品时，应将患儿及其父母转诊至全科医生诊所，因为这种药品需要医生开处方。对于小婴儿，咪康唑口服凝胶也可以用干净的手指直接涂抹到病变上。需要注意的是，手指不要触到咽喉。咪康唑口服凝胶在患处保留的时间越长越好。治疗应在症状明显消失后持续 2 天，以确保感染完全消除。

　　咪康唑口服凝胶的药品许可证显示，由于有窒息的风险，它不能以用于哺乳期女性乳头的方式用于婴儿。

　　不应建议正在服用华法林的患者使用咪康唑口服凝胶。有证据表明，后者与华法林可发生相互作用，导致出血风险增加。

临床实用要点

鹅口疮和尿布疹

　　如果患儿有鹅口疮，药剂师应检查患儿是否同时也有尿布疹。如果患儿既有鹅口疮，又有念珠菌感染导致的尿布疹，则应同时予以治疗。在尿布区可以使用含有咪康唑或克霉唑的抗真菌软膏进行治疗。

母乳喂养

　　采取母乳喂养的母亲应仔细清洁自己乳房和乳头。如果其有乳头发痒、龟裂或皮肤呈片状，应怀疑是念珠菌感染。乳头念珠菌感染可以用咪康唑乳霜治疗，患者母乳喂养前应仔细去除自己乳房和乳头上的乳霜。在应用奶瓶喂养的婴儿，应特别注意奶瓶和奶嘴的消毒。

鹅口疮临床病例

病例 1

　　海伦·琼斯是一位年轻母亲，她带着她的女儿简来到药店。琼斯女士想让你给她女儿简推荐治疗其舌部和脸颊内侧的白色斑块的药物。简今年 8 岁，目前还没有服用任何治疗药物。她最近也没有使用过任何抗生素或其他处方药。简没有其他症状。

药剂师的观点

应将简转诊给医生，因为相比于婴幼儿，鹅口疮在儿童中比较少见。没有发现患者有最近接受过抗生素治疗的这类明显的诱发因素，因此，简应去看医生以进行进一步的检查。

医生的观点

应建议海伦·琼斯带着简去全科医生诊所。琼斯女士的病史描述确实会使人联想到她女儿患有鹅口疮。如果在诊断上有其他疑问，可以进行口腔拭子取样进行实验室检查。如果最后确诊为鹅口疮，则医生可给简开诸如咪康唑口服凝胶或制霉菌素口服混悬液处方进行治疗。

另一个问题是找到诱发因素。应询问简的一般健康状况。对于了解患者的既往史，包括输血史和家族史等，医生处在一个有利的地位。医生可以为患者进行全身体格检查，特别是寻找患者有无贫血征象、皮疹或挫伤，有无淋巴结肿大、腹部器官（例如肝或脾）肿大或其他肿块。医生也要寻找恶性肿瘤的征象，例如白血病或淋巴瘤。几乎可以肯定，医生会安排患者做血液学检查。医生也会对患者进行人类免疫缺陷病毒（HIV）感染风险评估，并且医生在采取任何进一步行动之前都会相应地征求海伦和简的意见。

病例 2

一位年轻母亲来到药店想买治疗她儿子的口腔疾病的药物。你查看了患儿的口腔，发现在其舌部和脸颊内侧有白色斑块。患儿 5 个月大，2 天前出现了这些斑块；起初患儿的母亲以为这些斑块是乳块。上周患儿因呼吸系统感染服用了抗生素糖浆，昨天才喝完。除此之外，患儿未服用其他药物，患儿的母亲目前还没有给他使用任何治疗其口腔内斑块的药物。患儿无其他症状。

药剂师的观点

药剂师可以建议患儿使用咪康唑口腔用凝胶进行治疗。患儿是在进行抗生素治疗后出现的念珠菌感染，使用咪唑类抗真菌药物治疗效果应该非常好。患儿母亲应在哺乳后给患儿使用咪康唑口腔用凝胶，每日 2 次，每次用干净的手指将 2.5 ml 凝胶涂抹到患儿脸颊内侧和舌部患处。在患儿口腔内斑块完全消失后应再继续治疗 2 天。如果治疗 1 周后患儿口腔内斑块仍未消失，则应将患儿转诊给健康访视员或全科医生。

医生的观点

鹅口疮是最可能的诊断。虽然在这个病例，抗生素治疗是另一个诱发因素，但药剂师只根据婴儿的年龄进行治疗也是合理的。如果对于诊断存在任何疑问，患儿的母亲也可以去咨询健康访视员。药剂师也应询问患儿母亲是否采取母乳喂养方式，如果采取母乳喂养方式，则患儿母亲哺乳时应仔细清洁自己的乳房和乳头，特别是在哺乳前后。如果患儿母亲有乳头念珠菌感染的症状（例如疼痛和皮肤剥落），则在哺乳前应先仔细将自己乳房和乳头上的咪康唑乳霜清洗干净。如果是人工喂养，则需要仔细消毒奶瓶和奶嘴。

第**9**章

失眠

睡眠困难

失眠是常见的，短暂性失眠通常可以由药剂师处置，关键是按照睡眠卫生（就寝时间）的建议去恢复适当的睡眠模式。有助于睡眠的非处方药（抗组胺药苯海拉明和异丙嗪等）不仅对入睡期有效，而且也对周期性和暂时性的睡眠问题有效。这类药品是直接向公众打广告的，因此，有药剂师报告称，患者会持续使用这类药品，拒绝这类人群的购买要求很难。因此，应从一开始就将着重点放在睡眠卫生上，并强调抗组胺药是短期使用的药物，这些非常重要。

你需要知悉的内容

年龄
症状
　入睡困难
　在夜间醒来
　清晨醒来过早
　睡眠质量差
　打鼾，睡眠呼吸暂停，不宁腿综合征
持续时间
既往史
诱发因素
　轮班工作，离开家

　　饮酒

　　咖啡因——咖啡，茶，可乐

　　应激事件

目前睡眠卫生情况

目前用药情况

问诊的重要性

年龄

　　与年轻人相比，老年人的总的睡眠持续时间较短且深度睡眠时间（第四阶段）较短。老年人的睡眠一般比较浅，夜间醒来的可能性会更大。很多老年人可能会觉得自己仍需更多的睡眠时间并希望通过吃药来帮助自己入睡。老年人白天可能也会打个盹，这进一步减少了他们的夜间睡眠需要。

　　许多婴幼儿的睡眠模式很差，无论是在蹒跚学步的儿童，还是在襁褓中的婴儿，这都很容易引起其父母焦虑，这点很容易理解。在这种情况下，让患儿父母带其去看健康访视员或医生会很有帮助。有关睡眠问题通常都会有一些有用的手册和宣传册可以取用。

症状

　　失眠可以分为入睡困难、睡眠难以保持、早醒和睡眠不满意，尽管有足够的时间和机会去睡觉。通常两种问题会混合出现。这些问题与日间功能受损有关，例如，注意力不集中、情绪紊乱和日间疲劳。区分以下这些睡眠问题的不同成分很重要：

入睡困难（可能是焦虑症的一个症状）

清晨醒来过早（可能是抑郁症的一个症状）

夜间易醒和睡眠质量差（应进一步询问以弄清为什么出现这种情况）。

　　睡眠可能由于打鼾、睡眠呼吸暂停或不宁腿综合征而受到影响。所有这些都可能与发生心血管疾病的风险增加相关。因此，有必要将患者转诊给全科医生。如果这些睡眠问题是由打鼾或睡眠呼吸暂停导致的，则是可以治疗的。如果这些睡眠问题是由不宁腿综合征导致的，则难以治疗，但全科医生需要检查是否存在其他心血管疾病的危险因素。

睡眠也可能由于潜在的疾病而受到影响：心脏病、慢性阻塞性肺疾病（COPD）或哮喘、神经系统疾病（阿尔茨海默病、帕金森病）、甲状腺功能亢进症、关节或肌肉疼痛以及泌尿系统疾病或慢性疼痛。如果是上述疾病中的一种，应将患者转诊给全科医生。

抑郁症是导致失眠的一个重要原因。清晨过早醒来是抑郁症的一个典型症状。这类患者可能描述没有入睡困难，但在凌晨会早醒，并且一旦醒来就无法再次入睡。这种情况通常与感觉非常不开心和反复思考无望的或没有价值的事情有关。这种类型的患者需要转诊给医生以进行进一步的检查。

双相情感障碍的发作可能与大脑超时工作导致的睡眠不足有关。实际上，睡眠不足可能会诱发双相情感障碍的躁狂发作。

焦虑症也可以引起失眠，通常是因为思维过度活跃和过度担心而难以入睡。许多人都有过这样的经历，尤其是在重要场合的前一晚，例如，在考试前一天的晚上。然而，如果这种情况经常出现，则应将患者转诊给全科医生。

持续时间

睡眠障碍分类如下：

一过性失眠（多天）
短期失眠（最多4周）
慢性失眠（＞4周）
所有慢性失眠患者均应转诊给医生

既往史

询问患者是第一次出现睡眠问题还是以前也出现过类似问题。如果患者有既往史，应询问患者曾经采取过哪些治疗，这有助于了解患者的病情。了解患者是否有抑郁症、焦虑症或其他一些心理健康问题对诊断也有帮助。

诱发因素

1. 有工作时间改变的轮班工作是导致睡眠问题的典型原因。离家在外工作的人可能会因为旅行和在陌生地方住宿而难以睡个好觉。

2. 饮酒——虽然小酌一两杯可通过减少睡眠潜伏期（入睡所用的时间）而有助于入睡，但大量或持续饮酒会使睡眠周期受到影响；而且饮酒会导致利尿，导致夜间醒来去排尿。连续饮酒 3～4 天后会形成对酒精镇静作用的耐受性。失眠很可能与酒精依赖有关。还要考虑对诸如可卡因的娱乐性药物依赖的可能性。

3. 生活中的变化可导致睡眠中断，例如，换工作或失去工作，搬家，亲人去世或分离，生理改变（即更年期）。

4. 其他压力大的生活事件可能包括考试、工作面试、庆祝活动（例如圣诞节）和人际关系紧张。

5. 肥胖可能与睡眠呼吸暂停和打鼾有关，这两种情况都可以影响睡眠。

目前睡眠卫生情况

有必要询问患者已知哪些因素有助于有效的睡眠卫生（参见下文"临床实用要点"项下相关内容）。

咖啡因对睡眠的影响尤其显著。在每天摄入咖啡因与睡眠问题和日间困倦之间存在关联。过量摄入咖啡因还会引起心率加快、焦虑和不安。咖啡因是由 CYP1A2 酶代谢，可在体内停留数小时；喝一杯咖啡后 4～6 小时身体只会排出一半的咖啡因。睡前几小时内喝一杯含咖啡因的软饮料或者一杯茶或咖啡，体内就会有足够的咖啡因而影响睡眠。咖啡因的影响相当广泛，包括：延长睡眠潜伏期（入睡时间更长），缩短总睡眠时间，增加浅睡眠时间，缩短深睡眠时间，以及更频繁醒来。

如上所述，饮酒也是一个重要影响因素。虽然饮酒可以帮助人们快速入睡，但也可以扰乱睡眠模式并使深度睡眠停止。饮酒还会导致利尿，导致夜间醒来去排尿。酗酒则会加重焦虑和抑郁（或由这些引起），应该考虑酒精依赖。当人们抱怨睡眠不好时，有必要委婉地询问他们是否饮酒。

目前用药情况

有些药物可导致或诱导失眠，这些药物包括减充血剂、选择性 5-羟色胺再摄取抑制剂和 5-羟色胺/去甲肾上腺素再摄取抑制剂、单胺氧化酶抑制剂、哌甲酯、皮质类固醇、食欲抑制剂以及苯妥英和茶碱。有些疾病因可导致疼痛［例如心绞痛、关节炎、癌症和胃食管反流（GORD）］或呼吸困难［例如心力衰竭、慢性阻塞性肺疾病（COPD）和哮喘］而可导致失眠。甲状腺功能亢进症和帕金森病等疾病也可导致失眠。

何时转诊

抑郁症疑似病例

慢性失眠（持续时间＞4周）

16岁以下儿童

打鼾，睡眠呼吸暂停综合征，不宁腿综合征

有相关的其他疾病

酒精依赖疑似病例

娱乐性药物依赖

治疗时间表

睡眠困难治疗数天后，问题应有所减轻；如果治疗1周后问题没有减轻，应将患者转诊给医生。

治疗

抗组胺药（苯海拉明和异丙嗪）

抗组胺药可减少睡眠潜伏期，也可减少夜间醒来的次数。患者应在睡前 20~30 分钟服用这类药物，成年人和16岁以上的儿童均可服用。患者对这类药物可产生耐受性，因此，患者不应连续服用7~10天。苯海拉明的半衰期（5~8小时）比异丙嗪的半衰期（8~12小时）短。服用 50 mg 苯海拉明后患者会出现 3 ~ 6 小时的明显嗜睡。这些抗组胺药有抗胆碱能不良反应，包括口干、咽干、便秘、视物模糊和耳鸣。如果患者还在服用另一种具有抗胆碱能作用的药物（例如三环类抗抑郁药和吩噻嗪类药物），则上述不良反应会加重。在这种情况下，最好将患者转诊给医生。有前列腺肥大（男性下尿路症状）和闭角型青光眼的患者禁止使用苯海拉明和异丙嗪。也不建议孕妇或哺乳期女性使用苯海拉明和异丙嗪。

苯二氮䓬类

　　尽管英国药物安全委员会（CSM）对苯二氮䓬类药物的使用有明确的说明——建议这类药物只能短期使用且最长使用时间不超过 2 ~ 4 周，但药剂师心里非常清楚，有些患者长期使用这类药物。在一些地区，重复给老年人（＞65 岁）开这种处方药的比例可能高达 30%。

　　在老年人，长期使用苯二氮䓬类药物（例如硝西泮和替马西泮）会导致相当大的危害。没有证据表明这类药物有助于睡眠的功效能持续数周以上，而且它们是成瘾性药物，如果突然停止使用，许多人会出现中断症状。长期使用这类药物还会加重焦虑和抑郁。它们的使用还与道路交通事故有关。对于身体虚弱的人来说，这类药物会引起混乱、不稳定、跌倒和骨折。这类药物与酒精能发生相互作用而引起深度镇静。尽管存在这些事实，它们常常还一开就开好几年，有时是开给年轻的健康人——如果他们随着年龄的增长继续服用这类药物则更容易发生不良反应。使用这类药物的一些人确实还有些自以为是，以为使用它们不会造成什么伤害，但停用很难。

　　研究显示，如果苯二氮䓬类药物依赖的戒断可以循序渐进地进行，则戒断成功率可以非常高。这是一个药剂师和医生应该携起手来共同努力的领域，可以协助当地启动这个项目。有关支持人们"戒断"苯二氮䓬类药物的建议可访问 https://cks.nice.org.uk/benzodiazepine-and-z-drug-withdrawal。

辅助疗法

　　有些失眠患者宁愿使用替代疗法来治疗他们的失眠，因为他们认为替代疗法更天然。传统上，人们一直在用草药治疗失眠，其中缬草和啤酒花是最常用的。对孕妇或哺乳期女性不建议使用这些草药。在有关研究中，这些草药的不良反应非常轻微和短暂，与安慰剂无明显差异。有关系统性综述并没有缬草和啤酒花治疗睡眠障碍的有效性的证据。

芳香疗法

系统性综述显示，薰衣草精油可能有小到中等的益处。薰衣草精油同甘菊一样可以让人放松。因此，可以建议患者在枕头上滴 1～2 滴或在浴缸温水（不烫为宜）中滴 3～4 滴。

褪黑素

在英国，褪黑素目前只能通过医生处方获得；然而，在美国，褪黑素可以作为非处方药购买并用于治疗失眠。褪黑素是人体在黑暗环境下由松果体产生的，被认为可以调节睡眠。研究显示，老年人的褪黑素水平较低。补充褪黑素可以提高褪黑素水平，有助于恢复睡眠模式。褪黑素的半衰期较短（2～3 小时），存在首过消除效应。因此，在美国，舌下含服褪黑素缓释剂比较受欢迎。一篇系统性综述显示，褪黑素有一定的作用，能减少入眠时间，增加总睡眠时间，改善睡眠质量。

圣约翰草（金丝桃属植物）

圣约翰草，一种草药，常用于抑郁症的自我治疗；药剂师经常会遇到来药店购买和咨询这种草药的人。一项对抑郁症患者进行的研究表明，其中 1/3 的人曾尝试过圣约翰草。

系统性综述和 meta 分析显示，所有与圣约翰草相关的证据都是不一致的和复杂的。对于轻度至中度的抑郁症，圣约翰草制剂似乎与标准抗抑郁药具有相同的疗效。而对于重度抑郁症，圣约翰草制剂的疗效只比安慰剂略好。圣约翰草的活性成分被认为与选择性 5- 羟色胺再摄取抑制剂类似。然而，药剂师应记住，不仅有关圣约翰草的每次试验及其结果之间存在着差异，而且不同制造商的圣约翰草制剂的有关检验之间也存在着差异。圣约翰草制剂在药品质量上可能相当不同，因此，不能认为它们是等同的。目前缺乏圣约翰草制剂活性成分含量标准化指标也是一个问题，这些制剂可以有很大的不同。

药剂师应根据情况自行决定是否推荐圣约翰草，并且药剂师需要做好回答患者提出的有关其使用问题的充分准备，同时，药剂师要及时了解有关的新证据。一个值得关注的原因是药物相互作用。《英国国家处方集》(*British National Formulary, BNF*)建议：

> 圣约翰草(金丝桃属贯叶连翘)是一种在药店可以买到的、很受欢迎的、治疗轻度抑郁症的草药。不应给抑郁症患者开圣约翰草处方或推荐圣约翰草，因为它可以诱导药物代谢酶并与一些传统药物(包括传统的抗抑郁药)发生药物相互作用(有关其常见药物相互作用的进一步信息参见 *BNF*)。此外，不同的圣约翰草制剂的活性成分的含量也不同，对酶的诱导程度也不同。如果患者停止服用圣约翰草，则有药物相互作用的药物浓度可能会增加而导致毒性。

英国药品和保健品监督管理局(MHRA)建议，服用激素避孕药避孕的女性不应服用圣约翰草制剂。

药剂师是患者了解可能的药物相互作用的重要信息来源。

治疗打鼾的通气鼻贴

这种黏性鼻贴可通过鼻孔张大，使身体习惯通过鼻子进行呼吸而不是通过口腔进行呼吸。每晚使用通气鼻贴可以重新训练呼吸过程，其使用可长达 1 周。这种通气鼻贴也可用于缓解孕妇妊娠期的夜间鼻塞。

临床实用要点

睡眠卫生

主要内容如下所述：

- 养成按时入睡和按时起床的习惯(避免晚上睡不好和之后早上睡懒觉)。
- 睡前不看电视或不使用手机、平板电脑或电脑。

- 睡觉前试着营造一个放松的时间，洗个热水澡，或听听舒缓的音乐。
- 保持舒适的睡眠环境：不要太热、太冷、太吵或太亮。
- 使用厚窗帘或百叶窗、眼罩和耳塞来防止你的睡眠受到光线和噪声干扰。
- 避免白天打盹。
- 睡前 6 小时内避免摄入咖啡因、吸烟和饮酒。
- 睡前 4 小时内避免运动（尽管白天早些时候运动是有益的）。
- 避免在晚上吃大餐。
- 避免整夜查看时钟，这会增加焦虑。
- 只在卧室里睡觉和做爱。
- 睡前写一下烦恼清单以及如何解决这些问题的想法——这些有助于你在第二天早上之前忘掉它们。

体育锻炼

　　一篇系统性综述发现，有证据表明，中老年人参加体育训练项目对睡眠质量有一定的积极影响。也有证据表明，有规律的运动对减轻抑郁症状是有益的。一篇循证医学综述显示，与不进行治疗的非治疗组或对照干预组相比，体育锻炼似乎能改善抑郁症状，但在设计更稳健的研究中，体育锻炼的积极作用较小。

　　心理健康基金会（the Mental Health Foundation）发起了一个行动，鼓励有抑郁症的人们积极进行体育锻炼。在他们的网站（www.mentalhealth.org.uk）上，专业人士和患者可以免费使用播客和宣传册，包括"如何通过体育锻炼保持心理健康"的指导。

　　药物的替代疗法很重要，尤其是已有证据表明，抗抑郁药对轻度抑郁症总体上没有好处。

沐浴

　　睡前 1~2 小时（不是立即）洗个热水澡有助于诱导睡眠。

使用热源

　　使用电热毯——通过放松肌肉和提高大脑温度——有助于睡眠。

但这种作用不需要整晚保持，只起到诱导睡眠的作用即可；可以使用电热毯的定时器，以便 1～2 小时后关闭电热毯。

咖啡因和饮酒

咖啡、茶和可乐饮料中的咖啡因的刺激作用对睡眠的影响很大（参见上文）。在下午晚些时候和晚上避免饮用含咖啡因的饮品是非常明智的。关于饮酒可查询有关信息，可得到饮酒适量的指导。

失眠临床病例

病例 1

克里斯·詹金斯是一位 20 岁的学生，他来到药店是想让药剂师给他推荐一些帮助他睡眠的药物。他说自从他 10 天前从印度尼西亚回来后就一直睡不好觉。他说他睡不着是因为自己不觉得困，而最后睡着时他的睡眠是断断续续的，而且早上起床很困难。之前他从未有过睡眠困难。他除了最近睡眠不好外，其他方面都很好，目前他还没有服用任何药物，也没有任何其他疾病或不适。

药剂师的观点

长途旅行可导致正常睡眠模式中断，有些人更容易受此影响。药剂师可以建议克里斯服用 4～5 天抗组胺药（苯海拉明或异丙嗪），直到问题缓解。另一种选择是让他服用一种有助于睡眠的草药制剂。他会发现他的正常睡眠模式一周之内就会恢复。

医生的观点

由于克里斯最近外出旅行过，他的问题很可能是一个短期问题。让他接受一个非常短的抗组胺药疗程可能有助于他在很短时间内重新建立一个良好的睡眠模式。许多失眠患者并不会主动诉说他们有其他疾病。因此，对这种可能性保持警惕非常重要。如果他的失眠问题没有很快得到缓解，或者药剂师注意到克里斯有情绪低落或焦虑问题，应将他转诊给医生。

病例 2

　　莫琳·托马斯是一位 50 岁左右的女士。她这次来药店是为了购买她认为可以帮助她睡眠的药物。她说她从一个广告上得知有种药物有助于睡眠。莫琳解释说，自从她有了孩子以后，她的睡眠一直不好，而在过去几周变得更糟了。她说，她一直有入睡困难问题，最近又出现了很早醒来和醒后无法再入睡问题。她醒来后躺在床上时，脑子里会不停地想着她的问题。她说，她工作上有一些烦恼，并且她妈妈的身体不是很好……"但仅此而已，同往常一样，我不得不忍受和应对更糟糕的事情！我只要好好睡几天就没事了。"除此之外，她说她没有服用过任何治疗失眠的药物，也从未因失眠去看过医生。

药剂师的观点

　　这位患者正承受着来自多方面的压力，这些压力很可能是导致她睡眠障碍的根源。她除了有入睡困难外，还有过早醒来、醒来后无法再次入睡的问题，这表明她的睡眠障碍严重。醒来过早也可能是抑郁症的一个症状。因此，最好建议患者去看医生，这需要药剂师给予细致的和有说服力的解释。可能有必要与这位患者讨论一下睡眠卫生，看看患者是否可以采取一些实际行动来减轻她的睡眠问题。尽管服用几天抗组胺剂或草药没有什么损害，但这会妨碍她去向医生寻求建议。因此，药剂师最好不要给她推荐药物。

医生的观点

　　理想情况下，药剂师应建议这位女士去看医生。她可能不愿意这样做，因为她给人的印象是，她不想麻烦别人，认为自己能够应付自己的问题。如果药剂师能说服她去寻求医生的帮助，则是最好不过的。她可能有抑郁问题，对此由医生对她进行一个全面评估非常有意义；包括询问她的感觉如何，是什么影响了她的生活，以及她可能有哪些其他症状。另外，她也有可能是在担心与更年期有关的变化。

　　其实，仅仅是与一位好的、专注的、愿意倾听的听众交谈就非常

9

有益。她也许可以从去看心理咨询师或全科医生安排的认知行为治疗中受益。体育锻炼对她可能也非常有益。应询问一下她是否有饮酒习惯，因为这是一个非常常见但经常被忽视的潜在促成因素。也应询问一下她是否有喝咖啡的习惯。如果她确实有中度或重度抑郁症，则大多数医生也会给她开抗抑郁药。

病例 3

一位你不熟悉的男士来到药店向你咨询。他告诉你，他最近感到工作压力很大（他是一名房地产经纪人，在当地工作）。他说，他的睡眠出现了问题，感觉事情越来越多。这些天他都没有时间锻炼了——他经常踢足球，而且是定期训练，但自从他膝部受伤后他就放弃了锻炼。他感觉自己可能得了抑郁症，但他不希望去看医生，因为他不想服用抗抑郁药。昨天他在报纸上看到了一篇有关圣约翰草的文章，他想尝试一下圣约翰草。他问你可否以及圣约翰草是否安全。他目前没有服用任何药物。

药剂师的观点

这类咨询也比较常见。如果有人想买圣约翰草制剂，我会在询问他们是否在使用其他药物和他们是否愿意讨论这个问题之后再考虑卖给他们圣约翰草制剂。我会建议咨询者去咨询室。我发现，有些人即使他们认为自己抑郁了也不想去看医生。本例患者不想去看医生是因为患者不想服用抗抑郁药。虽然有证据表明抗抑郁药有效，特别是对严重的抑郁症，但抗抑郁药对轻度抑郁症的疗效就不那么明确了。认知疗法是另一种选择。有很好的证据支持认知疗法有效，但其可用性各不相同。还有一些患者想通过自我调节来应对他们的抑郁症而不是去正规的医院去看病。

如果这位患者决定尝试圣约翰草制剂，我会向他解释，这种药品要服用 3~4 周后才起效。我还会告诉他，这种药品确实有一定的镇静作用，晚上服用可能会更有帮助。

如果患者是育龄女性，我会询问她是否正在服用避孕药，因为圣约翰草制剂与口服避孕药可发生药物相互作用，会使避孕药的效果降低。

医生的观点

有关圣约翰草制剂的有效性的证据是不确定的。当与安慰剂相比时，一些临床试验显示有效，而另一些显示无效。此外，不同圣约翰草制剂也有相当大的差异。如果圣约翰草制剂确实有效，则它可能是作为一种抗抑郁药起作用的，圣约翰草制剂值得建议的方面是它更安全，但使用一种获得许可的抗抑郁药更好，因为它有明显的益处证据，而且"质量有保证"。

尽管本例可能是一个工作压力的例子，但应该记住，男士们是出了名的不愿承认自己有心理健康问题的人，而且有患严重疾病和自杀的风险。药剂师应建议这位男士去看他的全科医生。

如果这位男士愿意去看他的全科医生，则会使医生有机会更多地了解他的问题是如何对他造成影响的，这很重要，即对他来说症状是什么样子的，对他的生活产生了什么影响，他的感受如何，等等。医生需要了解他对自己的问题的理解，他认为自己能得到怎样的帮助，以及他是否准备去看心理咨询师。全科医生需要为他做一个风险评估，以确定他是否想自杀，如果答案是肯定的，他是否有如何自杀的具体计划。

一旦做出了初步评估，常常采取的方法是先暂时不让患者服用任何药物或不在患者第一次咨询时就将其转诊给专科医生，而是让患者几天或一周后复诊，看看患者的情况如何。事实上，去看全科医生、被倾听和认真对待都是有帮助的，并且在随后的复诊中，问题可能会以不同的角度或更好的角度被看待。对这位患者最好还是建议他采用非药物方法治疗，因为即使他打算服用某种抗抑郁药，当他停止服药时引发他抑郁的因素仍然存在。如果他同意，可以建议他接受短期干预咨询／疗法或认知行为疗法，这些有助于他建立弹性和预防复发。正念疗法现在非常流行，它是一种冥想形式，英国国家卫生与临床优化研究所（the National Institute for Health and Care Excellence, NICE）已推荐它作为一种治疗抑郁症的方法。

另一种可能可以帮助这位患者的方法是让他恢复一些体育锻炼，因为体育锻炼被认为可以改善抑郁。当他来到药店时，他提到过他因为膝部受伤不能踢足球了。似乎恢复体育锻炼可以帮助他缓解一些压力。一些全科医生诊所可以将患者转诊至当地的休闲中心——可以帮助有这些问题的患者。也许将他转诊给物理治疗师也会有用。也许他可以尝试游泳作为一种锻炼方式。

患者的观点

了解更多有关圣约翰草制剂是否有效非常有用。药剂师建议我去看医生,我听从了这个建议。我很高兴我所做的,因为全科医生给我提供了有用的支持和指导。她让我明白我真的得了病,让我不要为自己的问题感到尴尬,让我对定期去复查感到舒服。我不想吃药,包括圣约翰草,所以我一直在尝试正念疗法,这能帮助我减压和放松。我也开始游泳,身体的疲劳有助于我的睡眠,这使我感到自己更加活跃了。

第 10 章

心脏病的预防

心脏病的预防

这一章与本书其他章不同，本书其他章主要关注的是对某一症状或问题的反应，本章主要关注的是药剂师如何进行评估风险并给出有关预防建议。心血管疾病（cardiovascular disease, CVD）的进展很大程度上是无症状的，直到"某个事件"（例如心脏病发作或脑卒中）发生。因此，药剂师可以给出建议或采取干预措施（一级预防）来帮助目前基本上没有症状但未来心脏病发病风险增加的人。在这里，这个人还不能称之为患者，因为他或她没有任何疾病或症状。然而，一旦这个人出现了一个心脏不良事件并有持续的症状，应对其心脏后续事件的再次发生采取干预措施（二级预防）。

什么是心血管疾病？

确定的"动脉粥样血栓形成性（atherothrombogenic）"CVD 主要分为周围血管疾病、短暂性缺血发作和脑卒中以及冠状动脉性心脏病（简称冠心病）。这种类型的 CVD 之所以发生是因为患者有动脉狭窄和（或）脂肪沉积（动脉粥样化）导致的动脉阻塞。冠状动脉供血不足可导致心绞痛，而腿部动脉供血不足可导致跛行。急性 CVD 事件的发生通常是由于动脉粥样化血管壁破裂及其上血凝块形成（血栓）所致，结果是要么动脉突然阻塞，要么部分血凝块破裂导致其他部位的动脉阻塞（栓子）。这是急性心肌梗死、脑卒中和急性肢体缺血发生的主要机制。

在有冠状动脉循环受损的人中，这种类型的 CVD 仍然是无症状的，直到其表现为心绞痛、心肌梗死、猝死或心功能障碍（例如心律失常或心力衰竭）。其他心脏病［例如心力衰竭和心房颤动（简称房颤）］，通常也是由冠心病引起的，其原因是心肌和心脏传导系统受损。

动脉粥样血栓形成性心血管疾病的发病率

在英国，动脉粥样血栓形成性 CVD 是发病和死亡的一个主要原因。2015 年，其导致的死亡在总死亡中的占比＞26%，即导致了 15.8 万人死亡（男女比例相似）。

冠心病是最常见的 CVD 类型。2015 年，有近 7 万人死于冠心病——有 1/7 的男性和 1/11 的女性死于冠心病。在英国，死于冠心病的女性是死于乳腺癌的女性的 2 倍。在英国，冠心病是一种常见的致病原因，有 230 万人患有冠心病，其中 60% 是男性。2015 年，英国大约有 3.9 万的人死于脑卒中，在男性和女性的总死亡中的占比分别为 6% 和 8%。在英国，脑卒中幸存者＞120 万人，其中一半年龄在 75 岁以下。

CVD 的一个主要问题是导致患者过早死亡（定义为 75 岁之前的死亡）。在英国，每年大约有 4.2 万 75 岁以下的人死于 CVD。这些过早死亡在男性中更为常见（女性患 CVD 较晚）；1/4 的男性过早死亡和 17% 的女性过早死亡是由 CVD 所致。这与贫困和人们生活的环境有很强的关联。在英国，居住在英格兰北部、苏格兰中部和威尔士南部的人的发病率最高。格拉斯哥（Glasgow）市和曼彻斯特市的过早发生的 CVD 发病率最高（比英国发病率最低的汉普郡的哈特高 3 倍）。

尽管这些数字显示的情形很严峻，但在过去 50 年中，CVD 的死亡率一直在稳步下降（1961 年，超过 50% 的死亡是 CVD 所致）。这在很大程度上被认为是由吸烟率的降低以及饮食习惯和生活方式的改善带来的。还有一些是由成功的医疗干预带来的，无论是在 CVD 的预防上，还是在 CVD 发生时的治疗上。然而，人们认为，早发性 CVD 在很大程度上仍然是可以预防的，其早发率和死亡率的差异表明，仍有许多工作要做，特别是在一级预防领域。

筛查和危险因素

为了早期发现 CVD，英国于 2010 年推出了一个全国 CVD 风险筛查项目（NHS Health Checks），旨在每 5 年对 40～74 岁的所有人进行一次筛查。在一些地区，社区药店——作为地方任务的一部分——也承担当地居民的筛查任务。在英国，其他一些地区也有类似的举措。

对未来 10 年 CVD 风险的总体评估是基于目前的临床指导流程或风险计算方法进行评分；2015 年，英国国家卫生与临床优化研究所（the National Institute for Health and Care Excellence, NICE）推荐使用英格兰和威尔士使用的 QRISK2。北爱尔兰使用的也是 QRISK2。在苏格兰，ASSIGN 是首选的风险计算方法。

QRISK 是一个从全科医师计算机系统中提取的非常大的数据库，每年更新一次。2018 年，QRISK3 将取代 QRISK2。要了解更多有关信息以及 QRISK 计算方法的最新版，参见 https://qrisk.org/three/。

CVD 是多因素导致的，这些因素常常被称为"危险因素"。对各种 CVD 的危险因素进行评估可以作为与患者讨论的切入点，因为减少他们的危险因素是干预的目标。有关戒烟、体育锻炼和改善饮食的建议同医学干预一样重要。药剂师在提供有助于改善生活方式的建议方面有至关重要的作用。

10

你需要知悉的内容

年龄和性别
种族起源
冠心病家族史
吸烟史
腰围 / 体重指数（BMI）
饮食
体育锻炼
饮酒量
高血压
糖尿病

脂质
目前用药情况

问诊的重要性

　　最近的一个变化是评估 CVD 的总体发病风险，而不是评估冠心病的发病风险。这通常是通过使用一种风险计算方法来预测未来 10 年 CVD 事件的发生风险来实现的（参见上文有关 QRISK 的信息）。对个体 CVD 的发病风险的评估是基于发生疾病的可变的和不可变的危险因素的总和的。不可变的危险因素包括年龄、性别、种族和冠心病家族史。降低 CVD 的绝对风险的干预措施是集中在可变的危险因素上的。

年龄和性别

　　随着年龄的增长，CVD 的发病风险也增高。不幸的是，岁月的流逝是无法动摇的，但进行干预可以减缓损害和疾病的累积。大约 80% 的死于 CVD 的患者的年龄在 65 岁及以上。男性的发病较早，比女性早 10 ~ 15 年，但总体来说，男性和女性一生中 CVD 的发病风险相似。例如，如果所有其他危险因素相同，则意味着男性 55 岁时的 10 年发病风险高于女性 55 岁时的 10 年发病风险。

种族起源

　　在英国，心脏病在非洲裔加勒比人中以及那些来自亚洲次大陆（孟加拉国、印度、巴基斯坦和斯里兰卡）的人中更常见。2 型糖尿病在这些人（当他们生活在一个"西方化"国家时）中也更常见。

冠心病家族史

　　如果一个人有一个近亲（父亲、母亲、兄弟或姐妹）患有冠心病，则其本人的发病风险增高。早发性冠心病家族史（即父亲或兄弟在 55 岁之前或者母亲或姐妹在 65 岁之前发生过冠状动脉事件）是一个更强的风险指标。

吸烟史

2014 年，英国 20% 的男性和 17% 的女性是吸烟者（总体比例为 19%）。吸烟已被证明会增加冠心病的发病风险。这种影响与吸烟的数量有关，重度吸烟者（每天＞20 支）心肌梗死的发病风险是非吸烟者的 2～4 倍。

吸烟不仅是 CVD 的危险因素，也是许多癌症的危险因素。2013 年，据估计，在所有 35 岁及以上的成年人死亡中，17%（79 700 人）是吸烟者。大约一半的吸烟者最终都会死于与吸烟有的疾病。吸烟被认为是富人和穷人之间期望寿命差异的主要原因；在男性中，吸烟是社会阶层之间过早死亡的额外风险的一半以上的原因。

没有证据表明任何程度的吸烟是安全的。即使吸烟者已停止吸烟，其在戒烟后 5 年内仍有较高的发病风险，但这个风险在戒烟几个月内即开始下降。

腰围 / 体重指数（BMI）

肥胖与脑卒中、心脏病、2 型糖尿病、高血压和血脂异常的风险增高有关，因为肥胖者的总胆固醇（total cholesterol, TC）、低密度脂蛋白（low-density lipoprotein, LDL）胆固醇和甘油三酯的水平会升高。在腹型肥胖者（苹果型身材），上述指标升高尤其显著，且与体重指数（body mass index, BMI）相比，腰围可能是预测糖尿病和冠心病的一个更敏感的指标，尤其是在亚洲人群中。男性腰围＞94 cm 或女性腰围＞80 cm 与冠心病的风险相对增高有关。

BMI 是通过个体的体重（kg）除以身高（米）的平方计算出来。BMI 的正常范围为（18.5～25）kg/m^2。BMI＞25 kg/m^2 称为超重，BMI＞30 kg/m^2 称为肥胖。

在英国男性，其 BMI＞22 kg/m^2 时每增加 1 kg/m^2 其冠心病的发病风险增加 10%。男性腰围＞94 cm 和女性腰围＞80 cm 的冠心病发病风险相当于 BMI＞25 kg/m^2 的冠心病发病风险。男性腰围＞102 cm 和女性腰围＞88 cm 的冠心病发病风险相当于 BMI＞30 kg/m^2 的冠心病发病风险。

男性和女性的肥胖患病率相似，但男性更可能是超重。2015 年，在英格兰的健康调查中，62.9% 的成年人是超重的或肥胖的（67.8% 的男性和 58.1% 的女性），27.0% 左右的人是肥胖的（男女比例相似）。超重和肥胖随着年龄的增长而增加，并且在英国正在迅速增加，自 20 世纪 80 年代中期以来，肥胖的成年人的比例大约已经翻了一番。体重频繁波动也与冠心病的发病风险增加有关。

体育锻炼

有规律的有氧运动已被证明有助于减重和降低血压。缺乏体育锻炼与高血压（冠心病的一个危险因素）患病率增高有关，也是 2 型糖尿病的一个重要危险因素。目前的英国国家指南建议，成年人每周应进行至少 150 分钟的中等强度的有氧运动，或 75 分钟的高强度的有氧运动，或中等强度和高强度的混合运动和肌肉强化运动，以降低 CVD 发病风险和预防糖尿病。更多有关体育锻炼的详细内容参加本章稍后部分的"建议"项下。

饮酒量

每周饮酒 > 21 个单位与血压增高相关，但如果饮酒量减小，则血压增高可以逆转。酒精会影响身体的大多数器官，除了可导致肝脏损害外，还可导致不孕不育、皮肤损害、心脏损害、癌症和脑卒中。许多事故、暴力事件和冒险行为（例如无保护性行为）都与饮酒有关。在 20 岁以下的人，由于其大脑发育尚未成熟，饮酒过量可损害其大脑发育。

2016 年，英国首席医疗官（the Chief Medical Officers）重新设定了建议的最高饮酒限制（这一改变是有争议的，被认为是不现实的），从男性每日 3~4 单位和女性每日 2~3 个单位降低到男性和女性均为每周 14 个单位，分摊到 3 天或更多天。他们建议每周有几天不要喝酒。

有关不同饮品含酒精的单位数的信息参见 https://www.nhs.uk/oneyou/drinking。

高血压

高血压是指动脉血压持续高于正常值。除非血压值非常高（"恶性高血压"），否则高血压并不是一种疾病，而是冠心病、脑卒中、心力衰竭和慢性肾病等疾病的危险因素之一。已设定了一个阈值来描述高血压，即收缩压＞140 mmHg 或舒张压＞90 mmHg。约 20% 的中年人的舒张压在 90～109 mmHg。年轻人中高血压的发生率较低，而老年人中高血压的发生率较高。在英国，据目前估计，大约有 40% 的成年男性和女性有高血压（＞140/90 mmHg）或正在接受降血压治疗。此外，高血压治疗不足的情况很普遍，在确诊的高血压患者中有多达一半的患者未达到推荐的治疗目标。

应查明高血压的成因，包括糖尿病、肥胖、饮酒过量(＞3 单位／日)、高盐饮食以及缺乏运动。

糖尿病

糖尿病可大大增加高血压和各种类型的 CVD 的发病风险。糖尿病还与患者并发肾脏疾病、截肢和失明密切相关。糖尿病患者死于 CVD 的可能性是正常人的 2 倍；在 2 型糖尿病和 1 型糖尿病的死亡患者中，CVD 所致死亡分别占 52% 和 44%。大约 20% 的因心力衰竭、心肌梗死和脑卒中住院的患者是糖尿病患者。好消息是，改善饮食习惯、控制体重、保持活跃、使用治疗高血压的药物和调节血脂的他汀类药物可以显著降低这些疾病的发病风险。虽然使用药物控制高血糖可以减轻 2 型糖尿病的症状，但它们可减少 CVD 事件的证据尚不清楚。现在已出现了一些新药的相关证据，例如达格利氟辛和利拉鲁肽。

超重或肥胖（尤其是中枢性肥胖）和（或）生活方式不积极的人 2 型糖尿病的发病风险显著增高，而肥胖在 2 型糖尿病的总发病风险中的占比为 80%～85%。糖尿病与腰围有强相关性，这在腰围＞102 cm 的男性中表现得更为明显，这些男性患糖尿病的可能性是腰围较小的男性的 5 倍；腰围＞88 cm 的女性患糖尿病的可能性是腰围较小的女性的 3 倍多。

在 2 型糖尿病的病因中，家族史也很重要，因为患者往往在家族中聚集。有 2 型糖尿病家族史的人患糖尿病的可能性可能是没有 2 型

10

糖尿病家族史的人的 2 ~ 6 倍。在英国，来自亚洲、非洲和黑人社区的人患 2 型糖尿病的可能性是白人的 2 ~ 4 倍。这些人群患 2 型糖尿病的增加的倾向又增加了其 CVD 的发病风险。

1 型糖尿病（"胰岛素依赖型"）是由胰腺中分泌胰岛素的 β 细胞的自身免疫引起的，在所有糖尿病病例中的占比不到 10%。1 型糖尿病可以导致与 2 型糖尿病类似的问题，有额外的 CVD、肾脏疾病和失明的发病风险。与 2 型糖尿病不同，1 型糖尿病与肥胖或缺乏运动无关。

脂质

许多研究，包括弗雷明汉心脏研究（the Framingham Heart Study），都已经明确表明，高胆固醇水平与 CVD 的发病风险增高有关，CVD 是由于动脉管壁动脉粥样化的逐渐累积导致的。当胆固醇被细胞吸收进入动脉内膜且动脉开始变窄时就会形成动脉粥样化。LDL 胆固醇是血液中的一种成分，是机体在摄入脂肪后在肝中合成的，是动脉粥样化逐渐累积的原因，它有时被称为"坏胆固醇"，很难进行测量。高密度脂蛋白（high-density lipoprotein, HDL）胆固醇可将胆固醇转运回肝，似乎可以预防冠心病，有时也被称为"好胆固醇"。TC（由 LDL、HDL 和其他一些脂肪成分组成——一起被称为脂质）和 HDL 胆固醇是相对容易通过血液检查来检测的，因此，当使用 CVD 风险计算方法（例如 QRISK3）时，总胆固醇和 HDL 胆固醇的比值可以方便地用作衡量个体脂质的整体风险的一个测量值。

一般来说，TC 水平越高，对健康造成危害的风险就越大。在英国人口中，高 TC 水平是司空见惯的；超过一半的成年人的 TC 水平 >5 mmol/L（这有时被描述为"异常的"，但实际上是一个常态）。英国人的饮食被认为是相对不健康的，因为包含了太多的饱和脂肪，导致了英国的 CVD 患病率相对较高。

需要注意的是，如果胆固醇水平非常高，尤其是在有很强的家族早发冠心病病史的情况下，需要考虑脂代谢遗传性异常。一个粗略的阈值是，对于所有 TC>7.5 mmol/L（家族性高胆固醇血症是一种可能的诊断）的患者都应该考虑这个诊断。其他混合性"血脂异常"是指人们同时有高 TC 水平和高甘油三酯水平。

目前用药情况

一个完整的用药史很重要，因为有些药物能增加冠心病的发病风险，而有些药物能降低冠心病的发病风险。使用的非处方药也应予以考虑。那些可导致血脂异常的药物（例如抗精神病药物、皮质类固醇或免疫抑制药物）也可增加 CVD 的发病风险。可诱发心血管毒性的因素包括有心脏病、未纠正的电解质紊乱和肾功能不全。

拟交感神经药都可以引起血压升高并加速心力衰竭的发生，例如肾上腺素、去甲肾上腺素、多巴酚丁胺、多巴胺和去氧肾上腺素。其他常见的能引起心血管不良反应的处方药包括甲状腺素、三环类抗抑郁药和曲坦类药物。

在药店控制心脏病的发病风险

冠心病的可改变的危险因素包括：吸烟，胆固醇/脂质紊乱，高血压，不良饮食习惯，肥胖，过量饮酒，缺乏体育锻炼，以及糖尿病控制不佳。最近的一篇文献综述阐述了基于社区药店的服务对降低冠心病发病风险的行为和危险因素的作用。其证据支持通过社区药店更广泛地提供戒烟和脂质管理服务。冠心病的一级预防和二级预防都包含类似的干预措施。

戒烟和尼古丁替代疗法

近年来，戒烟已引起了英国国民健康保险体系（the National Health Service, NHS）的越来越多的关注，目前 NHS 已提供了一个综合性戒烟服务项目。尽管如此，英国目前仍有大约 1 000 万吸烟者；2015 年，英国国民健康保险因吸烟导致的年疾病花费大约为 20 亿英镑。

社区药店服务于当地社区，有为大量吸烟者提供服务和治疗的潜能。社区药店也许可以提供满足少数民族和处境不利群体以及难以获得其他社区服务的人们需要的服务。他们在当地的教育和宣传行动中具有重要作用。他们应与当地的戒烟服务机构合作。

对于每天吸烟量＞10 支的吸烟者来说，尼古丁替代疗法（nicotine

replacement therapy, NRT）是一种非常有效的辅助戒烟方法。在长期吸烟者，当其使用 NRT 戒烟时，其戒烟成功率大约是仅仅靠意志力戒烟的吸烟者的 2 倍；当其联合使用 NRT 和行为支持戒烟时，则其成功率是后者的 6 倍。目前 NICE 指南推荐使用安非他酮（处方药）、伐伦克林（处方药）或 NRT 戒烟；在开出一个处方之前，建议开处方者考虑戒烟者的戒烟意向和动机以及他们在戒烟过程中坚持下去的可能性。正常情况下给戒烟者开出的处方应作为一种有节制的戒烟的一部分，在这种情况下，吸烟者要承诺在某一特定日期（目标戒烟日期）或之前戒烟。NRT 不应与安非他酮或伐伦克林同时使用。一些患者似乎确实可以从联合使用 NRT 产品中获益。

重要的是要认识到，许多戒烟的尝试都失败了，但这不应该阻止人们的进一步尝试，这些人并不是"失败"。据估计，每年有超过 1/3 的吸烟者试图戒烟，这些人在得到支持的情况下有 19% 的人在采取措施 1 年后会戒烟成功。

戒烟：给顾客的戒烟小贴士

- 设置一个戒烟目标日期，为戒烟做好准备并坚持下去。
- 从朋友、家人和卫生专业人员那里获得支持和建议。
- 列出戒烟的理由。
- 建议戒烟开始的前几周使用 NRT。
- 避免那些让你觉得很难不吸烟的情况。
- 改变你的日常作息，在与吸烟相关的时间和地点上分散自己的注意力。
- 如果可以的话，完全停止吸烟，而不是减少吸烟量。
- 在你的戒烟目标日期到来之前，扔掉所有的香烟、打火机和烟灰缸。
- 让你周围的人不要吸烟，并告诉所有人你要戒烟。
- 保持忙碌，特别是当出现想吸烟的想法时。
- 自己没有吸烟时奖励自己。
- 计算一下你会因戒烟省下多少钱，并计划一下如何花掉它们。

登陆无烟网站（http://www.nhs.uk/smokefree）可获得有用的建议和支持材料，包括一个智能手机应用程序，这是当地戒烟服务。

可以买到的 NRT 产品非常多。它们在使用中的舒适度和使用的频率、尼古丁的释放速度以及提供的行为替代的数量上各不相同。在戒烟效果上，没有决定性的研究表明一种产品优于其他任何一种产品。不管哪种产品，只要使用得当，都能大大增加戒烟成功的机会。

建议吸烟者在使用 NRT 产品时不要吸烟，尽管已有一些尼古丁口香糖已获准用于减少吸烟。

NRT 产品的主要不良反应与过度吸烟类似，包括恶心、头晕、流感样症状、心悸、消化不良、失眠和多梦。

尼古丁替代疗法——可供选择的产品

尼古丁贴剂

需要警惕——这种产品容易粘贴，也容易忘记撕掉，需要注意其对皮肤的刺激。

尼古丁连续释放贴剂——适合经常吸烟者。

16 小时贴剂（晚上撕掉）——减少失眠。

24 小时贴剂——适合清晨烟瘾强烈的吸烟者。

三种剂型贴剂——适合逐步戒烟计划。

可引起皮肤刺激。

每个品牌的尼古丁贴剂都有自己的用法（遵照产品说明书使用）。

尼古丁口香糖

灵活的戒烟方法——控制烟瘾。

有各种不同的口味——戒烟者可按照喜好选择。

有各种不同的规格剂量——适合逐步戒烟计划。

慢慢地咀嚼——边咀嚼边释放尼古丁，然后把口香糖"贴"在脸颊和牙龈之间。

尼古丁鼻喷雾剂

起效迅速——对尼古丁高度依赖者有帮助。

通常建议每小时使用 2 次，持续 16 小时。

局部不良反应（咽喉疼痛和鼻炎）——通常在使用几天后缓解。

遵照产品说明书使用。

尼古丁口腔喷雾剂

当有吸烟冲动时使用。

快速起效。

遵照有关最大使用量说明使用。

尼古丁舌下含片

舌下——将含片置于舌下含服 20 分钟以上。

剂量浮动——每小时使用 1～2 片（2 mg）。

舌下——吮吸或咀嚼含片可降低其有效性。

尼古丁吸入剂

香烟的替代品——对习惯由手到口的动作的吸烟者有用。

随着时间推移减少使用——推荐使用时间为 12 周。

尼古丁戒烟糖

有各种不同的规格剂量——适合逐步戒烟计划。

最高规格剂量（4 mg）——适合醒来后 30 分钟内开始吸烟的人。

吮吸直至味道强烈——然后把糖块"贴"在脸颊和牙龈之间。

获得许可的非处方尼古丁替代疗法的适应证

可推荐成年人和 12 岁及以上儿童、孕妇和哺乳期女性使用 NRT。

一些 NRT 产品已获准用于辅助吸烟者减少吸烟从而最终才达到戒烟的目的（"减量到戒烟"）。吸烟者应在他或她准备好戒烟时尝试戒烟——但戒烟时间不应迟于开始吸烟减量后的 6 个月。年轻人（12～18 岁）只有在咨询卫生专业人员后才能尝试"减量到戒烟"。

戒烟对健康的益处

- 戒烟可以降低与吸烟相关的疾病的发病风险。
- 戒烟 8 小时后，血液中的尼古丁和一氧化碳水平可降至原来的一半，氧气水平可恢复至正常。
- 戒烟 24 小时后，体内一氧化碳会被清除。

- 戒烟 48 小时后，体内尼古丁会被清除。
- 戒烟 3 天后，呼吸会变得更容易。
- 戒烟 2 ~ 12 周后，血液循环会改善，吸烟者的咳嗽会开始好转。
- 戒烟 6 个月后，肺的效率会提高 5% ~ 10%。
- 戒烟 5 年后，心脏病的发病风险是吸烟者的一半。
- 戒烟 10 年后，心脏病的发病风险会降至与非吸烟者相同。
- 戒烟 10 ~ 15 年后，肺癌的发病风险仅比非吸烟者稍高。
- 研究显示，35 岁前戒烟的人的寿命与终生不吸烟者的寿命没有差异。

未经许可的尼古丁产品，诸如电子烟

许多电子烟被设计成看起来和感觉起来都像普通的香烟。有一些电子烟产品是非常不同的，有些口味提供了一种不同于吸烟的体验。

这些电子烟的内部均有一个加热元件，可以将含有尼古丁的溶液蒸发，从而产生一种烟雾（据此说使用者在吸电子烟）。电子烟已经非常流行了，无论是用于娱乐性尼古丁使用，还是帮助人们减少吸烟。人们担心它们没有像其他 NRT 产品一样作为药物受到监管，尽管现在有一些是获得许可的产品。电子烟的使用是否比其他"经过试验和检测"的戒烟方法更有效还存在一些不确定性。电子烟的长期安全性尚不清楚。

有关体育锻炼的建议

缺乏体育锻炼是 CVD 的一个重要影响因素。经常进行体育锻炼对心血管方面的好处包括降低血压以及肥胖和糖尿病的可能性。英国首席医疗官建议，成年人每周至少应进行 150 分钟的中等强度的体育锻炼，例如，坚持每周至少 5 天、每天 30 分钟的体育锻炼。锻炼总比不锻炼好，即使每次只锻炼 10 分钟也是有好处的。中等强度的体育锻炼是可以增加心率和呼吸频率的任何运动，例如快步走、骑自行车、休闲游泳或跳舞。或者，如果你喜欢，也可以每周做 75 分钟的高强度运动，或者中等强度和高强度的运动相结合。在剧烈运动中，你的呼吸会非常困难，心率会很快，可能很难进行交谈，例如，跑步、最具竞争性的运动或循环训练。除此之外，建议成年人每周进行 2 天的力量和平衡训练。可以在健身房锻炼，也可以提重物，或者做诸如打太极拳的运动。站起来走动走动打断久坐时间也很重要。

有关饮食的建议

NICE 建议，对于高危人群（10 年风险＞10%）或有 CVD 的人，饮食中总脂肪量在总能量中的占比应≤30%，饱和脂肪量在总能量中的占比应≤7%，胆固醇量应＜300 mg/d，在可能的情况下，饱和脂肪应由单不饱和脂肪和多不饱和脂肪替代。

饮食结构的改变很重要，但 NICE 建议，CVD 高危人群不要为了降低 CVD 发病风险而服用植物甾醇或甾醇。有些食物和草药补充剂含有这些成分。虽然这些成分可能可以降低胆固醇水平，但没有明确的证据表明它们可以预防 CVD。人们可能希望使用它们，因为反正也不会造成什么损害，但不应将它们用作一种治疗成分。它们可以同药物一起安全食用，例如他汀类。如果顾客喜欢油炸食品，建议他们选择富含多不饱和脂肪的植物油（"好脂肪"），例如葵花籽油或菜籽油。

除了上述饮食建议，NICE 还建议，所有 CVD 患者均应使用他汀类药物（通常是阿托伐他汀），并应给所有 CVD 高危患者开这个处方，目的是降低胆固醇和降低 CVD 事件的发生概率。

体重的控制

肥胖会增加 CVD 的患病概率。这在一定程度上是因为肥胖者更容易有高血压、糖尿病和血脂异常（高胆固醇和高甘油三酯）。减少饮食中的脂肪、糖和酒精对于控制体重是必要的。为了获得健康的体重，在日常生活中进行有规律的、适度的体育锻炼也是很重要的。

药店工作人员可以提供有关防止体重增加和有助于减重的健康饮食建议。超重的人容易成为肥胖者。真正重要的不是"节食"，而是长期的饮食改变和有规律的体育锻炼，这才能使人们保持健康。为了启动这一过程，可能需要从一开始就减重。药店工作人员应与那些

BMI>25 kg/m² 的患者讨论适当的减重计划。

一个为期 3 个月的减重方案的目标应设定为 3 个月后体重减轻 5~10 mg 或每周体重减轻≥0.5 mg（需同时结合饮食、运动和行为策略；见表 10.1 体重减轻的益处）。在一些地区，社区药店已受托提供居民体重控制服务。

对于大多数女性，推荐的热量摄入量应≤1 400 kcal/d；对于大多数男性，推荐的热量摄入量应≤1 900 kcal/d。建议人们通过少吃肥肉、多脂奶酪、全脂牛奶、油炸食品等摄入适量脂肪，并减少糖的摄入量；应考虑多吃些蔬菜、水果、谷类、全麦面包、家禽、鱼、米饭、脱脂牛奶或半脱脂牛奶、烧烤食品、瘦肉、面食等。详见 https://www.nhs.uk/Livewell/weight-loss-guide。

非处方药奥利司他

非处方药 60 mg 奥利司他胶囊可用于 18 岁及以上、BMI≥28 kg/m² 的超重或肥胖者，可与低脂低热量饮食和运动结合使用。三者的结合使用可使体重减轻更加有效。奥利司他可抑制胃脂肪酶而减少脂肪的消化和吸收。

表 10.1　体重减轻 5~10 kg 的益处

分类	健康益处
死亡	总死亡率下降 20%~25%
	糖尿病相关死亡下降 30%~40%
	与肥胖相关的癌症死亡下降 40%~50%
血压	舒张压和收缩压均下降 10 mmHg
糖尿病	空腹血糖最多可下降 50%。
	糖尿病的发病风险降低超过 50%
血脂	TC 下降 10%，LDL 下降 15%，甘油三酯下降 30%
	HDL 增加 8%

奥利司他的胃肠道不良反应常见（例如，油性斑点，腹部不适，排便急迫，脂肪性粪便）。这些不良反应通常会随着奥利司他的持续使用而减少，并且可以通过限制脂肪摄入量来减少。

奥利司他可减少脂溶性维生素的吸收。当服用时，建议在睡前补充多种维生素。

使用奥利司他得到的体重减轻程度是不同的。在临床试验中，与安慰剂和饮食变化相比，使用 120 mg 的剂量与饮食变化同时进行的患者的体重在 1 年间平均减轻了 2.9 kg。停用奥利司他后，相当数量的受试者的体重反弹了。重要的是，试验显示，受试者的血压、胆固醇和血糖水平都有所改善。在一项长期的临床试验中，4 年间发生 2 型糖尿病的受试者更少。英国国民健康保险覆盖处方药奥利司他，通常只推荐给那些为了减重已在饮食、运动或生活方式改变方面做出重多努力的人使用。

服用非处方药奥利司他的患者需要仔细阅读患者使用说明书，因为后者包含了必要的信息，包括对饮食限制和体育锻炼的明确指导。

你需要知悉的内容

年龄和体重指数（BMI）

既往史

目前用药情况

日前饮食和体育锻炼情况

问诊的重要性

年龄和体重指数（BMI）

年龄在 18 岁以下的人不能使用非处方药奥利司他进行治疗。对于那些自认为需要减重但 BMI < 28 的人提出的购买非处方药奥利司他的要求，药店工作人员需要谨慎处理。重要的是，要警惕饮食失调（例如厌食症）的可能性。

既往史

肾脏疾病或肾结石是使用奥利司他的禁忌证。甲状腺功能减退症患者如果希望服用奥利司他，应将他们转诊给医生，因为奥利司他可以降低对该病的控制。奥利司他与抗癫痫药物也有相互作用，因此，服用抗癫痫药物的人如果希望服用奥利司他，需要将他们转诊给医生。

目前用药情况

减重很可能可以改善糖尿病患者的代谢控制，降低胆固醇，以及降低高血压患者的血压。使用奥利司他之前也许需要复查一下使用者的相关指标。

服用华法林或其他口服抗凝血药物的患者不应同时服用非处方药奥利司他。医生也许会给那些需要监测抗凝效果的患者开奥利司他。

服用联合口服避孕药的患者如果在服用奥利司他时出现了严重腹泻，则需要使用额外的避孕措施。

目前饮食和体育锻炼情况

患者需要调节饮食来减重。他们需要低脂饮食。了解患者目前的脂肪摄入量和评估患者在饮食上需要做哪些调整是至关重要的。经常参加体育锻炼也是控制体重的一个关键因素，药剂师应首先评估患者当前的运动量。

治疗时间表

如果患者的体重使用奥利司他 12 周后仍没有减轻，药剂师应鼓励患者回到药店与药剂师讨论可能的原因。患者可能也希望与护士或医生在全科医生诊所进行进一步的讨论。在一些诊所患者可以直接得到营养师的支持。

治疗

奥利司他 60 mg

非处方药奥利司他的规格剂量为 60 mg，服药方法为每日 3 次，饭前、饭中或饭后 1 小时内服用。如果错过了一餐或进食食物不含脂肪，则无需服用奥利司他。即使服用奥利司他，患者的饮食也应是轻度低热量的，即大约30%的热量来自脂肪（例如，在每日食物提供的1 800 kcal的热量中，摄入的脂肪量要<60 g）。低脂饮食不仅有助于减重，还能减轻服药后的胃肠道不良反应（见下文）。每日摄入的脂肪量应分散到三餐中。对于成年人，理想的减重目标是每周体重减轻0.5～1 kg（1～2 lb）。有些药剂师还可为患者提供体重监测服务，以帮助他们维持动力。非处方药奥利司他可以持续服用长达6个月。之后如果患者想继续服用，他们需要去全科医生诊所，医生可能还会给他们开奥利司他处方药。

禁忌证

　　如果患者有肾脏疾病、甲状腺疾病或癫痫，则不应将非处方药奥利司他卖给他们。有慢性吸收不良综合征和胆汁淤积症（胆汁从肝流出受阻）的患者也不应服用非处方药奥利司他。后者在孕妇或哺乳期女性是禁用的。

不良反应

　　奥利司他的不良反应主要是胃肠道相关的。开始用药时的不良反应是最严重的，在临床试验中，随着时间的推移，不良反应发生的频率也会下降，将近一半出现不良反应的患者的症状的持续时间不到一周，但也有持续6个月以上的。因为奥利司他的主要作用是防止食物中的脂肪被吸收，所以粪便排出的脂肪未发生任何变化，因此，粪便可能是油性便或稀溏便。肠胃胀气也很常见。排便可能频繁或紧急，在临床试验中已有便失禁病例。为了尽量减少这些不良反应，患者应尽量避免食用高脂肪食物。服用治疗腹泻的药物（例如洛哌丁胺）不能控制这些不良反应。

　　服用奥利司他之前几天采取低脂肪饮食很重要。当每餐的脂肪摄入量控制在15 g以内时，油性便和胃肠胀气可以得到适当的缓解。有研究表明，随着时间的推移，服用奥利司他不良反应的减少可能与长期接受和采取低脂肪饮食相关。

转诊给全科医生

如果患者服用奥利司他后体重减轻了，则其正在使用的一些药物的剂量可能需要调整。患者体重减轻后其原先的糖尿病代谢状况、胆固醇水平以及高血压水平可能可以改善。因此，患者体重减轻后使用的糖尿病药物、降胆固醇药物和抗高血压药物的剂量可能需要改变。

在开始服用奥利司他之前，患者还需要与他们的全科医生确认的其他药物包括胺碘酮、阿卡波糖、环孢素和甲状腺素。当奥利司他与抗癫痫药一起使用时，惊厥的发生风险会增加。有肾脏疾病的患者在使用奥利司他之前也应咨询他们的全科医生。

注意事项 / 警告

使用奥利司他会抑制脂溶性维生素（维生素 A、维生素 D、维生素 E 和维生素 K 以及 β 胡萝卜素）的吸收。非处方药奥利司他的制药商建议服药者在就寝时间服用复合维生素补充剂。

目前没有奥利司他和口服避孕药发生药物相互作用的临床证据，但如果服用奥利司他的女性患者出现了严重的腹泻，应建议其使用其他避孕方法。

阿司匹林 75 mg

低剂量的阿司匹林片剂可以作为药店药物出售，每瓶最多 100 片。它们目前已获准用于血栓性脑卒中、短暂性脑缺血发作（或"小卒中"）、心脏病发作或不稳定性心绞痛的二级预防。

当将阿司匹林用于二级预防时，有高血压的患者应首先控制他们的高血压以降低进行抗血小板治疗时出现脑血管出血的风险。药剂师应评估患者是否存在使用阿司匹林的禁忌证，有胃肠道出血风险增加的患者可能需要使用胃保护剂（通常是质子泵抑制剂）。

重要的是要知道，低剂量阿司匹林既没有得到许可、也不再被推荐用于血管事件的一级预防。英国药品和保健品监督管理局（MHRA）已发出反对这种目的的阿司匹林使用的警告。NICE 建议，没有 CVD 的 2 型糖尿病患者不应给予这种使用目的的阿司匹林。因为一些临床试验（例如 2008 年苏格兰 POPODAD 研究）显示，阿司匹林的危害（尤其是胃肠道出血）大于其预防 CVD 事件的益处。在这种情况下，如果仍有人在服用阿司匹林，药剂师应就其利弊予以劝告。

目前也没有确凿的证据支持处于低风险的患者服用阿司匹林，例如没有其他危险因素的中年男性，因为其潜在的危害很可能会超过其潜在的益处。

预防心脏病临床病例

病例 1

一位看上去 55 岁左右的男士要求咨询药剂师。他说，"我一直在想我是否应该服用低剂量的阿司匹林；我有几个斯诺克俱乐部的伙伴都在服用——他们说预防性服用阿司匹林能减少心脏病的发作"。他问你阿司匹林药片是否真的可以预防心脏病发作。他看起来没有超重。

药剂师的观点

我会首先询问这位男士为什么他认为他可能需要服用阿司匹林。这会使我了解他是如何评估自己的发病风险的，这是一个很好的切入点。我需要通过询问他的家族史、是否吸烟以及饮食、体育锻炼和目前用药情况（特别是有无糖尿病和高血压患病情况）来评估他的心脏病发病风险。在此评估基础上，我会决定是否需要将他转诊给全科医生以进行健康检查和正式的风险评估。如果他是吸烟者，我会优先处理这个问题，并与他讨论他是否愿意戒烟。我会告诉他，阿司匹林已不再推荐给那些没有过心脏病或脑卒中发作的人服用，因为最近的研究表明，其潜在的危害（例如胃出血的风险）可能超过了其预防心血管事件的小益处。

医生的观点

我同意药剂师对这位男士的整体危险因素的考虑、理解以及他需要首先处理的问题。阿司匹林现在只用于 CVD 的二级预防。如果这位男士在过去一年里没有进行过血压和胆固醇水平检测，则他很有必要先进行血压和胆固醇检测。一些药店可提供这些检测服务。在大多数全科医生诊所，进一步的评估和信息可以从执业护士那里收集。建议评估要涵盖所有危险因素，而不是只专注于一个方面。随访评估往往是有益的，看看患者的生活方式发生了什么变化，经历了什么困难等。如果有必要，药剂师可以在支持这位男士生活方式改进方面继续发挥有益的作用，特别是在戒烟方面。

病例 2

　　一位 40 多岁的女士来到药店想买一些戒烟贴剂帮助自己戒烟。药剂师发现她是个重度吸烟者，每天吸烟量达 20～30 支，已经 25 年了。她知道自己体重超重，且正在努力减重。她曾经成功戒烟约 3 个月，但体重增加了。她有糖尿病家族史，且她的两个祖父母都在 70 多岁时死于心脏病。她的叔叔现年 60 岁，也有心绞痛。她大约一年前去看过她的全科医生，医生告诉她，她的胆固醇水平轻度升高，血压处于临界高血压水平。医生希望她去复查，但她至今没有去复查。

药剂师的观点

　　我会询问这位女士以前的戒烟经历，包括她是否使用过非处方 NRT 产品。在英国的许多地方，药店是当地 NHS 戒烟服务的一部分，可以给患者提供免费戒烟服务。许多人担心自己戒烟后体重会增加，我会重点跟这位女士谈谈这个问题。戒烟对健康的益处远大于超重带来的风险，使用数据说话会使这一观点站得住脚。我会询问这位女士上一次戒烟后发生了哪些改变，包括她的饮食习惯，这些可能可以为她这次戒烟时减少体重的增加做参考。

医生的观点

　　这位女士主动戒烟是非常值得鼓励的，特别是她有几个患 CVD 的危险因素。我认为药剂师处在一个为患者提供戒烟咨询并为患者建议一款适合的 NRT 的有利地位。弄清楚这位女士上次戒烟是如何成功的以及重新开始吸烟的原因是有用的。药剂师也处在一个为患者提供减重咨询和建议并了解她每天体育锻炼程度的有利地位。建议这位女士再次去看全科医生门诊以复查她的血压和胆固醇也是有益的。护士或医生可能会让她做一些血液学检查：空腹血脂、空腹血糖、电解质、肾功能和肝功能等。此外，尿样检查蛋白尿和尿糖也是有益的，可能还需要做一个心电图检查。如果她的血压高于正常值，通常通过动态血压监测进行检查，可能要建议她服用药物。当然，如果她能去减重并增加体育锻炼，也有助于降低她的血压。

第 11 章

疟疾的预防

疟疾是一种由疟原虫感染红细胞引起的严重疾病，疟原虫是通过携带疟原虫的按蚊叮咬人体进入红细胞传播的。在英国，一般每年报告的疟疾病例数约为 1 500 例，死亡人数高达 10 例。3/4 的疟疾病例由恶性疟原虫引起，15% 由间日疟原虫引起，其余 10% 则由其他疟原虫引起。每种疟原虫引起的疟疾的症状略有不同；恶性疟原虫最有可能导致严重的疾病甚至死亡。每 10 例疟疾病例中就有 8 例发生在那些去另一个国家拜访朋友或家人的人身上，另外 2 例则发生在军事人员和度假的旅行者中。药剂师及其团队能够很好地为疟疾的预防提供建议——可总结为 ABCD，即风险意识（Awareness of risk）、叮咬预防（Bite prevention）、药物预防（Chemoprophylaxis）和诊断（Diagnosis）（疟疾是一种急诊疾病，及时诊断和治疗至关重要）。

英国国民健康保险（采用 FP10）不覆盖预防疟疾的处方药，但是，一些药物——氯喹、氯胍和氯喹 - 氯胍复合片剂以及从 2017 年起阿托喹酮 - 氯胍复合片剂——可以在药店买到或凭私人诊所处方获得。其他药物（甲氟喹、多西环素）只能凭私人诊所处方获得，或者在英国的一些地区通过当地的患者分组指南（PGD）获得。通过药物预防和预防蚊虫叮咬等措施可显著降低但不能消除疟疾的感染风险。

你需要知悉的内容

年龄和体重
　　儿童，成年人

妊娠期和哺乳期
既往史
　　肝和肾损害
　　免疫系统
旅行地区
目前的症状以及过去一年内去过疟疾流行地区
目前用药情况

问诊的重要性

年龄和体重

　　在本章中，我们将重点讨论阿托喹酮 - 氯胍复合片剂的使用，因为单独使用氯胍或其与氯喹联合使用时出现耐药性非常普遍。虽然市面上可买到各种氯喹和氯胍的复合片剂（非处方药），但它们的组成复杂（不同药品的使用时间和疗程不同），而且由于它们对最常见的疟原虫——恶性疟原虫——基本无效，现在已很少推荐服用它们了。18 岁及以上的人可以购买阿托喹酮 - 氯胍复合片剂。非处方疟疾预防药物不应向体重 < 40 mg 的成年人提供，因为在这一人群中它们的安全性和有效性还没有确定。

　　阿托喹酮 - 氯胍预防药物不能出售给儿童或青少年使用，因此如果他们需要，需要将他们转诊给医生以获得处方。其他一些药品可以作为非处方药提供给儿童使用，但它们要么效果不佳，要么可能使用方法复杂。

妊娠期和哺乳期

　　对于妊娠期（或处于备孕状态）或正在哺乳的女性，不建议使用非处方疟疾预防药物。

既往史

　　应将任何要求使用非处方阿托喹酮并有以下病史的患者转诊至全科医生诊所：肝或肾损害，抑郁症，癫痫和癫痫发作，肺结核。

附录A：直接转诊的症状汇总

"危险信号（危险症状／红色预警症状）"：患者出现可能提示有严重疾病的预警症状和体征是需要紧急转诊的情况，已在相关章节中讨论和着重强调。

胸部

胸痛
呼吸急促
喘鸣
踝关节肿胀
痰中带血
心悸
持续性咳嗽
百日咳
喉炎

消化道

食欲持续减退
吞咽困难
呕血
出血性腹泻
便秘性呕吐

排便时疼痛
无原因体重下降
排便习惯改变

眼部

疼痛性红眼病
视力丧失
视力障碍
复视

耳部

疼痛
耳道流脓
耳聋
耳部瘙痒
耳鸣
眩晕

泌尿生殖系统

排尿困难
血尿
腹部 / 腰部 / 背部疼痛伴膀胱炎
发热伴膀胱炎
尿道分泌物
阴道分泌物
妊娠期阴道出血

其他

颈部僵硬 / 强直伴发热

呕吐（持续性）

皮疹按压不变色（紫癜）

过敏反应伴呼吸急促 / 眩晕

附录B：资料来源和参考表格

注意：循证医学回顾文献未标注日期，因为这些文献处于经常更新中。应参考最新的版本

章节	CKS https://cks.nice.org.uk	NHS Choices www.nhs.uk	NICE 指南 www.NICE.O.U.K.	其他资料来源／参考文献
引言				Bensing, J.M., Deveugele, M., Moretti, F. *et al.* (2011). How to make the medical consultation more successful from a patient's perspective? Tips for doctors and patients from lay people in the United Kingdom, Italy, Belgium and the Netherlands. Patient Educ Couns 84 (3): 287–293

呼吸系统疾病

章节	CKS	NHS Choices	NICE 指南	其他资料来源／参考文献
感冒和流感	☑	☑	呼吸道感染（自限性），CG69	▪ Cochrane review: antibiotics for acute middle ear infection (acute otitis media) in children ▪ Cochrane review: antibiotics for clinically diagnosed acute rhinosinusitis in adults ▪ Fokkens, W. Hoffmans, R. and Thomas, M. (2014). Avoid prescribing antibiotics in acute rhinosinusitis. BMJ 349: g5703 ▪ Cochrane review: vitamin C for preventing and treating the common cold ▪ Cochrane review: saline nasal irrigation for acute upper respiratory tract infections ▪ NICE Clinical Guideline 69 (CG69) (2008). Respiratory tract infections (self-limiting): prescribing antibiotics. https://www.nice.org.uk/guidance/cg69 (accessed 6 December 2017)

427

咳嗽	☑	☑	呼吸道感染（自限性），CG69	■ Butler, C., Kelly, M.J., Hood, K. et al. (2011). Antibiotic prescribing for discoloured sputum in acute cough/lower respiratory tract infection. Eur Respir J 38: 119–125 ■ Cochrane review: antibiotic treatment for people with a clinical diagnosis of acute bronchitis ■ Cochrane review: over-the-counter (OTC) medications for acute cough in children and adults in community settings
咽喉疼痛		☑	呼吸道感染（自限性），CG69	■ Little, P., Hobbs, F.D., Moore, M. et al. (2013). Clinical score and rapid antigen detection test to guide antibiotic use for sore throats: randomised controlled trial of PRISM (primary care streptococcal management). BMJ 347: f5806
过敏性鼻炎（花粉症）	☑			
直接转诊的呼吸道症状	☑		疑似癌症：识别和转诊，NG12	
消化系统疾病				
口腔溃疡	☑ 口疮性溃疡	☑		■ BMJ clinical evidence: aphthous ulcers (recurrent)
胃灼热	☑ 消化不良——胃食管反流	☑ 胃灼热和胃食管反流	成人胃食管反流与消化不良：检查和治疗，CG184	

（待续）

章节	CKS https://cks.nice.org.uk	NHS Choices www.nhs.uk	NICE 指南 www. NICE.O.U.K.	其他资料来源／参考文献
消化不良	☑ 消化不良	☑	■ 成人胃食管反流与消化不良：检查和治疗，CG184 ■ 疑似癌症：识别和转诊，NG12 ■ 16 岁以上急性上消化道出血：治疗，CG141	
恶心和呕吐		☑		■ Tidy, C. (2015). Patient professional reference: infantile hypertrophic pyloric stenosis. https://www.patient.info/doctor (accessed 6 December 2017)
晕动病及其预防	☑ 眩晕	☑		
便秘	☑ 胃肠道（下）癌症——识别和转诊	☑ 肠癌筛查	■ 疑似癌症：识别和转诊，NG12 ■ 儿童和青少年便秘：诊断和治疗，CG99	■ Ford, A.C. and Talley, N.J. (2012). Laxatives for chronic constipation in adults. BMJ 345: e6168
腹泻	☑ 胃肠炎 ☑ 预防腹泻及给旅客的建议	☑		Parashar, U.D., Nelson, E.A.S. and Kang, G.(2013). Diagnosis, management, and prevention of rotavirus gastroenteritis in children. BMJ 347: f7204 Cochrane review: probiotics for treating acute infectious diarrhea

肠易激综合征	☑	☑	■ 成人肠易激综合征：诊断和治疗，CG61	■ Ford, A.C., Talley, N.J., Spiegel, B.M.R. et al. (2008). Effect of fibre, antispasmodics and peppermint oil in the treatment of irritable bowel syndrome: systematic review and meta-analysis. BMJ 337: a2313

■ Cochrane review: bulking agents, antispasmodics and antidepressants for the treatment of irritable bowel syndrome

■ Khanna, R., MacDonald, J.K. and Levesque, B.G. (2014). Peppermint oil for the treatment of irritable bowel syndrome: a systematic review and meta-analysis. J Clin Gastroenterol 48: 505–512

■ NICE Clinical Guideline 61 (CG61) (2008). Irritable bowel syndrome in adults: diagnosis and management. https://www.nice.org.uk/guidance/cg61 (accessed 6 December 2017)

特疹	☑	☑		

皮肤科疾病

湿疹/皮炎	☑ 特应性湿疹 ☑ 皮炎——接触	☑ 特应性湿疹 ☑ 接触性皮炎	■ 12 岁以下特应性湿疹：诊断和治疗，CG57	■ Graham-Brown, R. and Burns, T. (2007). Lecture Notes Dermatology, 9e. Oxford: Wiley Blackwell.

■ Weller, R.B., Hunter, H.J.A., and Mann, M.W. (2014). Clinical Dermatology, 5e. Chichester: Wiley Blackwell.

（待续）

章节	CKS https://cks.nice.org.uk	NHS Choices www.nhs.uk	NICE 指南 www.NICE.O.U.K.	其他资料来源 / 参考文献
痤疮	☑ 寻常痤疮	☑		▪ Weller, R.B., Hunter, H.J.A., and Mann, M.W. (2014). *Clinical Dermatology*, 5e. Chichester: Wiley Blackwell.
常见的真菌性感染	☑ 皮肤真菌感染——足 ☑ 皮肤真菌感染——躯体和腹股沟 ☑ 皮肤真菌感染——头皮 ☑ 甲真菌感染 ☑ 念珠菌——皮肤	☑ 癣和其他真菌感染 ☑ 指甲真菌感染		▪ Rotta, I., Ziegelmann, P.K. and Otuki, M.F. (2013). Efficacy of topical antifungals in the treatment of dermatophytosis: a mixed-treatment comparison meta-analysis involving 14 treatments. *JAMA Dermatol* 149: 341–349 ▪ Stewart, M. (2016). Patient information. Terbinafine for topical use (lamisil). https://www.patient.info/medicine/terbinafine-for-topical-use-lamisil (accessed 6 December 2017) ▪ Cochrane review: topical antifungal treatments for tinea cruris and tinea corporis ▪ Graham-Brown, R. and Burns, T. (2007). *Lecture Notes Dermatology*, 9e. Oxford: Wiley Blackwell.
唇疱疹	☑ 单纯性疱疹——口腔	☑		▪ NHS choices: cold sore (herpes simplex virus). https://www.nhs.uk/conditions/Cold-sore/ (accessed 6 December 2017)

疣		
☑	☑	■ Weller, R.B., Hunter, H.J.A., and Mann, M.W. (2014). *Clinical Dermatology*, 5e. Chichester: Wiley Blackwell.
☑ 接触性传染性软疣	☑ 接触性传染性软疣	■ Graham-Brown, R. and Burns, T. (2007). *Lecture Notes Dermatology*, 9e. Oxford: Wiley Blackwell.
☑ 皮肤癌——识别和转诊	■ 疑似癌症：识别和转诊，NG12	■ British Association of Dermatologists (2015). Plantar warts (verrucas). www.bad.org.uk (accessed 6 December 2017)
		■ NHS. Be clear on cancer symptoms-skin cancer (last reviewed 2016). http://www.nhs.uk/be-clear-on-cancer/symptoms/skin-cancer (accessed 6 December 2017)
		■ McMillan: signs and symptoms of melanoma (2017). http://www.macmillan.org.uk/information-and-support/melanoma/understanding-cancer/signs-symptoms-melanoma.html (accessed 6 December 2017)
		■ NICE Guideline 12 (NG12) (2015). Suspected cancer: recognition and referral. https://www.nice.org.uk/guidance/ng12 (accessed 6 December 2016)

（待续）

章节	CKS https://cks.nice.org.uk	NHS Choices www.nhs.uk	NICE 指南 www. NICE.O.U.K.	其他资料来源 / 参考文献
疥疮	☑	☑		▪ Sashidharan, N.P., Basavaraj, S. and Bates, C.M. (2016). British Association for Sexual Health and HIV. Scabies Guidelines. www.bashhguidelines. org (accessed 6 December 2017) ▪ Cochrane review: interventions for treating scabies
头皮屑	☑ 脂溢性皮炎	☑		▪ BMJ clinical evidence: seborrhoeic dermatitis of the scalp ▪ Graham-Brown, R. and Burns, T. (2007). *Lecture Notes Dermatology*, 9e. Oxford: Wiley Blackwell
银屑病	☑	☑ ☑ 银屑病性关节炎	▪ 银屑病: 评估和治疗	▪ Cochrane review: skin treatments for chronic plaque psoriasis ▪ Arthritis Research UK (2015). Information for patients-psoriatic arthritis.http://www. arthritisresearchuk.org/arthritis-information/ conditions/psoriatic-arthritis/symptoms.aspx (accessed 6 December 2017) ▪ Graham-Brown, R. and Burns, T. (2007). *Lecture Notes Dermatology*, 9e. Oxford: Wiley Blackwell.

疼痛性疾病

头痛	☑ 头痛—评估 ☑ 头痛—紧张型 ☑ 头痛—药物过度使用 ☑ 偏头痛	☑ 头痛	■ Steiner, T.J., Scher, A.I., Stewart, W.F. et al. (2003). The prevalence and disability burden of adult migraine in England and their relationships to age, gender and ethnicity. *Cephalalgia* 23: 519–527 ■ *The International Classification of Headache Disorders*, 3e (Beta version). https://www.ichd-3.org/ (accessed 6 December 2017)
肌肉骨骼疾病	☑ 扭伤和拉伤 ☑ 背部疼痛—低位（没有神经根病） ☑ 骨关节炎 ☑ 颈部疼痛—颈椎过度屈伸损伤 ☑ 颈部疼痛—非特异性 ☑ 类风湿性关节炎	☑ 扭伤 ☑ 背部疼痛 ☑ 类风湿性关节炎 ☑ 骨关节炎 ☑ 颈椎过度屈伸损伤	■ 16 岁以上的腰痛和坐骨神经痛：评估和治疗，NG59 ■ 成人类风湿性关节炎：治疗，CG79 ■ 骨关节炎：护理和治疗，CG177

女性健康

膀胱炎	☑ 尿路感染（下）—女性	☑ ☑ 衣原体	■ 16 岁以下尿路感染：诊断和治疗，CG54 ■ Public Health England (last updated July 2017). National Chlamydia Screening Programme (NCSP). http://www.gov.uk/government/collections/national-chlamydia-screening-

（待续）

434

章节	CKS https://cks.nice.org.uk	NHS Choices www.nhs.uk	NICE 指南 www.NICE.O.U.K.	其他资料来源/参考文献
				programme-ncsp (accessed 6 December 2017) ■ Public Health England (PHE) (last updated June 2017). Guidance for primary care on diagnosing and understanding culture results for urinary tract infection (UTI). http://www.gov.uk/government/publications/urinary-tract-infection-diagnosis (accessed 6 December 2017) ■ Public Health England (PHE) (last updated November 2017). Managing common infections: guidance for primary care. Prepared by C. McNulty. http://www.gov.uk/government/publications/managing-common-infections-guidance-for-primary-care (accessed 6 December 2017) ■ Cochrane review: cranberries for preventing urinary tract infections
痛经	☑	☑ 疼痛性经期		■ Cochrane review: transcutaneous electrical nerve stimulation for primary dysmenorrhoea
经前期综合征	☑	☑		■ RCOG (2016). Premenstrual Syndrome, Management (Green-top Guideline No. 48).
月经过多	☑	☑	■ 月经大出血：评估和治疗，CG54	■ Harding, M. (2016). Patient Professional Reference: Menorrhagia. https://www.patient.info/doctor (accessed 6 December 2017)

念珠菌性阴道炎	☑ 念珠菌——女性阴道分泌物 ☑ 阴道分泌物	☑ 念珠菌性阴道炎	▪ Cochrane review: oral versus intra-vaginal imidazole and triazole antifungal treatment of uncomplicated vulvovaginal candidiasis (thrush) ▪ British Association for Sexual Health and HIV (2007). National guideline on the management of vulvovaginal candidiasis. www.bashguidelines.org (accessed 6 December 2017)
紧急激素避孕药	☑		▪ General Medical Council (2013). 0–18 years guidance: contraception, abortion and sexually transmitted infections (STIs). http://www.gmc-uk.org/guidance/ethical guidance/children guidance_70_71 contraception.asp (accessed 6 December 2017)
妊娠期的常见症状	☑ 妊娠期恶心/呕吐 ☑ 便秘	☑ ☑ 妊娠期肝内胆汁淤积和瘙痒	
男性健康			
下尿路症状	☑ 前列腺问题	▪ 男性下尿路症状：治疗，CG97	
勃起功能障碍	☑ 勃起功能障碍（阳痿） ☑ 西地那非（伟哥和瑞维特）	☑	▪ Cochrane review: serenoa repens (saw grass) for benign prostatic hyperplasia ▪ British Society for Sexual Medicine (2013). Guidelines on the management of Erectile Dysfunction. http://www.bssm.org.uk/resources/ (accessed 21 February 2018)

（待续）

章节	CKS https://cks.nice.org.uk	NHS Choices www.nhs.uk	NICE 指南 www.NICE.O.UK.	其他资料来源／参考文献
脱发	☑ 脱发——雄激素性脱发，男性 ☑ 脱发，雄激素性——女性 ☑ 斑秃	☑		
眼耳疾病				
眼部疾病：红眼病	☑ 结膜炎——过敏性 ☑ 结膜炎——感染性 ☑ 睑缘炎 ☑ 红眼病	☑ 结膜炎 ☑ 睑缘炎 ☑ 隐形眼镜 ☑ 红眼病		▪ Azari, A.A. and Barney, N.P. (2013). Conjunctivitis: a systematic review of diagnosis and treatment. *JAMA* 310 (16): 1721–1730 ▪ Cochrane review: clinical answers. In people with acute bacterial conjunctivitis, how do antibiotics compare with placebo at improving outcomes? ▪ Guly, C.M. and Forrester, J.V. (2010). Investigation and management of uveitis. *BMJ* 341: c4976 ▪ Tong, L., Tan, J., Thumboo, J. and Seow, G. (2012). Dry eye. *BMJ* 345: e7533 ▪ Drug and Therapeutics Bulletin (2016). The management of dry eye. *BMJ* 353: i2333

常见的耳部疾病	☑ 耳垢 ☑ 外耳道炎症	■ Clegg, A.J., Loveman, E. Gospodarevskaya, E. et al. (2010). The safety and effectiveness of different methods of earwax removal: a systematic review and economic evaluation. *Health Technol Assess* 14 (28): 1–192

儿科疾病

影响婴儿和 16 岁以下儿童的疾病	☑ 水痘 ☑ 麻疹 ☑ 细小病毒 B19 感染（第五病） ☑ 风疹 ☑ 脑膜炎——细菌性脑膜炎和脑膜炎球菌病 ☑ 儿童发热——治疗	☑ 水痘 ☑ 麻疹 ☑ 玫瑰疹 ☑ 猩红性面颊综合症（第五病） ☑ 风疹 ☑ 脑膜炎 ☑ 儿童发热 ☑ 你的孩子有严重疾病吗?	■ 5 岁以下发热：评估和最初治疗，CG160	■ When should I worry? A booklet that provides information for parents about the management of respiratory tract infections (coughs, colds, sore throats, and ear aches) in children. The Department of Primary Care and Public Health, Cardiff University (May 2006 and revised in October 2016). www.whenshouldiworry.com (accessed 6 December 2017) ■ Public Health England (2013). *Immunisation Against Infectious Diseases. The Green Book: Measles* (updated July 2013). http://www.gov.uk/government/publications/measles-the-green-book-chapter-21 (accessed 6 December 2017) ■ *Clinical Knowledge Summaries: Measles.* https://cks.nice.org.uk/measles (accessed 6 December 2017)

（待续）

章节	CKS https://cks.nice.org.uk	NHS Choices www.nhs.uk	NICE 指南 www.NICE.O.UK.	其他资料来源 / 参考文献
婴儿肠绞痛	☑	☑肠绞痛		▪ CRY-SIS is a support group for families with excessively crying, sleepless, and demanding children. www.cry-sis.org.uk (accessed 6 December 2017)
出牙	☑	☑		
尿布疹（尿布皮炎）	☑	☑		
头虱	☑	☑		▪ Weller, R.B., Hunter, H.J.A., and Mann, M.W. (2014). *Clinical Dermatology*, 5e. Chichester: Wiley Blackwell ▪ Whybrew, C. (2017). Detection and recommended treatment of head lice. *Prescriber* January: 32–36 ▪ Public Health England (PHE) (2013). PHE Guidance. Head lice (pediculosis). http://www.gov.uk/guidance/head-lice-pediculosis (accessed 6 December 2017) ▪ British Association of Dermatologists (2017). Patient Information Leaflet: Head lice. http://www.bad.org.uk/for-the-public/patient-information-leaflets/head-lice (accessed 6 December 2017)

439

蛲虫	☑	☑	Henderson, R. (2014). Patient Information. Threadworm. http://www.patient.info/health/threadworms-leaflet (accessed 6 December 2017) Public Health England (PHE). Threadworm factsheet
鹅口疮（口腔念珠菌病）	☑	☑	
失眠			
睡眠困难	☑	☑ 苯二氮䓬类药物和 z-药物戒断	Drake, C., Roehrs, T., Shambroom, J., and Roth, T. (2013). Caffeine effects on sleep taken 0, 3, or 6 hours before going to bed. *J Clin Sleep Med* 9 (11): 1195–1200 Welsh Medicines Resource Centre (2015). Sedative medicines in older people. June 2015. https://www.wemerec.org/learningresource_availablebulletins.html (accessed 6 December 2017) Gould, R.L., Coulson, M.C., Patel, N. et al. (2014). Interventions for reducing benzodiazepine use in older people: meta-analysis of randomised controlled trials. *BJP* 204: 98–107 Milne, S. and Elkins, M.R. (2016). Exercise as an alternative treatment for chronic insomnia (PEDro synthesis). *Br J Sports Med.* doi:10.1136/bjsports-2016-096349

（待续）

章节	CKS https://cks.nice.org.uk	NHS Choices www.nhs.uk	NICE 指南 www.NICE.O.U.K.	其他资料来源／参考文献
心脏病的预防				
心脏病的预防	☑ 戒烟 ☑ 肥胖 ☑ 心血管疾病风险评估和治疗	☑ 停止吸烟 ☑ 英国心血管疾病风险筛查计划 ☑ 减重指南	▪ 停止吸烟服务、公共卫生指南 10 ▪ 肥胖：识别、评估和治疗，CG189 ▪ 心血管疾病：风险评估和降低，包括脂质指标，CG181 ▪ 成人 2 型糖尿病：治疗，NG28	▪ British Heart Foundation (last update 2017). Heart statistics. http://www.bhf.org.uk/research/heart-statistics (accessed 6 December 2017) ▪ Public Health England (PHE) (last update October 2017). Obesity: UK and Ireland prevalence and trends. www.noo.org.uk (accessed 6 December 2017) ▪ Action on Smoking and Health. Action on smoking and health (ASH) fact sheets. www.ash.org.uk (accessed 6 December 2017)
疟疾的预防				▪ Public Health England Advisory committee on malaria prevention (ACMP) (last update October 2017). Malaria prevention guidelines for travellers from the UK. https://www.gov.uk/government/publications/malaria-prevention-guidelines-for-travellers-from-the-uk (accessed 6 December 2017)

索引

动脉粥样血栓形成性心血管疾病 390
短期失眠 377
短暂性缺血发作 389
短暂性失眠 375
对乙酰氨基酚 5, 41, 184, 218, 222-226,
　240-242, 256, 266-267, 297, 333-334,
　343-344, 349
对乙酰氨基酚混悬液 349
多西环素 164, 253, 258, 411
多西拉敏 9, 222, 227
多形性红斑 62, 64, 310

E

鹅口疮（口腔念珠菌病） 39, 64, 351,
　369-374
恶心 90-93, 95-96, 216-218, 263, 298,
　323, 331, 399
恶性疟原虫 411, 415
儿童便秘 104
儿童皮疹 337, 344
耳部疼痛 4, 48 332, 334
耳道灌洗 332
二甲醚丙烷 190

F

发红剂 241-243
发热疼痛评分系统（FeverPAIN
　score） 40
番泻苷 102
番泻叶 139
反应性关节炎［赖特综合征（Reiter's
　syndrome）］ 260
芳香疗法 131, 381
防腐剂 139, 163, 327, 353
防晒霜 164, 185, 417
非瘢痕性脱发 311
非处方药（over-the-counter, OTC） i, vii
非典型性心绞痛 82
非工作时间医疗（out of hours, OOH）
　中心 x, 18, 78
非那雄胺 311
非排痰性咳嗽 28

非甾体抗炎药（NSAID） xii, 65, 70,
　80-81, 84-85, 93, 115, 207, 218, 221,
　264-265
肺癌 24, 26, 59, 401
肺动脉阻塞 55
肺栓塞 55
肺炎 6, 17, 55, 59, 340
肺炎球菌 59
肺炎球菌疫苗 341
分级诊治（triaging） vi, xviii
吩噻嗪类 12, 30, 87, 96, 380
粪便带血 83, 99, 110, 127
风湿性多肌痛 220
风疹（德国麻疹） 341
夫西地酸 185
麸皮 103, 129-130
氟比洛芬 41
氟康唑 64, 276, 282-283, 285
氟氯西林 155, 185, 333
氟哌啶醇 51, 96
氟替卡松 52
福尔可定 9, 28-29
复发性膀胱炎 254-256
复方口服避孕药 161, 228, 232-233,
　269-270, 289, 291, 295
腹泻 vii, 109-120, 130-131, 223, 244,
　275, 282, 305, 340, 351, 365, 413
腹型肥胖 393

G

钙通道阻滞剂 70, 101
甘油 9, 28, 30, 344
甘油三酯 393, 396, 402-403
甘油栓剂 104, 106, 108
感染性结膜炎 318-320
橄榄油 331
干眼症 324-327
干眼综合征 326
干燥性角膜结膜炎 324
肛门-生殖器疣 188
高岭土 118, 138
高密度脂蛋白（HDL） 396, 403

彩图

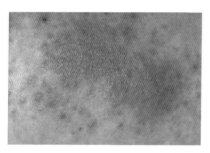

图 3.1 湿疹的典型皮疹表现［Source: Graham-Brown and Burns (2007). Reproduced with permission of Wiley Blackwell.］

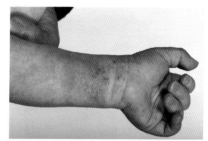

图 3.2 特应性湿疹

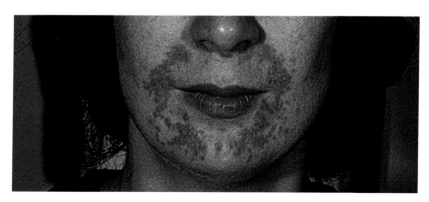

图 3.3 错误使用强效局部类固醇治疗脂溢性湿疹撤药后发生的口周皮炎［Source: Weller et al. (2014). Reproduced with permission of Wiley Blackwell.］

453

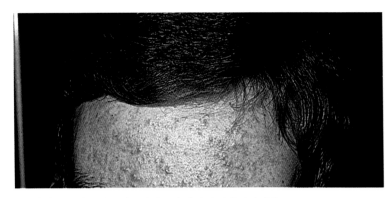

图3.4 青春期痤疮的皮脂腺、痤疮和散在分布的炎性丘疹 [Source: Weller et al. (2014). Reproduced with permission of Wiley Blackwell.]

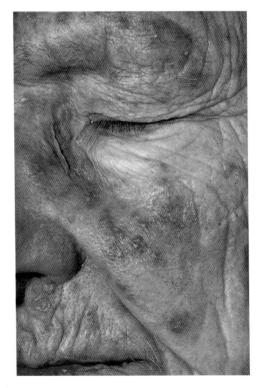

图 3.5 红斑痤疮

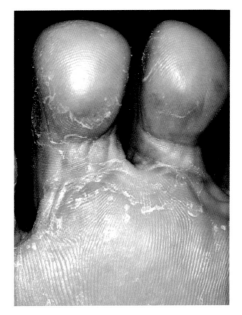

图 3.6 足癣 [Source: Graham-Brown and Burns (2007). Reproduced with permission of Wiley Blackwell.]

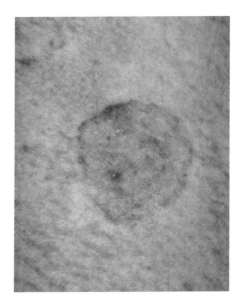

图 3.7 体癣

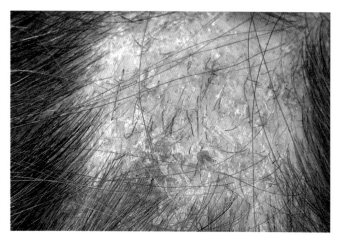

图 3.8 头癣 [Source: Graham-Brown and Burns (2007). Reproduced with permission of Wiley Blackwell.]

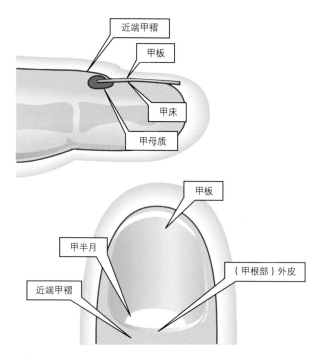

图 3.9 指甲 [Source: Graham-Brown and Burns (2007). Reproduced with permission of Wiley Blackwell.]

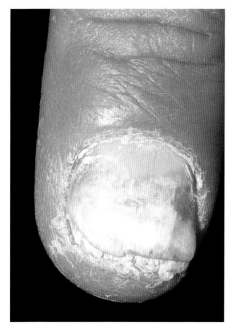

图 3.10 甲癣 [Source: Graham-Brown and Burns (2007). Reproduced with permission of Wiley Blackwell.]

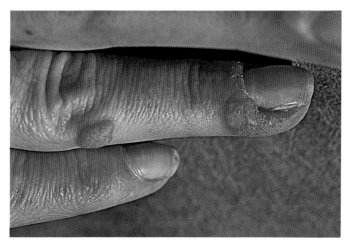

图 3.11 手指皮肤上典型的寻常疣 [Source: Weller et al. (2014). Reproduced with permission of Wiley Blackwell.]

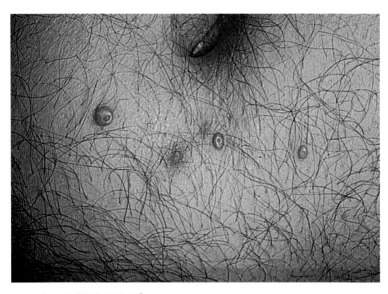

图 3.12　脐周围的传染性软疣〔 Source: Weller et al. (2014). Reproduced with permission of Wiley Blackwell. 〕

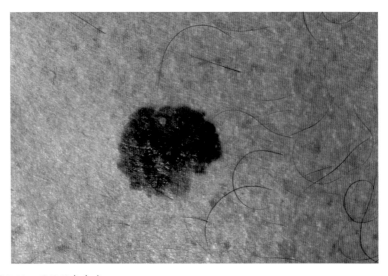

图 3.13　恶性黑色素瘤

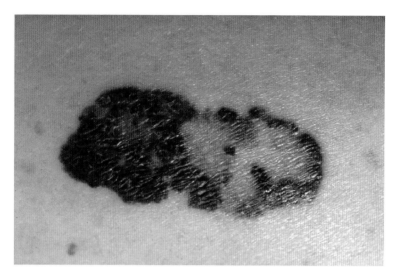

图 3.14　一个表面扩散的黑色素瘤［Source: Graham-Brown and Burns (2007). Reproduced with permission of Wiley Blackwell.］

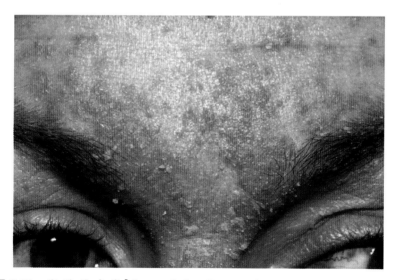

图 3.15　脂溢性皮炎［Source: Graham-Brown and Burns (2007). Reproduced with permission of Wiley Blackwell.］

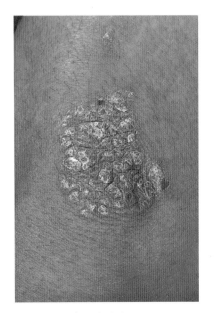

图 3.16 寻常型鳞屑病

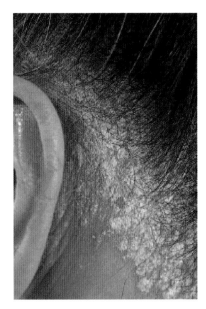

图 3.17 头皮银屑病［Source: Graham-Brown and Burns (2007). Reproduced with permission of Wiley Blackwell.］

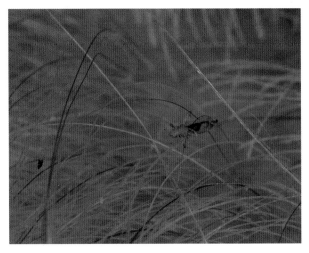

图 8.1 此女性患者从她的孙子那里感染了头虱［Source: Weller et al. (2014). Reproduced with permission of Wiley Blackwell.］